专病中西医结合诊疗丛书

慢性胃炎的中西医结合治疗

王松坡　主编

科学出版社

北　京

内 容 简 介

全书分基础篇、治疗篇和研究进展篇。基础篇介绍胃的组织结构及生理病理、慢性胃炎的临床概况,以及中医学对慢性胃炎的认识。治疗篇介绍慢性胃炎的现代医学治疗、中医药治疗,以及中医药调护,同时汇总了当代名家慢性胃炎医案选。研究进展篇则综述了慢性胃炎动物模型研究概况、中医药干预萎缩性胃炎研究概况、中医药干预胃癌前病变研究概况。全书对慢性胃炎中西医诊治情况进行了比较全面的阐述,突出专业性和实用性。

本书可为亚健康人群及慢性胃病患者防治胃病提供指导和借鉴,同时亦可供内科医师,尤其是初、中级医师及医学生等参考使用。

图书在版编目(CIP)数据

慢性胃炎的中西医结合治疗 / 王松坡主编. —北京:科学出版社,2020.6
(专病中西医结合诊疗丛书)
ISBN 978 - 7 - 03 - 065116 - 7

Ⅰ. ①慢… Ⅱ. ①王… Ⅲ. ①慢性病-胃炎-中西医结合疗法 Ⅳ. ①R573.305

中国版本图书馆 CIP 数据核字(2020)第 083593 号

责任编辑:陆纯燕 / 责任校对:谭宏宇
责任印制:黄晓鸣 / 封面设计:殷 靓

科 学 出 版 社 出版
北京东黄城根北街 16 号
邮政编码:100717
http://www.sciencep.com

南京展望文化发展有限公司排版
广东虎彩云印刷有限公司印刷
科学出版社发行 各地新华书店经销

*

2020 年 6 月第 一 版 开本:787×1092 1/16
2024 年 8 月第四次印刷 印张:13 3/4
字数:285 000

定价:**80.00 元**
(如有印装质量问题,我社负责调换)

《慢性胃炎的中西医结合治疗》
编辑委员会

前言

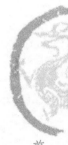

慢性胃炎是临床常见病,一般包括非萎缩性胃炎、萎缩性胃炎和特殊类型胃炎,其病程中常常伴发肠(腺)化生、上皮内瘤变(异型增生)等病理改变。正常胃黏膜→炎症→萎缩→肠化生→异型增生→胃癌(肠型)的发病模式已被普遍接受,慢性萎缩性胃炎是重要的胃癌前疾病,而肠化生和异型增生则为重要的胃癌前病变。慢性胃炎的发病率随年龄增加而递增,萎缩性胃炎患者有一定的癌变率,如伴发不完全结肠化生和/或异型增生则癌变倾向更为明显。

慢性胃炎的发病原因比较复杂,涉及日常生活的多个方面,认识慢性胃炎的病因和发病规律,有助于进行一定程度的预防。慢性胃炎可以具有明显的消化道症状,甚至是明显影响患者的生活质量,对该病进行有效治疗,可以提高患者的生活质量。此外,对慢性胃炎、胃癌前病变进行干预,阻断其进一步发展,从发病学上降低胃癌的发生,是目前能有效降低胃癌发生的重要措施,是胃癌二级预防的主要内容之一。但现代医学对慢性胃炎的治疗主要是以改善炎症、缓解症状为主,如应用促动力药、胃黏膜保护剂、抗酸及抑酸剂等。对于萎缩性胃炎、胃癌前病变,尚无公认的控制或逆转其病理变化的药物或方法。

慢性胃炎根据其主症,可归属于中医学"胃脘痛""胃痞""嘈杂""吐酸"等范畴,中医学在此领域进行了长期的研究和探索,积累了丰富经验,显示出一定特色和优势。中西医结合可以更好地提高慢性胃炎治疗效果,改善患者生存质量并在一定程度上阻断其发展、降低胃癌发生。因此,加强慢性胃炎的基础研究、规范慢性胃炎的中西医临床诊治有重要的理论和现实意义。

本书以慢性胃炎的临床诊治为主线,比较详细地介绍了慢性胃炎的病因、病机、不同类型和阶段患者的临床特点、中西医诊治的思路和具体方法,综述了慢性胃炎中医药研究进展,同时总结了 12 位脾胃病大家诊治慢性胃炎的个人经验及数十例慢性胃炎医案。需要说明的是,书籍所录诊治医案的时间跨度较大,由于医案原始记录体例有所不同,为了保持医案的本色,没有强行统一体例。

本书由上海市进一步加快中药事业发展三年行动计划——"海派中医"张氏内科流派诊疗中心、脾胃病专科[ZY(2018—2020)——CCCX—1002]及上海市非物质文化遗产代表性项目"张氏内科疗法"资助。

本书具备专业性,兼顾临床与基础研究,传统医学和现代医学并重,突出实用性,对于全面认识慢性胃炎有一定的参考价值。由于编者水平及能力所限,书中如有疏漏、不妥之处,恳请广大读者予以批评并指正。

王松坡

2020 年 1 月

慢性胃炎的中西医结合治疗

目录

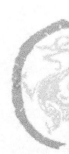

研究进展篇

基础篇

第一章　胃的组织结构及生理病理

第一节　胃的解剖学

胃呈反"C"字形,是消化道各部分中最膨大的部分,向上与食管相接,向下与十二指肠相延续。胃作为食物临时的储存器官,除了具有受纳食物和分泌胃液的作用外,还有内分泌功能。

一、胃的形态和分部

胃的形态具有较大的个体差异,可受性别、年龄、体型、体位和胃充盈状态等多种因素影响。成人胃的容量约1 500 mL。胃在完全空虚时略呈管状,高度充盈时可呈球囊形。

胃壁分为胃前壁和胃后壁。胃前壁朝向前上方,后壁朝向后下方。胃有两个弯曲,胃的上缘是胃小弯,胃小弯凹向右上方,其最低点弯度明显折转处,称角切迹。胃的下缘是胃大弯,胃大弯大部分凸向左下方。

胃的体积在进餐时增加,而在食糜离开胃进入小肠时减少。当胃空时,胃的皱襞出现,当胃充满食糜,胃皱襞逐渐变平,直到最大膨胀时皱襞几乎消失。

人体X线钡餐透视影像中,根据其形态可将胃分为三型(图1-1)。

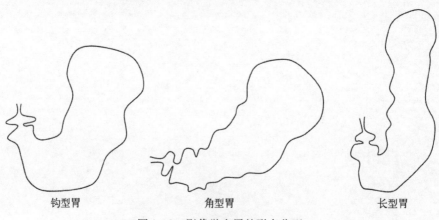

钩型胃　　　　　　　角型胃　　　　　　　长型胃

图1-1　影像学中胃的形态分型

1. 钩型胃

钩型胃呈"J"字形,胃体垂直,胃角呈明显的鱼钩型,胃大弯下缘几乎与髂嵴同高,此型多见于中等体型的人。

2. 角型胃

角型胃的位置较高,呈牛角形,略近横位,多位于腹上部,胃大弯常在脐以上,胃角不明显,常见于矮胖体型的人。

3. 长型胃

胃的紧张力较低,全胃几乎均在中线左侧。内腔上窄下宽。胃体垂直呈水袋样,胃大弯可达髂嵴水平面以下,多见于体型瘦弱的人,女性多见。

胃分为四个部分,即贲门部(cardia)、胃底部(fundus)、胃体部(body)及幽门部(pylorus)。

(一)贲门部

贲门部因其靠近心脏而得名,是由胃上、中部分围绕的环形区域,由贲门口与食管相连接,是胃的入口。

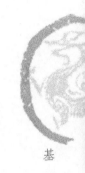

(二)胃底部

胃的上部突出的部分,高于食管与贲门连接处,外部与横膈膜的下、后表面相接触。临床有时称为胃穹隆,内含吞咽时进入的空气,约 50 mL,腹部 X 线片可见胃内有气泡,放射学中称胃泡。贲门左侧,食管末端左缘与胃底所形成的锐角,称为贲门切迹。

(三)胃体部

胃体部是胃底与幽门之间的部分,是胃腔最大的部分,具有容纳、消化食物和分泌消化液的作用。

(四)幽门部

该部位于胃体和十二指肠之间,幽门部的大弯侧有一条不甚明显的浅沟称为中间沟,将幽门部分为左侧的幽门窦和右侧的幽门管。幽门窦与胃体相接,幽门管向十二指肠排空,而幽门环是幽门口周围的肌肉组织,即胃的出口。幽门环内有环形增厚的平滑肌层,称为幽门括约肌,负责调节食糜排空到十二指肠的活动。在消化过程中,幽门部分的形状经常变化。幽门窦通常位于胃的最低部,幽门管长 2~3 cm。胃溃疡和胃癌多发生于胃的幽门窦近胃小弯处。临床上所称的"胃窦"即幽门窦,或是包括幽门窦在内的幽门部。

二、胃的位置

胃的位置常因体型、体位、呼吸和充盈程度不同而有较大变化。通常,胃在中等程度充盈时,大部分位于左上腹季肋区,小部分位于腹上区。胃的前壁右侧邻接肝左叶;左侧上部与膈相邻,被左肋弓掩盖,下部接触腹前壁,此部移动性大,通常称为胃前壁的游离区。胃前壁的中间部分位于剑突下方,直接与腹前壁相贴,是临床上进行胃触诊的部位。胃后壁隔网膜囊与胰、横结肠、左肾和左肾上腺相邻,胃底与膈、脾相邻,这些器官共同形成胃床。

　　胃的贲门和幽门的位置比较固定,贲门位于第 11 胸椎左侧,幽门约在第 1 腰椎右侧。胃大弯的位置较低,其最低点一般在脐平面。胃高度充盈时,大弯下缘可达脐以下,甚至低于髂嵴平面。胃底最高点在左锁骨中线外侧,可达第 6 肋间隙高度。

三、胃壁的结构

　　胃壁分四层,包括黏膜层、黏膜下层、固有肌层和浆膜层。

(一) 黏膜层

　　黏膜层柔软,血供丰富,呈橘红色,胃空虚时形成许多皱襞,充盈时变平坦。沿胃小弯处有 4～5 条较恒定的纵行皱襞,襞间的沟称胃道。在食管与胃交接处的黏膜上,有一呈锯齿状的环形线,称食管胃黏膜线或齿状线。该线是胃镜检查时鉴别病变位置的重要标志。幽门处的黏膜形成环形的皱襞称幽门瓣,凸向十二指肠腔内,有阻止胃内容物进入十二指肠的功能。

(二) 黏膜下层

　　黏膜下层由疏松结缔组织构成,内有丰富的血管、淋巴管和神经丛,当胃扩张和蠕动时起缓冲作用。

(三) 固有肌层

　　固有肌层较厚,由外层纵行肌、中层环行肌、内层斜行肌的三层平滑肌构成。外层纵行肌,以胃小弯和大弯处较厚;中层环行肌较纵行肌发达,环绕于胃的全部,在幽门处增厚形成幽门瓣深面的幽门括约肌,有延缓胃内容物排空和防止肠内容物逆流的作用;内层斜行肌是由食管的环行肌移行而来,分布于胃的前、后壁,起支持胃的作用。

(四) 浆膜层

　　胃的外膜层为浆膜。临床上常将胃壁的四层一起称为全层,将肌层和浆膜两层合称为浆肌层。

四、胃的网膜与韧带

(一) 大网膜

　　大网膜连接于胃大弯与横结肠之间,呈围裙状下垂,遮盖于横结肠和小肠的前面,

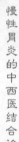

其长度因人而异。大网膜由四层腹膜折叠而成,前两层由胃前、后壁浆膜延续而成,向下伸至脐平面或稍下方,然后向后返折,并向上附着于横结肠,形成后两层。成人大网膜前两层和后两层通常愈着,遂使前两层上部直接由胃大弯连至横结肠,形成胃结肠韧带。大网膜具有很大的活动性,当腹腔器官发生炎症时(如阑尾炎),大网膜能迅速将其包绕以限制炎症的蔓延。

(二)小网膜

小网膜是连于膈、肝静脉韧带裂和肝门与胃小弯、十二指肠上部之间的两层腹膜。其左侧主要从膈、肝静脉韧带裂连于胃小弯,称肝胃韧带;右侧从肝门连至十二指肠上部,称肝十二指肠韧带。小网膜右侧为游离缘,其后方为网膜孔。

(三)胃脾韧带

胃脾韧带由胃大弯左侧连于脾门,为两层腹膜结构。其上份内有胃短血管;下份含胃网膜左动、静脉。

(四)胃胰韧带

胃胰韧带是由胃幽门窦后壁至胰头、颈与体移行部的腹膜皱襞。施行胃切除术时,需将此韧带切开并进行钝性剥离,才能游离出幽门与十二指肠上部的近侧份。

(五)胃膈韧带

胃膈韧带由胃底后面连至膈下。全胃切除术时,先切断此韧带才可游离胃贲门部和食管。

五、胃的血管与淋巴

(一)动脉

胃的动脉来自腹腔干及其分支,先沿胃大、小弯形成两个动脉弓,再由弓发出许多小支至胃前、后壁,在胃壁内进一步分支,吻合成网。

1. 胃左动脉

胃左动脉起于腹腔干,向左上方经胃胰襞深面至贲门附近,转向前下,在肝胃韧带内循胃小弯右下行,终支多与胃右动脉吻合。胃左动脉在贲门处分出食管支营养食管;行经胃小弯时发5~6支至胃前、后壁,胃大部切除术常在第1、2胃壁分支间切断胃小弯。偶或肝固有动脉左支或副肝左动脉起于胃左动脉。

2. 胃右动脉

胃右动脉起于肝固有动脉,也可起于肝固有动脉左支、肝总动脉或胃十二指肠动脉,下行至幽门上缘,转向左上,在肝胃韧带内沿胃小弯走行,终支多与胃左动脉吻合成胃小弯动脉弓,沿途分支至胃前、后壁。

3. 胃网膜右动脉

胃网膜右动脉发自胃十二指肠动脉,在大网膜前两层腹膜间沿胃大弯左行,终支与胃网膜左动脉吻合,沿途分支营养胃前、后壁和大网膜。

4. 胃网膜左动脉

胃网膜左动脉起于脾动脉末端或其脾支,经胃脾韧带入大网膜前两层腹膜间,沿胃大弯右行,终支多与胃网膜右动脉吻合,形成胃大弯动脉弓,行程中分支至胃前、后壁和大网膜。胃大部分切除术常从第1胃壁支与胃短动脉间在胃大弯侧切断胃壁。

5. 胃短动脉

胃短动脉起于脾动脉末端或其分支,一般3~5支,经胃脾韧带至胃底前、后壁。

6. 胃后动脉

胃后动脉出现率约为70%,大多1~2支,起于脾动脉或其上极支,上行于网膜囊后壁腹膜后方,经胃膈韧带至胃底后壁。

7. 左膈下动脉

左膈下动脉是腹主动脉的壁支之一,对其来源、行径等解剖学资料的描述不全一致。其可发1~2小支,分布于胃底上部和贲门。这些小支对胃大部切除术后保证残留胃的血供有一定意义。

(二) 静脉

胃的静脉多与同名动脉伴行,均汇入肝门静脉系统。

1. 胃左静脉

胃左静脉又称胃冠状静脉,沿胃小弯左行,至贲门处转向右下,汇入肝门静脉或脾静脉。

2. 胃右静脉

胃右静脉沿胃小弯右行,注入肝门静脉,途中收纳幽门静脉。后者在幽门与十二指肠交界处前面上行,是辨认幽门的标志。

3. 胃网膜右静脉

胃网膜右静脉沿胃大弯右行,注入肠系膜上静脉。

4. 胃网膜左静脉

胃网膜左静脉沿胃大弯左行,注入脾静脉。

5. 胃短静脉

胃短静脉来自胃底,经胃脾韧带注入脾静脉。

6. 胃后静脉

多数人还有胃后静脉,由胃底后壁经胃膈韧带和网膜囊后壁腹膜后方,注入脾静脉等。

（三）淋巴

胃的淋巴管分区回流至胃大、小弯血管周围的淋巴结群，最后汇入腹腔淋巴结。胃各部淋巴回流虽大致有一定方向，但因胃淋巴管有广泛吻合，故几乎任何一处的胃癌，皆可侵及胃其他部位相应的淋巴结。

1. 胃左、右淋巴结

胃左、右淋巴结各沿同名血管排列，分别收纳胃小弯侧胃壁相应区域的淋巴，输入管注入腹腔淋巴结。

2. 胃网膜左、右淋巴结

胃网膜左、右淋巴结沿同名血管排列，收纳胃大弯侧相应区域的淋巴。胃网膜左淋巴结输出管注入脾淋巴结，胃网膜右淋巴结输出管回流至幽门下淋巴结。

3. 贲门淋巴结

贲门淋巴结常归入胃左淋巴结内，位于贲门周围，收集贲门附近的淋巴，注入腹腔淋巴结。

4. 幽门上、下淋巴结

幽门上、下淋巴结在幽门上、下方，收集胃幽门部的淋巴，幽门下淋巴结还收集胃网膜右淋巴结、十二指肠上部及胰头的淋巴。幽门上、下淋巴结的输出管汇入腹腔淋巴结。

5. 脾淋巴结

脾淋巴结在脾门附近，收纳胃底部和胃网膜左淋巴结的淋巴，通过沿胰上缘脾动脉分布的胰上淋巴结汇入腹腔淋巴结。

6. 其他途径

胃的淋巴管与邻近器官亦有广泛联系，故胃癌细胞可向邻近器官转移。另外，还可通过食管的淋巴管和胸导管末段逆流至左锁骨上淋巴结。

（四）神经

支配胃的神经有交感神经和副交感神经，还有内脏传入神经。

1. 交感神经

胃的交感神经节前纤维起于脊髓第6～10胸节段，经交感干、内脏神经至腹腔神经丛内腹腔神经节，在节内交换神经元，发出节后纤维，随腹腔干的分支至胃壁。交感神经抑制胃的分泌和蠕动，增强幽门括约肌的张力，并使胃的血管收缩。

2. 副交感神经

胃的副交感神经节前纤维来自迷走神经。迷走神经前干下行于食管腹段前面，约在食管中线附近浆膜的深面。手术寻找迷走神经前干时，需切开此处浆膜，才可显露。迷走神经前干在胃贲门处分为肝支与胃前支。肝支有1～3条，于小网膜内右行参加肝

丛。胃前支伴胃左动脉在小网膜内距胃小弯约 1 cm 处右行,沿途发出 4～6 条小支与胃左动脉的胃壁分支相伴行而分布至胃前壁,最后于胃角切迹附近以"鸦爪"形分支分布于幽门窦及幽门管前壁。迷走神经后干贴食管腹段右后方下行,至胃贲门处分为腹腔支和胃后支。腹腔支循胃左动脉起始段入腹腔丛。胃后支沿胃小弯深面右行,沿途分出小支伴随胃左动脉的胃壁分支至胃后壁,最后也以"鸦爪"形分支分布于幽门窦及幽门管的后壁。迷走神经各胃支在胃壁神经丛内换发节后纤维,支配胃腺与肌层,通常可促进胃酸和胃蛋白酶的分泌,增强胃的运动。

高选择性迷走神经切断术是保留肝支,腹腔支和胃前、后支的"鸦爪"形分支而切断胃前、后支的其他全部胃壁分支的手术。此法既可减少胃酸分泌达到治疗溃疡的目的,又可保留胃的排空功能,并且可避免肝、胆、胰、肠发生功能障碍。

3. 内脏传入纤维

胃的感觉神经纤维分别随交感神经和副交感神经进入脊髓和延髓。胃的痛觉冲动主要随交感神经通过腹腔丛、交感干传入脊髓第 6～10 胸节段。胃手术时,封闭腹腔丛可阻滞痛觉的传入。胃的牵拉感和饥饿感冲动则经由迷走神经传入延髓。胃手术时过度牵拉,强烈刺激迷走神经,偶可引起心搏骤停,虽属罕见,但后果严重,应引起重视。

第二节 胃的组织学

食物入胃后,与胃液混合为食糜。胃可储存食物,初步消化蛋白质,吸收部分水、无机盐和醇类。胃壁组织结构从内至外,分为黏膜层、黏膜下层、固有肌层和浆膜层共四层。

一、黏膜层

胃中空虚时,肉眼可见腔面有许多不规则的皱襞,充盈时皱襞几乎完全消失。黏膜表面有许多浅沟,将黏膜分成许多的胃小区(gastric area),每个胃小区直径 2～6 mm。黏膜表面遍布不规则的浅小凹陷——胃小凹(gastric pit),约有 350 万个,由上皮向固有层凹陷形成,每个胃小凹底部与 3～5 条腺体相通。

(一) 上皮

胃黏膜表面上皮细胞为单层柱状上皮,主要为表面黏液细胞(surface mucous cell),并含有少量干细胞及内分泌细胞。表面黏液细胞的细胞核呈椭圆形,位于细胞基底,顶部细胞质内充满黏原颗粒,在 HE 染色切片上,着色浅淡乃至透明。表面黏液细胞的分泌物为不可溶性的碱性黏液,分泌物覆盖于上皮表面形成一层保护性的黏液膜,可防止高浓度盐酸、胃蛋白酶对黏膜的消化,以及食物对上皮的磨损,对胃黏膜具有重要保护作用。相邻黏液细胞在近游离面处形成紧密连接,起屏障作用,防止胃腔内的化学物质进入胃壁,黏液膜和紧密连接共同组成胃黏膜屏障,起保护作用。另外,在胃小凹底部存在一些体积较小的未分化细胞(干细胞),这类细胞具有较旺盛的增殖能力。表面黏液细胞不断脱落,每 2~6 天更新一次,由干细胞增殖补充。正常胃黏液细胞上皮不存在杯状细胞,如果出现这种细胞,病理学上称此现象为胃的肠上皮化生。

(二) 固有层

胃固有层内见大量紧密排列的管状胃腺,根据胃腺所在部位和结构的不同,分为胃底腺(fundic gland)、贲门腺(cardiac gland)及幽门腺(pyloric gland)三种。腺体之间和胃小凹之间有少量结缔组织,结缔组织内含成纤维细胞、淋巴细胞、浆细胞、肥大细胞、嗜酸性粒细胞及少量的平滑肌细胞。此外,尚有丰富的毛细血管及由黏膜肌伸入的分散的平滑肌纤维。

1. 胃底腺

因分泌物为酸性,又称为泌酸腺(oxyntic gland),主要分布于胃底和胃体部,约有 1 500 万条,为胃黏膜中数量最多、功能最重要的腺体。胃底腺呈分支管状,可分为三部分——颈、体及底部。颈部较细,与胃小凹相连;体部较长;底部稍膨大。胃底腺由主细胞、壁细胞、颈黏液细胞、内分泌细胞及未分化细胞(干细胞)组成。越接近贲门部的胃底腺中主细胞越多,而越邻近幽门部的胃底腺壁细胞越多。

(1) 主细胞(chief cell)   又称胃酶细胞(zymogenic cell),数量最多,主要分布于腺的下半部。细胞呈柱状,核圆,位于基底部,细胞质基部呈强嗜碱性,顶部充满酶原颗粒,适当固定染色的标本光镜下分泌颗粒清晰可见,而在一般固定染色的标本上,颗粒溶解消失,使顶部细胞质呈泡沫状。电镜下,该细胞具有典型的分泌蛋白质的超微结构特点,高尔基体发达,位于核上方,游离面胞质内充满酶原颗粒。主细胞主要合成、分泌胃蛋白酶原(pepsinogen),在强酸或少量胃蛋白酶(pepsin)作用下,转变为胃蛋白酶,后者对食物中蛋白质具有一定的消化作用,因此当胃内缺少酸性环境时,将导致明显的消化不良。此外,婴幼儿的主细胞还能合成、分泌凝乳酶。

(2) 壁细胞(parietal cell)   因分泌盐酸,又称泌酸细胞(oxyntic cell),主要分布于腺的体部和颈部。细胞体积较大,直径可达 25 μm,胞体多呈圆形或圆锥形,核小、圆、深染、居中,可见双核,细胞质强嗜酸性。细胞基底位于腺的基膜上,似贴在壁上而得名。电镜下,可见细胞核周围存在丰富的细胞内分泌小管和微管泡系统。前者迂曲分支,由细胞顶面质膜凹陷形成,因而小管管腔与胃底腺腺腔直接相通,腔面有不规则的微绒毛;而后者位于细胞质内分泌小管周围,为表面光滑的管状小泡,其膜结构与分泌小管完全相同。研究发现,随壁细胞的功能状态不同,两者存在显著的数量变化。静止期,分泌小管多不与腺腔相通,微绒毛增多、增长,而微管泡数量锐减,说明微管泡系统为分泌小管膜的储备形式。分泌小管膜有大量的 H^+ 泵和 Cl^- 通道,能分别把壁细胞内形成的 H^+ 和从血液中摄取的 Cl^- 泵入小管内,两者结合形成盐酸后进入腺腔。线粒体为此耗能过程提供了大量的 ATP。

（3）颈黏液细胞(mucous neck cell)　　较少,局限于胃底腺上部(顶部),较表面黏液细胞小,常呈楔形夹在其他细胞之间。核扁平,居细胞基底,核上方含较多黏原颗粒,其分泌物为可溶性的酸性黏液,对黏膜具有保护作用,HE 染色浅淡,但 PAS 染色呈深红色。

（4）内分泌细胞　　种类多,主要为肠嗜铬细胞(enterochromaffin cell,或 enterochromaffin-like cells,EC 细胞或 ECL 细胞)和 D 细胞。EC 细胞分泌的组胺(histamine),具有强烈促进壁细胞泌酸的功能;D 细胞主要分泌生长抑素(somatostatin,SOM),直接抑制壁细胞的分泌,也可以通过抑制 EC 细胞的分泌间接抑制壁细胞的泌酸功能,其分布于胃底、胃体和胃窦。

（5）未分化细胞(干细胞)　　细胞体积较小,呈柱状,位于腺颈部,用普通 HE 染色不易辨认。未分化细胞具有多向分化能力,可不断分裂增殖,分化为表面黏液细胞、主细胞、壁细胞、颈黏液细胞和内分泌细胞等。

2. 贲门腺

贲门腺分布于贲门处,为分支管状的黏液腺,含少量壁细胞,分泌黏液和溶菌酶。

3. 幽门腺

幽门腺分布于幽门部位,此区胃小凹较深。幽门腺为分支较多的管状黏液腺,含少量壁细胞和较多的 G 细胞。G 细胞产生促胃液素,又名胃泌素(gastrin),除具有较强的刺激壁细胞分泌盐酸的作用外,还能促进胃肠黏膜增厚。G 细胞数量过多,可导致胃、十二指肠溃疡。幽门腺除了分泌黏液和溶菌酶外,尚分泌少量蛋白分解酶。

胃底腺、贲门腺、幽门腺这三种腺体的分泌物统称为胃液,成人每日分泌量为 1.5～2.5 L,pH 为 0.9～1.5,除含有盐酸、胃蛋白酶、内因子、黏蛋白外,还有大量水及 Na^+、K^+、Cl^- 等成分。

（三）黏膜肌层

由内层斜行肌和外层斜行肌两薄层平滑肌组成。

胃黏膜具有自我保护机制。主要是因为胃液中含高浓度盐酸,H^+ 浓度高出血液 300 万～400 万倍,腐蚀力极强,胃蛋白酶又能分解蛋白质,但胃黏膜却不会被自我消化。研究发现,胃黏膜表面存在黏液-碳酸氢盐屏障(mucus-bicarbonate barrier),即胃上皮表面覆盖一层黏液层,厚 0.25～0.5 mm,由不可溶性黏液凝胶构成,含大量 HCO_3^-,凝胶层将上皮与胃蛋白酶隔离,且高浓度的 HCO_3^- 使局部 pH 为 7 左右,既抑制了胃蛋白酶的活性，又能中和 H^+ 形成 H_2CO_3，H_2CO_3 被黏膜上皮细胞的碳酸酐酶迅速分解为 H_2O 和 CO_2。相邻柱状细胞在近游离面处形成的紧密连接也可以防止胃腔内化学物质进入胃壁。此外，胃上皮的快速更新（每 2～6 天更新一次）也被认为是胃抵御损伤因子而免受损伤的机制之一。正常情况下，胃酸的分泌量和黏液-碳酸氢盐屏障保持平衡，胃酸分泌过多或黏液产生减少，屏障受到破坏，可导致胃组织的自我消化，形成胃黏膜糜烂、溃疡。

二、黏膜下层

黏膜下层是胃黏膜由内至外的第二层，由较为致密的结缔组织构成，含有丰富的胶原纤维及大量淋巴细胞、嗜酸性粒细胞、肥大细胞等，有丰富的毛细血管丛、淋巴管网和黏膜下神经丛。黏膜下层中的小动脉发出毛细血管进入黏膜层，而来自黏膜的小静脉则在此汇聚为网。由于黏膜与肌层之间借疏松的组织相连，故当胃扩张或蠕动时，黏膜可以随着这种活动伸展或移位。该层是胃壁中重要的支撑力结构，缝合胃壁时缝线应贯穿此层。同时，胃切除时应先结扎黏膜下血管，防治术后吻合口出血。在老年人亦可见成群的脂肪细胞，使该层变得疏松，导致黏膜与肌层的连接不紧密，这可能是胃黏膜下垂的结构基础。

三、固有肌层

肌层较厚，一般由内层斜行肌、中层环行肌和外层纵行肌三层平滑肌构成。各层间有少量结缔组织与肌间神经丛。该种结构可增加胃壁的牢固性，具有很强的抗扩张作用。内层斜行肌于贲门部最发达，它们与胃小弯平行，呈宽带状向下延伸，同时斜行向胃大弯分散，与中层环行肌相混合。在胃大弯处一般没有内层斜行肌。中层环行肌与食管内层斜行肌相连续，是胃壁中最完整的肌层，肌纤维的走行方向与胃长轴垂直。该层在贲门和幽门部增厚，分别形成贲门括约肌和幽门括约肌。外层纵行肌与食管和十二指肠的相应肌层衔接，贲门部的外层纵行肌纤维呈放射状下行，在胃大弯和小弯部较发达，在前、后壁较薄弱甚至局部缺如，至幽门部则分布均匀。

四、浆膜层

胃为腹膜内位器官，浆膜层是胃的最外层，其外膜为覆盖于胃表面的腹膜。浆膜层由薄层疏松结缔组织和间皮等构成。因此，胃的浆膜实际为脏层腹膜的一部分，它向周围器官延续形成网膜和韧带等结构而与邻近器官相连接。胃的浆膜层比较结实，包裹着胃体，对其有保护作用。

第三节　胃的生理与病理

一、胃的生理

（一）胃内消化

胃是消化道中最膨大的部分,成年人胃的容量为 1～2 L,具有储存和初步消化食物的功能。食物进入胃后,经过胃的机械性和化学性消化,并逐渐被胃液水解和胃运动研磨,形成食糜,然后借助胃的运动排空,逐次、少量地通过幽门,进入十二指肠。

1. 胃液的分泌

胃对食物的化学性消化是通过胃黏膜中多种外分泌腺细胞分泌的胃液来实现的。

胃黏膜中有三种外分泌腺:① 贲门腺,为黏液腺,位于胃与食管相连处宽 1～4 cm 的环形区。② 泌酸腺,为混合腺,存在于胃底的大部分区域及胃体的全部,包括壁细胞(parietal cell)、主细胞(chief cell)和颈黏液细胞(neck mucous cell)。③ 幽门腺,分泌碱性黏液,分布于幽门部。

另外,胃黏膜内还含有多种内分泌细胞,通过分泌胃肠激素来调节消化道和消化腺的活动。常见的内分泌细胞:① G 细胞,分泌胃泌素和促肾上腺皮质激素(ACTH)样物质,胃泌素可以刺激胃酸的分泌,还有促使胃蛋白酶分泌的作用。G 细胞主要分布于胃窦。② D 细胞,分泌生长抑素,对促胃液素和胃酸的分泌起调节作用,抑制胃酸分泌。③ EC 细胞,合成和释放组胺,抑制胃酸分泌,刺激平滑肌收缩,与胃肠的运动有关,尚可扩张血管。EC 细胞主要分布于胃泌酸区内。

(1) 胃液的性质、成分和作用　　纯净的胃液(gastric juice)是一种无色的酸性液体,pH 为 0.9～1.5,正常成年人每日分泌量为 1.5～2.5 L,其主要成分有盐酸、胃蛋白酶原、黏液和内因子,其余为水、HCO_3^-、Na^+、K^+ 等无机物。

1) 盐酸:也称为胃酸(gastric acid),即胃液中的盐酸,由壁细胞分泌。胃酸有游离酸和与蛋白质结合的结合酸两种形式,以游离酸为主,两者在胃液中的总浓度称为胃液总酸度。空腹 6 h 后,在无任何食物刺激的情况下,胃酸也有少量分泌,称为基础胃酸分泌。基础胃酸分泌在不同人或同一人在不同时间也有所不同,平均 0～5 mmol/h,且有昼夜节律性,即早晨 5～11 时分泌率最低,下午 6 时至次日凌晨 1 时分泌率最高。基础胃酸分泌量受迷走神经的紧张性和少量促胃液素自发释放的影响。在食物或某些药物的刺激下,胃酸分泌量大大增加。正常人的最大胃酸分泌量可达 20～25 mmol/h。由于盐酸来源于壁细胞,因此其排出量主要取决于壁细胞数量及其功能状态。临床上用中和 100 mL 胃液所需 0.1 mmol/L NaOH 的毫升数来表示胃液的酸度,称为胃液酸度的临床单位。正常人空腹胃液总酸度为 10～50 U,其中游离酸为 0～50 U。

胃酸分泌的机制：胃液中的 H^+ 的浓度为 $150\sim170$ mmol/L，比血浆 H^+ 的浓度高 3×10^6 倍。胃液中的 Cl^- 的浓度为 170 mmol/L，约 1.7 倍于血浆 Cl^- 的浓度。因此，壁细胞分泌 H^+ 是逆巨大的浓度梯度而进行的主动转运过程。H^+ 的分泌是依靠壁细胞顶端分泌小管膜中的质子泵实现的。质子泵具有转运 H^+、K^+ 和催化 ATP 水解的功能，故也称 H^+ 泵(H^+-K^+-ATP 酶)，同时膜上还有 K^+ 通道和 Cl^- 通道。

壁细胞分泌盐酸的基本过程(图 1-2)：壁细胞分泌的 H^+ 来自细胞内水的解离($H_2O\rightarrow H^+ + OH^-$)。在分泌小管膜中质子泵的作用下，$H^+$ 从胞内主动转运到分泌小管中。质子泵每水解 1 分子 ATP 所释放的能量能驱使一个 H^+ 从胞内进入分泌小管，同时驱动一个 K^+ 从分泌小管腔进入胞内。H^+ 与 K^+ 的交换是一对一的电中性交换。在顶端膜主动分泌 H^+ 和换回 K^+ 时，顶端膜中的 K^+ 通道和 Cl^- 通道也开放。进入细胞的 K^+ 又经 K^+ 通道进入分泌小管腔，细胞内的 Cl^- 通过 Cl^- 通

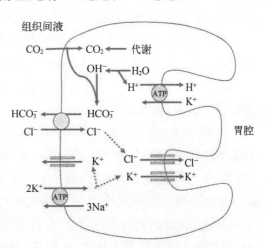

图 1-2 壁细胞分泌盐酸的基本过程

道进入分泌小管腔，并与 H^+ 形成盐酸。当需要时，盐酸由壁细胞分泌小管腔进入胃腔。留在壁细胞内的 OH^- 在碳酸酐酶(carbonic anhydrase，CA)的催化下与 CO_2 结合成 HCO_3^-，HCO_3^- 通过壁细胞基底侧膜上的 Cl^--HCO_3^- 交换体被转运出细胞，而 Cl^- 则被转运入细胞内，补充被分泌入分泌小管中的 Cl^-，使 Cl^- 能源源不断地经顶端膜分泌入小管腔。此外，壁细胞基底侧膜上的 Na^+ 泵将细胞内的 Na^+ 泵出细胞，同时将 K^+ 泵入细胞，以补充由顶端膜丢失的部分 K^+。

在消化期，由于胃酸大量分泌，所以同时有大量 HCO_3^- 进入血液，使血液暂时碱化，形成所谓的餐后碱潮(postprandial alkaline tide)。壁细胞分泌小管膜上的质子泵可被质子泵选择性抑制剂如奥美拉唑、雷贝拉唑、埃索美拉唑等所抑制，故临床可用该类药物治疗胃酸分泌过多、消化性溃疡等。

盐酸的作用：① 激活胃蛋白酶原，使之转变为胃蛋白酶，并为胃蛋白酶提供适宜的酸性环境。② 使食物中的蛋白质变性，有利于蛋白质的水解。③ 杀灭随食物进入胃内的细菌，对维持胃及小肠内的无菌状态具有重要意义。但幽门螺杆菌(Helicobacter pylori，Hp)可在胃窦部的黏膜上皮生存。Hp 产生的酶和代谢产物可破坏所在部位的表面黏液屏障，损伤胃黏膜，引起胃溃疡。④ 盐酸随食糜进入小肠后，可刺激肠道的内分泌细胞分泌激素(如促胰液素、缩胆囊素等)，进而引起胰液、胆汁和小肠液的分泌。⑤ 盐酸造成的酸性环境有利于小肠对铁和钙的吸收。由于盐酸属于强酸，对胃及十二指肠黏膜具有侵蚀作用，如果盐酸分泌过多，将损伤胃及十二指肠黏膜，诱发或加重溃

疡病。若胃酸分泌过少,则可引起腹胀、腹泻等消化不良症状。

2)胃蛋白酶原(pepsinogen):主要由胃泌酸腺的主细胞合成和分泌。颈黏液细胞、贲门腺、幽门腺的黏液细胞及十二指肠近端的腺体也能分泌胃蛋白酶原。胃蛋白酶原以无活性的酶原形式储存在细胞内。进食、迷走神经兴奋及促胃液素等刺激可促进其释放。胃蛋白酶原进入胃腔后,在胃液内盐酸作用下,从酶原分子中脱去一个小分子肽段后,转变成有活性的胃蛋白酶(pepsin),分子质量由 43 500 Da 减少到 35 000 Da。已被激活的胃蛋白酶对胃蛋白酶原也有激活作用(正反馈)。胃蛋白酶只有在酸性环境中才能发挥作用,其最适 pH 为 1.8~3.5。随着 pH 的升高,胃蛋白酶活性逐渐降低,当 pH 超过 6 时,其将失去活性且不可逆转。胃蛋白酶可水解食物中的蛋白质,使之分解成脉、胨、少量多肽及游离氨基酸。

3)内因子:壁细胞在分泌盐酸的同时,也分泌一种被称为内因子(intrinsic factor)的糖蛋白,其分子质量为 50~60 kDa。内因子有两个活性部位,一个活性部位与进入胃内的维生素 B_{12} 结合,形成内因子-维生素 B_{12} 复合物,可保护维生素 B_{12} 免遭肠内水解酶的破坏。当内因子-维生素 B_{12} 复合物运行至远端回肠后,内因子的另一活性部位与回肠黏膜细胞膜的相应受体结合,促进维生素 B_{12} 的吸收。能促使胃酸分泌的各种刺激,如迷走神经兴奋、促胃液素、组胺等,均可使内因子分泌增多;而萎缩性胃炎、胃酸缺乏的人则内因子分泌减少。维生素 B_{12} 为红细胞生成所需,若缺乏内因子,可因维生素 B_{12} 吸收障碍而影响红细胞生成,引起巨幼红细胞性贫血。

4)黏液和碳酸氢盐:胃液中含有大量的黏液,它们是由胃黏膜表面的上皮细胞、泌酸腺、贲门腺和幽门腺的黏液细胞共同分泌的,其主要成分为糖蛋白。由于黏液具有较高的黏滞性和形成凝胶的特性,分泌后即覆盖于胃黏膜表面,在胃黏膜表面形成一层厚约 500 μm 的保护层。这个保护层可在黏膜表面起润滑作用,减少粗糙食物对胃黏膜的机械损伤。胃黏膜内的非泌酸细胞能分泌 HCO_3^-,另外,组织液中少量的 HCO_3^- 也能渗入胃腔内。进入胃内的 HCO_3^- 并非直接进入胃液中,而是与胃黏膜表面的黏液联合形成一个抗胃黏膜损伤的屏障,称为黏液-碳酸氢盐屏障(mucus-bicarbonate barrier),见图 1-3,它能有效地保护胃黏膜免受胃内盐酸和胃蛋白酶的损伤。因为黏液的黏稠度为水的 30~260 倍,可显著减慢离子在黏液层中的扩散速度。当胃腔内的 H^+ 通过黏液层向黏液细胞方向扩散时,其移动速度明显减慢,并不断地与从黏液层近黏膜细胞侧向胃腔扩散的 HCO_3^- 发生中和。在这个过程中,黏液层中形成一个 pH 梯度,黏液层近胃腔侧呈酸性,pH 约 2,而近黏膜细胞侧呈中性,pH 约 7,因此,胃黏膜表面的黏液层可有效防止胃内 H^+ 对胃黏膜的直接侵蚀和胃蛋白酶对胃黏膜的消化作用。

除上述黏液-碳酸氢盐屏障外,胃黏膜上皮细胞的顶端膜和相邻细胞侧膜之间存在紧密连接,称为胃黏膜屏障(gastric mucosal barrier)。这种结构可防止胃腔内的 H^+ 向黏膜上皮细胞内扩散,同时也能阻止 Na^+ 从黏膜向胃腔内扩散。此外,胃和十二指肠黏膜具有很强的细胞保护作用。

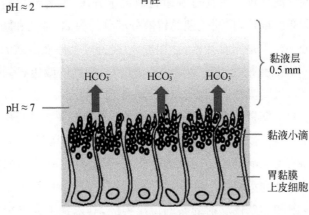

图 1-3 黏液-碳酸氢盐屏障模式图

（2）胃和十二指肠黏膜的细胞保护作用　　人的上消化道（从口到十二指肠近段）经常会受到多种理化因素的刺激，包括高渗和低渗液体、温度为 0 到 90℃ 的不同食物、pH 为 1.5 到 11.5 的各种食物和药物。另外，黏膜还暴露于有毒物质，如高浓度的酒精、阿司匹林和其他非类固醇类抗炎药等。但是，黏膜层并未经常受损伤以致糜烂、溃疡和出血。这是因为胃及十二指肠黏膜具有很强的细胞保护作用（cytoprotection），即胃及十二指肠黏膜能合成和释放某些具有防止或减轻各种有害刺激对细胞损伤和致坏死的物质。近年来发现，胃及十二指肠黏膜和肌层中含有高浓度的前列腺素（如 PGE_2、PGI_2）和表皮生长因子（EGF），它们能抑制胃酸和胃蛋白酶原的分泌，刺激黏液和碳酸氢盐的分泌，使胃黏膜的微血管扩张，增加黏膜的血流量，有助于胃黏膜的修复和维持其完整性，因此能有效地抵抗强酸、强碱、酒精和胃蛋白酶等对消化道黏膜的损伤。某些胃肠激素，如促胃液素释放肽、神经降压肽、生长抑素和降钙素基因相关肽等，也对胃黏膜具有明显的保护作用。通常把这种作用称为直接细胞保护作用。胃内食物、胃酸、胃蛋白酶及倒流的胆汁等，可经常性地对胃黏膜构成弱刺激，使胃黏膜持续少量地释放前列腺素和生长抑素等，也能有效地减轻或防止强刺激对胃黏膜的损伤，这种情况称为适应性细胞保护作用。

大量饮酒或大量服用吲哚美辛、阿司匹林等药物，不但可抑制黏液及 HCO_3^- 的分泌，破坏黏液-碳酸氢盐屏障，还能抑制胃黏膜合成前列腺素，降低细胞保护作用，从而损伤胃黏膜。硫糖铝等药物能与胃黏膜黏蛋白络合，并具有抗酸作用，对黏液-碳酸氢盐屏障和胃黏膜屏障都有保护和加强作用，因而被用于临床治疗消化性溃疡。

目前已公认，消化性溃疡的发病重要原因之一是由 Hp 感染所致。Hp 能产生大量活性很高的尿素酶，将尿素分解为氨和 CO_2。氨能中和胃酸，从而使这种细菌能在酸度很高的胃内生存。尿素酶和氨的积聚还能损伤胃黏液层和黏液细胞，破坏黏液-碳酸氢盐屏障和胃黏膜屏障，致使 H^+ 向黏膜逆向扩散，从而导致消化性溃疡的发生。

（3）消化期的胃液分泌　　空腹时，胃液的分泌量很少，酸度也较低，称为基础胃液分泌或非消化期胃液分泌。进食可刺激胃液大量分泌,称为消化期胃液分泌。根据消化道感受食物刺激的部位,将消化期的胃液分泌分为头期、胃期和肠期三个时相。这三个时期的胃液分泌几乎是同时开始,互相重叠,受神经及体液因素的调节。

1) 头期胃液分泌:头期胃液分泌指的是进食时,食物的颜色、形状、气味、声音,以及咀嚼、吞咽等动作,可刺激眼、耳、鼻、口腔、咽等处的感受器,通过传入冲动反射性地引起胃液分泌。引起头期胃液分泌的机制包括条件反射和非条件反射。前者是指食物的颜色、形状、气味、声音等对视、听、嗅觉器官的刺激引起的反射;后者则是当咀嚼和吞咽时,食物刺激口腔、舌和咽等处的机械和化学感受器,这些感受器的传入冲动传到位于延髓、下丘脑、边缘叶和大脑皮层的反射中枢后,再由迷走神经传出,引起胃液分泌。迷走神经是条件反射和非条件反射的共同传出神经,其末梢主要支配胃腺和胃窦部的G细胞,既可直接促进胃液分泌,也可通过促胃液素(胃泌素)间接促进胃液分泌,其中以直接促进胃液分泌更重要(图1-4)。

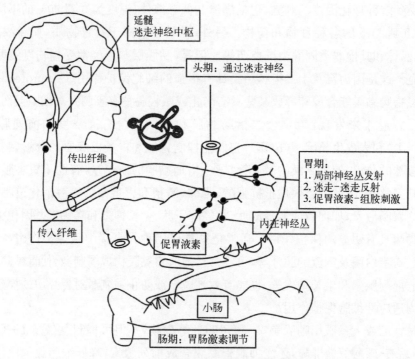

图1-4 消化期胃液分泌的时相及其调节

头期胃液分泌的特点是持续时间长,可持续2~4小时,分泌量多,约占消化期分泌总量的30%,酸度及胃蛋白酶原的含量均很高;头期胃液分泌受情绪和食欲的影响十分明显,可口的食物引起的胃液分泌远高于不可口的食物,人在情绪抑郁或惊恐时,头期胃液分泌可受到明显抑制。头期胃液分泌以神经调节为主。

2) 胃期胃液分泌:食物进入胃后,直接刺激胃壁上的机械感受器和化学感受器,促进胃液大量分泌。其主要作用途径:① 食物直接扩张胃,刺激胃底、胃体的感受器,冲动沿迷走神经中的传入纤维传至中枢神经,再通过迷走神经中的传出纤维引起胃液的分泌,这一反射称为迷走-迷走反射(vago-vagal reflex);② 食物扩张胃也能引起胃壁的内在神经丛短反射,直接或通过促胃液素间接引起胃腺分泌;③ 扩张刺激幽门部的感受器,通过胃壁的内在神经丛作用于 G 细胞,引起促胃液素释放;④ 食物的化学成分,主要是蛋白质的消化产物如多肽、氨基酸,可直接作用于 G 细胞,引起促胃液素分泌。不同氨基酸对胃酸分泌的刺激作用不同。在人类,苯丙氨酸和色氨酸的作用最强,而糖和脂肪本身并不直接刺激促胃液素分泌。其他化学物质,如咖啡、茶、牛奶、乙醇、Ca^{2+}等也能引起胃液大量分泌。

胃期分泌的胃液量约占进食后总分泌量的 60%,酸度也较高,但胃蛋白酶的含量较头期少,因此消化能力比头期弱。胃期胃液分泌既有神经调节,也有体液调节。

3) 肠期胃液分泌:当食糜进入十二指肠后,通过对十二指肠黏膜的机械性和化学性刺激,可使之分泌一种或几种胃肠激素,通过血液循环再作用于胃。在食糜的作用下,十二指肠黏膜除能释放促胃液素外,还能释放一种称为肠泌酸素(entero-oxyntin)的激素,也能刺激胃酸分泌。在切除胃窦的患者中发现,进食后血浆促胃液激素水平仍然升高,说明十二指肠释放的促胃泌素是肠期胃液分泌的体液因素之一。

肠期分泌的胃液量少(约占总分泌量的 10%),酸度和胃蛋白酶含量均较低,消化力也不是很强。这可能与酸、脂肪、高张溶液进入小肠后对胃液分泌的抑制作用有关。肠期胃液分泌调节主要受体液因素影响。

(4) 调节胃液分泌的神经和体液因素

1) 促进胃液分泌的主要因素

乙酰胆碱(ACh):迷走神经中有传出纤维直接到达胃黏膜泌酸腺中的壁细胞,通过末梢释放 ACh 而引起胃酸分泌;也有纤维支配胃泌酸区黏膜内的 EC 细胞和幽门部 G 细胞,使它们分别释放组胺和促胃液素,间接引起壁细胞分泌胃酸。其中,支配 EC 细胞的纤维末梢释放 ACh,而支配 G 细胞的纤维释放促胃液素释放肽(gastrin-releasing peptide,GRP)*。另外,迷走神经中还有传出纤维支配胃和小肠黏膜中的 D 细胞,释放的递质也是 ACh,其作用是抑制 D 细胞释放生长抑素(somatostatin),消除或减弱它对 G 细胞释放促胃液素的抑制作用,实质上起增强促胃液素释放的作用。上述由 ACh 对靶细胞的作用均可被阿托品所阻断,说明这些作用是通过激活靶细胞的 M 受体(M3)而产生的;而通过促胃液素释放肽对 G 细胞的作用则由促胃液素释放肽受体所介导。

组胺:具有极强的促胃酸分泌作用。它由 EC 细胞分泌,以旁分泌的方式作用于邻旁壁细胞的 H_2 型受体,引起壁细胞分泌胃酸。组胺与 H_2 受体结合后是通过受体-Gs-AC-PKA 信号通路,使包括质子泵在内的有关蛋白磷酸化而生效的。H_2 受体阻断剂

---

* 促胃液素释放肽,又称铃蟾素(bombesin)。

基础篇

西咪替丁(cimetidine)及其类似物可阻断组胺与 H_2 受体结合而抑制胃酸分泌,有助于消化性溃疡的愈合,该类物质也是临床常用的抑酸药物。EC 细胞膜中还存在促胃液素/缩胆囊素(CCK_B)受体和 M3 受体,可分别与促胃液素和 ACh 结合而引起组胺释放,间接调节胃液的分泌,因此抑制 H_2 受体也能部分抑制促胃液素和 ACh 的促胃酸分泌作用。EC 细胞膜中还有生长抑素受体,由 D 细胞释放的生长抑素可通过激活此受体而抑制组胺的释放,间接抑制胃液的分泌。

促胃液素:由胃窦及十二指肠和空肠上段黏膜中 G 细胞分泌的一种胃肠激素,迷走神经兴奋时释放促胃液素释放肽,可促进促胃液素的分泌。促胃液素释放后进入循环血液,被运送到靶细胞发挥作用,其作用较为广泛。促胃液素可强烈刺激壁细胞分泌胃酸,这一效应是通过 CCK_B 受体- Gq - PLC - IP_3 - Ca^{2+} 和 DG - PKC 信号通路实现的(与 ACh 对壁细胞的效应相同,只是受体不同)。促胃液素也能作用于 EC 细胞上的 CCK_B 受体,促进 EC 细胞分泌组胺,再通过组胺刺激壁细胞分泌盐酸。促胃液素的这种作用可能比它直接刺激壁细胞分泌盐酸的作用更为重要。促胃液素的分泌和作用也受其他胃肠激素的影响,如生长抑素可抑制 G 细胞分泌促胃液素,还能抑制促胃液素基因表达。促胰液素、胰高血糖素、抑胃肽和血管活性肠肽对促胃液素的分泌都有抑制作用。胃酸对促胃液素的分泌具有负反馈调节作用。此外,Ca^{2+}、低血糖、咖啡因和乙醇等也可刺激胃酸分泌。

引起壁细胞分泌胃酸的大多数刺激物均能促进主细胞分泌胃蛋白酶原及黏液细胞分泌黏液。迷走神经递质 ACh 是主细胞分泌胃蛋白酶原的强刺激物;促胃液素也可直接作用于主细胞促进胃蛋白酶原的分泌;十二指肠黏膜中的内分泌细胞分泌的促胰液素和缩胆囊素也能刺激胃蛋白酶原的分泌。

2) 抑制胃液分泌的主要因素

盐酸:消化期在食物入胃后可刺激盐酸分泌。当盐酸分泌过多时,可负反馈抑制胃酸分泌。一般说来,胃窦内 pH 降到 1.2~1.5 时胃酸分泌即受到抑制。其原因是盐酸可直接抑制胃窦黏膜 G 细胞,使促胃液素释放减少;也能刺激胃黏膜 D 细胞分泌生长抑素,间接抑制促胃液素和胃酸的分泌。十二指肠内 pH 降到 2.5 以下时,也能抑制胃酸分泌,其机制可能是胃酸刺激小肠黏膜释放促胰液素和球抑胃素(bulbogastrone)。促胰液素对促胃液素引起的胃酸分泌有明显的抑制作用;而球抑胃素是一种能抑制胃酸分泌的肽类激素。

脂肪:消化期当食物中的脂肪及其消化产物进入小肠后,可刺激小肠黏膜分泌多种胃肠激素,如促胰液素、缩胆囊素、抑胃肽、神经降压肽和胰高血糖素等,这些具有抑制胃液分泌和胃运动作用的激素,统称为肠抑胃素(enterogastrone)。

20 世纪 30 年代,我国生理学家林可胜等为证明脂肪在小肠内抑制胃液分泌和胃运动的机制,从小肠黏膜中提取到一种物质,将此物注入血液后可使胃液分泌的量、酸度和消化能力降低,并抑制胃的运动。他将此物命名为肠抑胃素。然而,肠抑胃素至今未能提纯。现认为它可能不是一个独立的激素,而是若干具有此类作用的激素的总和。

高张溶液:消化期当食糜进入十二指肠后,可使肠腔内出现高张溶液,高张溶液可刺激小肠内的渗透压感受器,通过肠-胃反射(entero-gastric reflex)抑制胃液分泌;也能通过刺激小肠黏膜释放若干种胃肠激素,抑制胃液分泌。

3)影响胃液分泌的其他因素

胆囊收缩素(cholecystokinin,CKK):又称缩胆囊素,是由小肠黏膜 I 细胞分泌的一种胃肠激素。CCK 可因结合不同的受体而对胃酸分泌产生完全不同的效应。已被鉴定的 CCK 受体有 CCK_A 和 CCK_B 受体两种。CCK_B 受体对促胃液素和对 CCK 具有同等的亲和力,而 CCK_A 受体对 CCK 的亲和力约 3 倍于对促胃液素的亲和力。这种差异有助于解释为何促胃液素和缩胆囊素的作用时而相同,时而相反,且两者之间存在竞争现象(竞争 CCK_B 受体)。在体实验中,CCK 既可刺激禁食动物的胃酸分泌(即基础胃酸分泌),又有竞争性抑制促胃液素刺激胃酸分泌的作用。在整体情况下,CCK 还可通过与 D 细胞的 CCK_A 受体结合,引起 D 细胞释放生长抑素而抑制胃酸分泌。所以,CCK 对胃酸的分泌主要表现为抑制效应。

血管活性肠肽(vasoactive intestinal peptide,VIP):可抑制食物、组胺和促胃液素等刺激胃酸分泌的作用,并使 D 细胞分泌生长抑素;同时,血管活性肠肽又能刺激壁细胞内的 cAMP 增加而促进胃酸分泌。因此,血管活性肠肽既可刺激,也可抑制胃酸分泌。

促胃液素释放肽:能强烈刺激促胃液素释放,进而促进胃液大量分泌。已知促胃液素释放肽是一种由胃壁非胆碱能神经元分泌的神经递质。中枢内注射促胃液素释放肽能减少胃酸分泌,但静脉注射促胃液素释放肽后,血液促胃液素水平很快上升,基础和餐后胃酸分泌量随之增加。已知 G 细胞膜中存在促胃液素释放肽受体,故促胃液素释放肽是直接作用于 G 细胞而使促胃液素释放增加的。

生长抑素(somatostatin):是由胃肠黏膜 D 细胞分泌的一种胃肠激素,分泌后通过旁分泌的方式作用于壁细胞、EC 细胞和 G 细胞,对胃的分泌和运动都有很强的抑制作用。生长抑素对胃酸分泌的调节是通过活化生长抑素 2 型受体($SSTR_2$),经受体-Gi-AC 通路抑制细胞内 cAMP 的生成而起作用的。它不仅抑制 G 细胞分泌颗粒中促胃液素的释放,还能抑制促胃液素基因的表达和转录。生长抑素还能抑制组胺、ACh、促胃液素释放肽等对胃酸分泌的刺激效应。此外,胃酸能直接作用于胃黏膜 D 细胞,促进生长抑素的分泌,负反馈抑制胃酸分泌,这种效应不受神经因素的影响。

抑胃肽(gastric inhibitory peptide,GIP):可抑制组胺和胰岛素性低血糖所引起的胃酸分泌,其作用是由生长抑素介导的。大剂量抑胃肽还能抑制胃蛋白酶原的释放。

表皮生长因子(epidermal growth factor,EGF):具有抑制胃酸分泌的作用。但其抑酸作用可能仅在胃上皮受损时才出现,故有利于胃黏膜的修复。EGF 抑酸作用的机

基础篇

制与其抑制细胞内 cAMP 的生成有关。

缬酪肽(valosin)：最初从猪小肠分离出来的一种胃肠肽，对基础胃酸分泌有刺激作用。这一作用不依赖于促胃液素的分泌。

(二) 胃的运动

根据胃壁肌层结构和功能的特点，可将胃分为头区和尾区两部分。头区包括胃底和胃体的上 1/3，它的运动较弱，主要功能是储存食物；尾区为胃体的下 2/3 和胃窦，它的运动较强，主要功能是磨碎食物，使之与胃液充分混合，形成食糜，并将食糜逐步排入十二指肠。

1. 胃的运动形式

(1) 紧张性收缩 胃壁平滑肌经常处于一定程度的缓慢持续收缩状态，称为紧张性收缩(tonic contraction)。紧张性收缩在空腹时即已存在，充盈后逐渐加强。

紧张性收缩的生理意义：① 能使胃保持一定的形状和位置，防止胃下垂；也使胃内保持一定压力，以利于胃液掺入食团中。② 进食后，头区的紧张性收缩加强，可协助胃内容物向幽门方向移动。

(2) 容受性舒张 进食时食物刺激口腔、咽、食管等处的感受器，通过迷走-迷走反射，可引起胃底和胃体(以头区为主)平滑肌的舒张，称为容受性舒张(receptive relaxation)。正常人空腹时，胃的容量仅约 50 mL，进餐后可达 1.0～2.0 L，容受性舒张能使胃容量大大增加，以接纳大量食物入胃，而胃内压却无显著升高。容受性舒张是通过迷走-迷走反射实现的，但参与该反射的迷走神经传出纤维属于抑制性纤维，其节后纤维释放的递质可能是 VIP 和 NO。另外，食物对胃壁的机械刺激，以及食糜对十二指肠的机械、化学刺激均能通过迷走-迷走反射和内在神经丛反射引起胃底和胃体平滑肌的舒张，因此胃容受性舒张可能有多种机制参与。

容受性舒张的生理意义：① 增大胃的容积，容纳和储存食物；② 维持胃内压稳定，防止食糜过早排入十二指肠，有利于食物在胃内充分消化。

(3) 胃蠕动 胃的蠕动以尾区为主。空腹时基本上不出现蠕动，食物入胃后约 5 分钟，蠕动便开始。胃的蠕动始于胃中部，并向幽门方向推进。蠕动频率约每分钟 3 次，蠕动波约需 1 分钟到达幽门，表现为一波未平，一波又起。蠕动波开始时较弱，在传播途中逐渐加强，速度也明显加快，一直传到幽门。当幽门括约肌舒张时，在蠕动波产生的压力下，胃窦内少量食糜(1～2 mL)被排入十二指肠；当幽门括约肌收缩时，食糜将被反向推回。食糜的推回有利于食物和消化液的混合，也对块状食物起碾磨粉碎作用。

胃蠕动的频率受胃平滑肌慢波节律的控制，胃的慢波起源于胃大弯上部，沿纵行肌向幽门方向传播。胃平滑肌的收缩通常发生在慢波出现后 6～9 秒内，动作电位出现后 1～2 秒内。

胃蠕动的生理意义：① 促进胃内机械性和化学性消化过程，磨碎进入胃内的食团，使之与胃液充分混合,形成糊状食糜;② 推动胃内容物向十二指肠移行,并以一定速度排入十二指肠。

2. 胃排空及其控制

(1) 胃排空　　食物由胃排入十二指肠的过程称为胃排空(gastric emptying)。食物入胃后 5 分钟左右就开始胃排空,排空速度与食物的物理性状及化学组成有关。液体食物较固体食物排空快,小颗粒食物比大块食物排空快,等渗液体较非等渗液体排空快,三大营养物质中糖类食物排空最快,蛋白质次之,脂肪最慢。混合食物一般需要4～6小时才可能完全排空。

(2) 胃排空的控制　　胃排空是间断性进行的,主要受胃内和十二指肠内两方面因素控制。胃内因素促进胃排空,十二指肠内因素抑制胃排空。

1) 胃内因素促进胃排空:食物对胃的扩张刺激可通过迷走-迷走反射和胃壁的内在神经丛局部反射引起胃运动的加强,促进胃排空。此外,食物对胃的扩张刺激和食物中某些化学成分可引起胃幽门部 G 细胞释放促胃液素。促胃液素能促进胃的运动,也能增强幽门括约肌的收缩,促胃液素的总效应是延缓胃排空。

2) 十二指肠内因素抑制胃排空:在十二指肠壁上存在着多种感受器,当食糜进入十二指肠后,食糜中的酸、脂肪和高渗性,以及对肠壁的机械扩张均可刺激这些感受器,通过肠-胃反射抑制胃的运动,使胃排空减慢。另外,食糜中的酸和脂肪还可刺激小肠黏膜释放促胰液素、抑胃肽等,抑制胃运动,延缓胃排空。

胃排空的直接动力是胃和十二指肠内的压力差,而其原动力则为胃平滑肌的收缩。当胃运动加强使胃内压大于十二指肠内压时,便发生一次胃排空;在食糜进入十二指肠后,受十二指肠内因素的抑制,胃运动减弱而使胃排空暂停;随着胃酸被中和,食物的消化产物逐渐被吸收,对胃运动的抑制消除,使胃的运动又逐渐增强,胃排空再次发生。如此反复,直至食糜全部由胃排入十二指肠为止。可见,胃排空是间断进行的,胃内因素促进胃排空,而十二指肠内因素抑制胃排空,两个因素互相消长,互相更替,自动控制着胃排空,使胃内容物的排空能较好地适应十二指肠内消化和吸收的速度。

(3) 消化间期胃的运动　　胃在空腹状态下除存在紧张性收缩外,也出现以间歇性强力收缩伴有较长时间的静息期为特点的周期性运动,称为消化间期移行性复合运动(migrating motor complex,MMC)。这种运动开始于胃体上部,并向肠道方向传播。MMC 的每一周期为 90～120 分钟,分为四个时相。Ⅰ相内只能记录到慢波电位,不出现胃肠收缩,称为静息期,持续 45～60 分钟。Ⅱ相内出现不规律的峰电位,并开始出现不规则的胃肠蠕动,持续 30～45 分钟。Ⅲ相内每个慢波电位上均出现成簇的峰电位,并有规则的高幅度胃肠收缩,持续 5～10 分钟,然后收缩停止,转入Ⅳ相。Ⅳ相实际上是向下一周期Ⅰ相的短暂过渡期,持续约 5 分钟。Ⅰ相的产生可能与 NO 释放有关,Ⅲ相的形成则与胃动素的分泌有关。

消化间期 MMC 使胃肠保持断续的运动,特别是Ⅲ相的强力收缩可起"清道夫"的

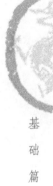

作用,能将胃肠内容物,包括上次进食后的食物残渣、脱落的细胞碎片和细菌、空腹时吞下的唾液,以及胃黏膜等清扫干净。若消化间期的这种移行性复合运动减弱,可引起功能性消化不良及肠道内细菌过度繁殖等病症。

(4) 呕吐　　呕吐(vomiting)是将胃内容物(有时包括肠内容物),从口腔强力驱出的动作。当舌根、眼部、胃、肠、胆总管、泌尿生殖器官、视觉和前庭器官(如晕船时)等处的感受器收到刺激时均可引发呕吐。呕吐前常有恶心、流涎、呼吸急促和心跳加快而不规则等表现,呕吐时先深吸气,接着声门和鼻咽通道关闭,胃窦部、膈肌和腹壁肌强烈收缩,胃上部和食管下端舒张,使胃内容物经食管从口腔驱出。剧烈呕吐时,十二指肠和空肠上段也强烈收缩,使十二指肠内容物倒流入胃,故呕吐物中有时混有胆汁和小肠液。

呕吐是一系列复杂的反射活动。传入冲动由迷走神经、交感神经、舌咽神经中的感觉纤维传入中枢神经,传出冲动沿迷走神经、交感神经、膈神经和脊神经到达胃、小肠、膈肌和腹壁肌等。呕吐中枢位于延髓网状结构的背外侧缘,颅内压升高时,可直接刺激呕吐中枢,引起喷射性呕吐。呕吐可将胃肠内有害物质排出,因此具有保护意义。但持续、剧烈的呕吐则可导致水、电解质和酸碱平衡紊乱。

二、慢性胃炎的病理

胃炎是指各种病因所致的胃黏膜炎性病变,是消化系统常见疾病,可分为急性胃炎、慢性胃炎、特殊类型胃炎。急性胃炎常有明确的病因,临床发病迅速,以中性粒细胞浸润为主,伴充血、糜烂等表现。慢性胃炎是胃黏膜的慢性非特异性炎症,其病因及发病机制较复杂,目前尚未完全明了,以淋巴细胞、浆细胞浸润为主,临床发病率高。

(一) 慢性胃炎病因和发病机制

目前尚未完全明了,大致可分为以下四类:① Hp 感染。Hp 是一种微弯曲棒状革兰氏阴性杆菌,常见于胃黏膜表面或胃小凹内,但不侵入黏膜固有层腺体内(图 1-5)。Hp 可分泌尿素酶、细胞毒素相关蛋白及细胞空泡毒素等物质而致病;② 长期慢性刺激,如长期饮酒、吸烟、滥用水杨酸类药物、喜食热烫及刺激性食物,以及急性胃炎反复发作等;③ 十二指肠液反流对胃黏膜屏障的破坏;④ 自身免疫性损伤。

(二) 慢性胃炎的类型及病理变化

慢性胃炎按照病变部位分为胃窦为主胃炎、胃体为主胃炎和全胃炎。根据有无固有腺体的减少,慢性胃炎又分为慢性非萎缩性胃炎、慢性萎缩性胃炎。

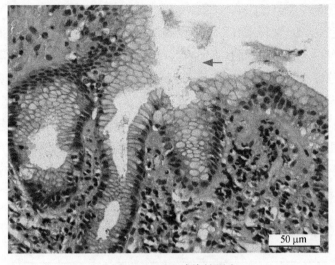

Hp感染性胃炎

图 1-5　Hp感染性胃炎

图中箭头所指微弯曲棒状杆菌为 Hp

1. 非萎缩性胃炎

非萎缩性胃炎旧称慢性浅表性胃炎，又称慢性单纯性胃炎，是胃黏膜最常见的病变之一，国内检出率高达 20%～40%，甚至更高，以胃窦部最常见。病变呈多灶性或弥漫性。胃镜下，病变表现为胃黏膜充血、水肿，呈淡红色，可伴有点状出血和糜烂，表面可有灰黄或灰白色黏液性渗出物覆盖。显微镜下，病变主要表现为黏膜浅层固有膜内淋巴细胞、浆细胞等慢性炎细胞浸润，但固有腺体保持完整，无萎缩性改变；伴有急性活动时常有中性粒细胞浸润（图 1-6）。严重者炎症可累及黏膜深层。该型胃炎大多经治疗或合理饮食而痊愈。少数可转变为慢性萎缩性胃炎。

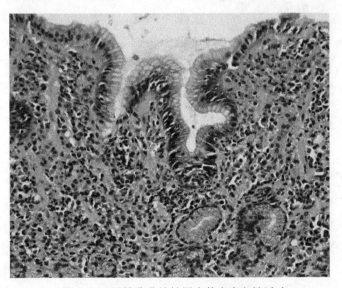

慢性非萎缩性胃炎
伴中度急性活动

图 1-6　慢性非萎缩性胃炎伴中度急性活动

2. 慢性萎缩性胃炎

该病以胃黏膜萎缩变薄,黏膜固有腺体减少或消失,可伴有肠上皮化生或假幽门腺化生(较少见),固有层内多量淋巴细胞、浆细胞等单核细胞浸润为特点。慢性萎缩性胃炎的病因较复杂,部分可能与吸烟、酗酒或用药不当有关;部分由非萎缩性胃炎迁延发展而来;还有部分属自身免疫病。患者可出现消化不良、食欲不佳、上腹部不适等症状。

根据发病是否与自身免疫有关及是否伴有恶性贫血,将慢性萎缩性胃炎分为 A、B 两型(表 1-1)。我国患者多属于 B 型。两型胃黏膜病变基本类似。胃镜检查见胃黏膜由正常的橘红色变为灰色或灰白色,黏膜层变薄,皱襞变浅甚至消失,黏膜下血管清晰可见,偶有出血及糜烂。

表 1-1 A、B 型慢性萎缩性胃炎比较

	A 型	B 型
病因与发病机制	自身免疫性因素	Hp 感染、饮食等
抗壁细胞和内因子抗体	阳性	阴性
血清胃泌素水平	高	低或者正常
胃酸分泌	显著降低	减少或正常
血清维生素 B_{12} 水平	降低	正常
恶性贫血	常有	无
家族倾向	有	无
病变部位	胃体和胃底	胃窦部,向近端扩散
壁细胞、主细胞破坏	有	无
胃内 G 细胞增生	有	无
伴发消化性溃疡	无	常见

慢性萎缩性胃炎伴肠上皮化生

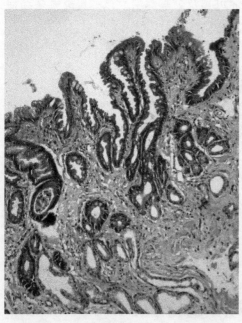

萎缩性胃炎显微镜下病变特点:① 病变区域胃黏膜变薄,胃小凹变浅,腺体变小,数目减少,并可有囊性扩张;② 固有层内大量淋巴细胞、浆细胞浸润,病程长的病例可形成淋巴滤泡;③ 胃黏膜内可见纤维组织和/或平滑肌组织增生;④ 常出现腺上皮化生(图 1-7)。镜下可表现为肠上皮化生和假幽门腺化生,但以肠上皮化生为常见。在肠上皮化生中,可出现上皮内瘤变(细胞异型增生)。肠上皮化生可分为完全型(也称为小肠型或 Ⅰ 型化生)和不完全型(也称为 Ⅱ 型化生)两类。完全型肠化生上皮含有杯状细胞、吸收上皮细胞和帕内特细胞(Paneth cell),PAS 染色吸收上皮细胞刷状缘阳性,免疫组化检测胃黏蛋白包括 MUC1、MUC5AC

图 1-7 慢性萎缩性胃炎伴肠上皮化生

和 MUC6 表达减少,表达肠型黏蛋白 MUC2。不完全型化生中又可根据其黏液组化反应,分为胃型(也称Ⅱa型)化生和结肠型(也称Ⅱb型)化生。胃型化生的柱状上皮细胞分泌中性黏液,结肠型化生的柱状上皮细胞分泌硫酸黏液,免疫组化检测同时表达胃黏蛋白与 MUC2。过去多数学者发现结肠型不完全化生与肠型胃癌的发生关系较密切。目前认为以 AB-PAS 黏液染色区分肠上皮化生亚型预测胃癌发生危险性的价值仍有争议。

慢性萎缩性胃炎由于病变特点主要为胃固有腺体萎缩、壁细胞和主细胞趋向减少或消失,因而胃液分泌也趋向减少,患者易出现消化不良、食欲不佳、上腹部不适等症状。A 型患者由于壁细胞破坏明显,内因子缺乏,维生素 B_{12} 吸收障碍,故易发生恶性贫血。萎缩性胃炎伴有不同程度的肠腺化生者,在化生过程中,必然伴随局部上皮细胞的不断增生,若出现上皮内瘤变(细胞异型增生),则可能进展为癌变。

慢性胃炎的病理组织学变化主要包括 5 项组织学变化,即 Hp 感染、慢性炎症改变、炎症活动性、萎缩和肠上皮化生。诊断时需要对每种组织学改变评估程度,每种组织学改变分别分为无、轻度、中度和重度 4 级(—、+、++、+++)。分级方法采用新版悉尼系统的直观模拟评分法(visual analogue scale),见图 1-8。

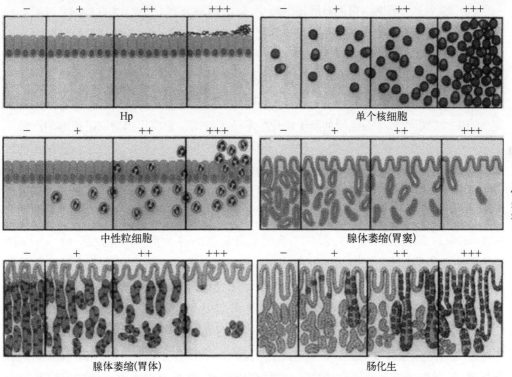

图 1-8　慢性胃炎组织学改变直观模拟评分法

（1）Hp 感染　　观察胃黏膜黏液层、表面上皮、小凹上皮和腺管上皮表面 Hp。无(—):特殊染色片上未见 Hp;轻度(+):偶见或小于标本全长 1/3 有少数 Hp;中度

慢性胃炎组织学改变直观模拟评分法

（＋＋）：Hp 分布超过标本全长 1/3 而未达 2/3 或连续性、薄而稀疏地存在于上皮表面；重度（＋＋＋）：Hp 成堆存在，基本分布于标本全长。肠上皮化生黏膜表面通常无 Hp 定植，宜在非肠上皮化生处寻找。对炎性病变明显而 HE 染色切片未见 Hp 的，要做辅助染色仔细寻找，可以使用免疫组化染色或吉姆萨染色。

（2）慢性炎症病变　　指黏膜内单个核细胞浸润程度，根据黏膜层慢性炎性细胞的密集程度和浸润深度分级，两者不一致时以前者为主。无（－）：单个核细胞（淋巴细胞、浆细胞和单核细胞）每高倍视野不超过 5 个，如数量略超过正常而胃镜下无明显异常，病理诊断为基本正常；轻度（＋）：慢性炎性细胞较少并局限于黏膜浅层，不超过黏膜层的 1/3；中度（＋＋）：慢性炎性细胞较密集，不超过黏膜层的 2/3；重度（＋＋＋）：慢性炎性细胞密集，占据黏膜全层。计算密集程度时要避开淋巴滤泡及其周围的小淋巴细胞区。

（3）炎症活动性　　指慢性炎性病变背景中有中性粒细胞浸润。轻度（＋）：黏膜固有层有少数中性粒细胞浸润；中度（＋＋）：中性粒细胞较多存在于黏膜层，可见于表面上皮细胞、小凹上皮细胞或固有腺体上皮内；重度（＋＋＋）：中性粒细胞较密集，或除中度所见外还可见小凹脓肿。

（4）萎缩　　萎缩指胃固有腺体的减少，分为两种类型。① 化生性萎缩：胃固有腺被肠上皮化生腺体或被假幽门化生腺体替代；② 非化生性萎缩：炎细胞浸润致胃固有腺体减少，或被纤维或纤维肌性组织替代。萎缩程度以胃固有腺体减少各 1/3 来计算。轻度（＋）：固有腺体数减少不超过原有腺体的 1/3；中度（＋＋）：固有腺体数减少介于原有腺体的 1/3～2/3 之间；重度（＋＋＋）：固有腺体数减少超过 2/3，仅残留少数腺体，甚至完全消失。局限于胃小凹区域的肠上皮化生不计入萎缩。黏膜层出现淋巴滤泡的区域不用于评估萎缩程度，应观察其周围区域的腺体情况来决定。所有原因引起黏膜损伤的病理过程都可造成腺体数量减少，如活检取溃疡边缘部分，腺体减少不一定代表萎缩性胃炎。

（5）肠上皮化生　　轻度（＋）：肠上皮化生区占腺体和表面上皮总面积 1/3 以下；中度（＋＋）：肠上皮化生区占腺体和表面上皮总面积的 1/3～2/3；重度（＋＋＋）：肠上皮化生区占腺体和表面上皮总面积的 2/3 以上。AB－PAS 染色或免疫组织化学染色检测 CD10、MUC2 抗体表达情况对不明显的肠上皮化生的诊断很有帮助。但以 AB－PAS 黏液染色区分肠上皮化生亚型预测胃癌发生危险性的价值仍有争议。

（6）其他组织学特征　　出现不需要分级的组织学变化时常另外注明，分为非特异性改变和特异性改变两类。前者包括淋巴滤泡、小凹上皮增生、胰腺化生和假幽门腺化生等；后者包括肉芽肿、密集的嗜酸性粒细胞浸润、明显上皮内淋巴细胞浸润和特异性病原体等。假幽门腺化生是泌酸腺萎缩的指标，判断时要核实取材部位，胃角部活检见到黏液分泌腺不宜诊断为假幽门腺化生。

病理诊断应包括部位分布特征和组织学变化程度，有病因可循的要报告病因。萎缩性胃炎的诊断标准：只要慢性胃炎的病理活检显示固有腺体萎缩即可诊断为慢性萎缩性胃炎，而不需考虑活检标本出现萎缩的标本块数和萎缩程度。临床医师可根据病理结果并结合胃镜所见，最后做出萎缩范围和程度的判断。

3. 特殊类型胃炎

另有少部分特殊类型的胃炎或胃病，如化学性胃炎、淋巴细胞性胃炎、肉芽肿性胃炎、嗜酸细胞性胃炎、胶原性胃炎、放射性胃炎、感染性（细菌、病毒、霉菌和寄生虫）胃炎和慢性肥厚性胃炎等，强调病理诊断必须结合临床病史、病因和胃镜所见。

特殊类型胃炎由不同病因引起，种类很多，但临床较少见。这里仅介绍其中几种。

（1）慢性肥厚性胃炎　　又称巨大肥厚性胃炎，或 Menetrier 病。病因尚不明了。病变常发生在胃底及胃体部。胃镜观察主要有以下特点：① 黏膜皱襞粗大加深变宽，呈脑回状；② 黏膜皱襞上可见横裂，有多数疣状隆起的小结；③ 黏膜隆起的顶端常伴有糜烂。显微镜下，腺体肥大增生，腺管延长，有时增生的腺体可穿过黏膜肌层。黏膜表面黏液分泌细胞数量增多，分泌增多。黏膜固有层炎细胞浸润不显著。

（2）化学性胃炎　　亦称化学性胃病、反应性胃病，其主要因含胆汁、胰酶的十二指肠液长期大量反流入胃（可见于胃大部切除术后，此时幽门功能丧失）或长期服用非甾体类抗炎药（NSAIDs）或服用其他对胃黏膜损害的物质引起。病理变化主要表现为胃小凹上皮细胞增生，炎细胞浸润不明显。

（3）疣状胃炎　　病因不明，是一种有特征性病理变化的胃炎，病变多见于胃窦部。胃镜下可见病变处胃黏膜出现许多中心凹陷的疣状凸起病灶，显微镜下可见病灶中心凹陷部胃黏膜上皮变性坏死并脱落，伴有急性炎性渗出物覆盖。

基础篇

参　考　文　献

王庭槐，2018.生理学[M].北京：人民卫生出版社.

Dixon MF，Genta RM，Yardley JH，et al.，1996. Classification and grading of gastritis. The updated Sydney System. International Workshop on the Histopathology of Gastritis, Houston 1994[J]. Am J Surg Pathol, 20(10)：1161～1181.

第二章 慢性胃炎的临床概况

慢性胃炎是胃黏膜受到多种因素长期损伤后,引起的胃黏膜慢性炎症。慢性胃炎是一种多发病,其发病率在各种胃病中居首位,男性多于女性,慢性胃炎特别是慢性萎缩性胃炎随年龄增长发病率逐渐增高。流行病学研究显示,高达50%～70%的老年人存在慢性萎缩性胃炎。该病最常见病因是胃黏膜 Hp 感染及各种急性胃炎治疗未愈迁延为慢性胃炎。国内患者多数是以胃窦部炎症为主,后期可以伴有胃黏膜固有腺体萎缩和肠腺化生,甚至上皮内瘤变等为主要病理特点。

第一节 慢性胃炎的分类及临床表现

一、慢性胃炎的分类

慢性胃炎系指不同病因引起的各种慢性胃黏膜炎性改变。其实质是胃黏膜上皮遭受反复损伤后,黏膜特异的再生能力致使黏膜发生改建,出现黏膜糜烂、肥厚,甚则出现可逆或不可逆的固有胃腺体的萎缩或消失。

慢性胃炎的分类方法众多,从不同角度可有不同的分类方法,不同国家或学会可能都有自己的分类法,因此至今尚未形成普遍公认的慢性胃炎分类标准。

早在 1947 年,Schindler 将慢性胃炎分为原发性胃炎和继发性胃炎两大类,前者又分浅表性、萎缩性和肥厚性胃炎三类,奠定了后世学者分类的基础。1973 年,Strickland 根据炎症部位和血清壁细胞抗体检出情况,将慢性胃炎分为 A 型和 B 型。1988 年,Correa 根据病理结果,将慢性胃炎分为非萎缩性和萎缩性胃炎两类。1990 年提出悉尼分类,胃炎分为急性胃炎、慢性胃炎和特殊类型胃炎三种,慢性胃炎(含 Hp)则根据胃镜、病理及病因等进行分类。其 1996 年又再次订正,根据胃镜结果将慢性胃炎分为七种:红斑/渗出性胃炎、平坦糜烂性胃炎、隆起糜烂性胃炎、胃炎伴萎缩、出血性胃炎、胃肠反流性胃炎、皱襞肥厚性胃炎,命名和分类比较具体。在解剖学分类中将胃炎分为胃窦炎、胃体炎和全胃炎,在组织学分类中对炎症、萎缩、活动、肠化生、Hp 密度等病理学表现进行了分级,有利于诊断的标准化。在诊断时,建议尽可能加上病因学前缀。但该分类过于烦琐，不易推广，也未能解决胃镜所见与组织学不一致的问题。此外，还有日本胃炎研究会分类、欧洲分类等，但至今没有形成统一的世界分类标准。

我国学者临床上一般通过胃镜及病理将慢性胃炎分为慢性非萎缩性胃炎和慢性萎缩性胃炎两大基本类型。如同时存在平坦或隆起糜烂、出血、粗大黏膜皱襞或胆汁反流等征象，则可诊断为慢性非萎缩性胃炎或慢性萎缩性胃炎伴糜烂、胆汁反流等。由于多数慢性胃炎的基础病变均为炎症反应（充血、水肿、渗出、糜烂），在炎症基础上可以发生萎缩，这是慢性胃炎最常见的基础病理变化，因此临床上将慢性胃炎分为慢性非萎缩性胃炎和慢性萎缩性胃炎是比较合理的，亦有利于与病理诊断的统一。特殊类型胃炎的分类与病因、病理有关，包括化学性、放射性、淋巴细胞性、肉芽肿性、嗜酸细胞性，以及其他感染性疾病所致者等。

二、慢性胃炎的临床表现

慢性胃炎常见症状主要为一些程度不等的消化不良症状，且为非特异性；有无消化不良症状及其严重程度与慢性胃炎的类型、慢性胃炎的胃镜所见和胃黏膜病理组织学改变及分级无明显相关性。部分慢性胃炎患者可以没有任何症状。

慢性胃炎患者常见的消化不良症状，如上腹隐痛、胃脘部胀满、食欲减退、餐后饱胀、反酸、嘈杂等，症状常常反复发作，可有或没有规律。有消化不良症状的慢性胃炎与功能性消化不良患者在临床表现和精神心理状态上无明显差异。功能性消化不良患者中 80％左右存在胃炎，50％左右可能合并 Hp 感染，该比例在不同地区因 Hp 感染率不同而异。部分慢性胃炎患者可同时存在胃食管反流和消化道动力障碍，尤其在一些老年患者，其下食管括约肌松弛和胃肠道动力障碍尤为突出。

少数慢性萎缩性胃炎患者可有贫血、消瘦、舌炎、腹泻等症状，个别患者伴发急性胃黏膜病变可有出血，如呕血、黑便等。

（一）上腹痛

慢性胃炎最常见症状之一即是上腹疼痛，通常位于剑突下上腹正中，或偏左，或偏右，甚至出现在胁肋部、胸背部、下腹部，部分患者部位不固定。疼痛性质一般为隐痛、灼痛、胀痛、钝痛等，轻者间歇性隐痛或钝痛，严重者可为剧烈绞痛。疼痛经常出现于进食过程中或餐后，常常因为进食生冷、粗糙或硬食、辛辣或其他刺激性食物而症状出现或加重，部分患者疼痛见于空腹或没有规律，少数与情绪、气候变化等有关。

（二）上腹胀

慢性胃炎患者另一个常见症状为胀满或堵塞感，其部位多为上腹部，部分患者可牵及两侧胁肋部胀满不适,个别表现为脐周或整个腹部胀满。胀满多因为排空延迟、消化不良等所致胃内潴留食物、胃肠积气等,以餐后出现胀满或胀满加重,以及早饱等为多见,但部分患者胀满时作,没有明显时间规律,症状与进食没有明显关系,空腹时亦胀满明显。患者胀满可与情绪、身体状况有一定相关性。

(三) 嗳气

慢性胃炎患者常伴有嗳气症状,甚至嗳出酸腐之气。嗳气可以间歇偶作,可以频繁发作,甚至持续不断,其程度可以声微,也可以响亮而影响周围之人。其原因常为胃内消化不良,导致异常酵解引起气体增多,经食管排出所致,有患者嗳气常伴有反酸。患者多嗳后得舒,个别嗳气后依然不适。部分患者嗳气与精神、情绪相关。

(四) 嘈杂

嘈杂是一种胃中空虚,难以形容,时作时止的症状,亦是慢性胃炎患者常见症状之一。因为嘈杂,患者可以频繁进食以缓解其不适,也有因为嘈杂而不思饮食者。

(五) 其他

慢性胃炎患者还可有其他症状如反酸、恶心、呕吐、便秘或腹泻等。
1) 饮食方面,见口淡无味、食欲不振、食少纳呆、消谷善饥等。
2) 情绪方面,见烦躁易怒、焦虑忧思,甚至悲观厌世等。
3) 睡眠方面,见入寐困难、多梦易醒、醒后不解乏等。
4) 其他方面,见神疲乏力、精神萎顿等全身性非特异症状。

(六) 体征

慢性胃炎患者一般无明显体征,体格检查时偶有上腹压痛,仔细触诊可以感受到患者腹部轻压痛、板滞感、点状或条索状碍手感、气动感、振水感等。

少数病程较长及病情严重的患者可有消瘦及贫血。

第二节 慢性胃炎的常见病因及发病机制

慢性胃炎的病因及发病机制迄今尚未完全明了,在此就其中比较明确的病因做简要阐述。

一、慢性非萎缩性胃炎

(一) Hp 感染

慢性胃炎多由急性胃炎之后迁延而来,胃黏膜病变不能及时痊愈而发展为慢性浅表性胃炎。其中 Hp 感染是慢性胃炎最重要的致病原因之一。1986 年,世界胃肠病学会第八届会议上即提出了 Hp 感染是浅表性胃炎的重要原因,明确了其在慢性胃炎发病中的地位。Hp 致病机制可能主要是通过破坏胃黏膜屏障,使 H^+ 反向弥散,最终引起胃黏膜的炎症。

Hp 是慢性胃炎最主要病因之一。Hp 由澳大利亚医生及病理师 Warren 和 Marshall 于 1982 年首先从胃炎患者黏膜上分离和培养的,其为单极、多鞭毛、末端钝圆、螺旋形弯曲的革兰氏阴性杆菌,拥有极强的运动力和黏附性,它能穿过胃腔的酸性环境到达中性的黏液层中,并穿过黏液层,覆盖在黏膜上。呈螺旋状的菌体给运动提供了基础,而菌体一端的鞭毛又为运动提供了动力。几十年来的全球深入研究和广泛临床实践证明,Hp 给人类带来的危害远大于益处。因此,2015 年的《幽门螺杆菌胃炎京都全球共识》明确提出:除非有特殊原因,所有 Hp 感染者均应给予根除治疗。

Hp 经粪-口或口-口途径感染,其对胃黏膜表层尿素和重碳酸钠有趋化性,细菌能分泌多种黏附因子,如原纤维凝集素、表面黏附物质等,因此它在胃蠕动和细胞更新快的胃腔环境中不被排出。Hp 能分泌很多酶,其中有高活性的尿素酶,分解尿素,产生氨而中和胃酸,形成利于 Hp 定居和繁殖的局部微环境。并使 $H^+ - K^+ - ATP$ 酶活性下降,阻止 H^+ 由壁细胞向胃腔的主动转运。Hp 一般不侵入腺体和固有膜中,不被吞噬细胞吞噬;且多数 Hp 存在于黏液层下,使机体的免疫机制鞭长莫及;细菌能改变其抗原性。Hp 的这些生物学特性,使它能在胃内长期定居繁殖,造成慢性感染。

Hp 的致病性主要表现在:① 尿素酶作用产生的氨引起细胞损伤;② 空泡毒素(VacA)引起细胞损伤;③ 与细胞毒素相关基因(CagA)相关的诱导因子使上皮细胞释放 IL - 8 等细胞因子,导致多形核白细胞游走、活化,产生炎症反应;④ 菌体细胞壁 LewisX 抗原、LewisY 抗原所引起的自身免疫反应。此外,Hp 破坏黏液层生理结构,机体的炎症反应使黏膜屏障损伤,这又使胃腔内胃蛋白酶和胃酸,以及一些化学性和机械性因子在发病中参与作用。

Hp 感染呈世界范围分布,与社会经济状况有关。Hp 长期持续存在,造成腺体破坏,最终发展成为萎缩性胃炎。胃炎发展速度取决于 Hp、个体差异和环境 3 个因素综合结果:① Hp 菌株、毒力和感染数量,Hp Ⅰ型菌株带空泡毒素(VacA)和细胞毒相关基因(CagA),对胃黏膜有明显损伤性,易引起强烈炎症反应;② 感染宿主的反应性,如免疫应答反应强弱,胃的分泌状态、血型、民族和年龄差异等;③ 环境因素,如盐摄入过多、新鲜果蔬摄入不足、吸烟、饮酒等。

另有一种海尔曼螺杆菌(*Helicobacter heilmannii*,Hh),与 Hp 同属于螺杆菌属,在不足 1% 的慢性胃炎病例中发现,组织学所见类似于 Hp 感染,但炎症轻微,细菌比 Hp 长,因数量少,在活检中很易漏看,感染此菌的部分患者有猫狗或其他动物接触史。

除此之外,鼻腔、口腔、咽部等部位的慢性感染病灶,如齿槽溢脓、扁桃体炎、鼻窦炎等细菌或其毒素的长期吞食,可反复刺激胃黏膜而引起浅表性胃炎。

(二)刺激性物质

长期吸烟,饮烈性酒、浓茶、浓咖啡等刺激性物质,可破坏胃黏膜保护屏障,在此以吸烟为例说明。首先,吸烟可引起味觉功能障碍和食欲减退,这也是为什么许多人戒烟后出现体重增加的主要原因。究其原因,主要是吸烟时燃烧的烟雾直接经过口舌,在香烟中烟碱的反复刺激下,舌表面的味蕾会逐渐被破坏,进而导致味觉缺失,表现为吃饭时感觉不到食物的滋味。其次,烟草中主要有害成分是尼古丁,香烟中的尼古丁能作用于迷走神经系统,长期大量吸烟可使胃肠功能活动紊乱,如使幽门括约肌松弛,十二指肠液反流,胆囊收缩,易导致碱性的胆汁、肠液反流入胃,刺激、损伤胃黏膜;同时可使胃部血管收缩,胃酸分泌量增加,从而破坏胃黏膜屏障。这些均可使胃腔内胃蛋白酶和胃酸,以及一些化学性、机械性因子在发病中发挥作用,从而产生慢性胃炎甚至引起消化性溃疡。

长期生活不规律,如过饥或过饱等均可破坏胃黏膜保护屏障而发生胃炎。

(三)药物

很多药物都有胃肠道反应,长期应用可以导致慢性胃炎的发生和发展。药物引起胃黏膜损伤和炎症的原因比较复杂,如部分抗生素、细胞毒药物等可以直接刺激胃黏膜,导致黏膜炎症反应并产生症状。常见的 NSAIDs 如阿司匹林、保泰松、消炎痛及水杨酸盐等一方面可以直接损伤胃黏膜,同时还可以抑制环氧化酶-1(COX-1)的活性,减少前列腺素的合成,削弱胃黏膜屏障功能,抑制血栓素 A_2(TXA_2)合成,抑制血小板凝聚等。此外,部分抗抑郁焦虑药物、降压药物、抗过敏药物及其他多种药物等都可通过影响胃肠道神经或内分泌调节作用,引起胃黏膜损伤及炎症反应。

(四)胆汁反流

经胃镜发现和证实胆汁反流是引起慢性胃炎的一个重要原因。由于幽门括约肌功能失调或胃手术后十二指肠液或胆汁可反流至胃内,胆汁中含有的胆盐可破坏胃黏膜屏障,并促使胃液中的 H^+ 及胃蛋白酶反向弥散至黏膜内引起一系列病理反应,从而导致慢性胃炎。

(五)循环及代谢功能障碍

充血性心力衰竭或门静脉高压时,使胃长期处于瘀血和缺氧状态,导致胃黏膜屏障功能减弱,胃酸分泌减少,细菌大量繁殖,容易造成胃黏膜炎性损害。慢性肾衰竭时,尿素从胃肠道排出增多,经细菌或肠道水解酶作用产生碳酸铵和氨,对胃黏膜产生刺激性损害,导致胃黏膜充血水肿,甚至糜烂。

(六) 局部射线照射

深度 X 线照射胃部及局部放疗等,可引起胃黏膜损害,产生放射性胃炎,日久不愈亦导致慢性胃炎迁延。

(七) 环境变化

如环境改变、气候变化,人若不能在短时间内适应,就可引起支配胃的神经功能紊乱,使胃液分泌和胃的运动不协调,产生慢性胃炎。

(八) 长期精神紧张,生活不规律

由于心理卫生不健康,长期处于精神紧张、忧虑或抑郁状态,可引起全身交感神经和副交感神经功能失衡。导致胃黏膜血管舒缩功能紊乱,造成胃黏膜血流量减少,破坏胃黏膜屏障作用,形成胃黏膜慢性炎症反应。交感神经和副交感神经调节失常,还可导致胃肠动力和排空障碍,食物在胃中长时间停留,亦可过度刺激胃黏膜,引起或加重胃黏膜炎症变化。神经调节失常,亦可引起胃内分泌异常,胃黏膜防护能力下降,促进炎症的发生。

(九) 其他病变的影响

一些全身性、代谢性、系统性疾病如尿毒症、肝硬化、慢性心功能不全、糖尿病、部分风湿免疫疾病等亦可通过不同机制导致慢性胃炎的发生和发展。

二、慢性萎缩性胃炎

慢性萎缩性胃炎多从非萎缩性胃炎迁延不愈而来,胃内攻击因子与防御修复因子失衡是慢性萎缩性胃炎发生的根本原因。因此,上述导致慢性非萎缩性胃炎的因素,如果长期得不到有效控制,均有可能引起萎缩性胃炎。包括前述 Hp 感染,长期饮浓茶、烈酒、咖啡、过热、过冷、过于粗糙的食物,可导致胃黏膜的反复损伤;长期大量服用 NSAIDs 如阿司匹林、吲哚美辛等可抑制胃黏膜前列腺素合成,破坏黏膜屏障;烟草中的尼古丁不仅影响胃黏膜的血液循环,还可导致幽门括约肌功能紊乱,造成胆汁反流。各种原因的胆汁反流均可破坏黏膜屏障造成胃黏膜慢性炎症改变。胃黏膜营养因子(如胃泌素、表皮生长因子等)缺乏,心力衰竭、动脉硬化、肝硬化合并门静脉高压、糖尿病、甲状腺病、慢性肾上腺皮质功能减退、尿毒症、干燥综合征、胃血流不足,以及精神因

素等长期作用均可导致胃黏膜萎缩。

1973 年 Strickland 将慢性萎缩性胃炎分为 A、B 两型。A 型是胃体弥漫萎缩,导致胃酸分泌下降,影响维生素 B_{12} 及内因子的吸收,因此常合并恶性贫血,其可能与自身免疫有关,壁细胞抗原和抗体结合形成免疫复合体,在补体参与下,引起壁细胞等破坏、腺体受损所致。部分风湿免疫疾病导致的胃黏膜萎缩,可能均与自身抗体导致的胃黏膜免疫损伤有关。B 型在胃窦部,少数人可发展成胃癌,与 Hp、化学损伤(胆汁反流、非皮质激素消炎药、吸烟、酗酒等)有关。我国 80% 以上患者属于 B 型萎缩性胃炎。

第三节　慢性胃炎的常用检查方法

鉴于部分慢性胃炎患者无任何症状,即使有症状却缺乏特异性,且缺乏特异性体征,因此根据症状和体征难以做出慢性胃炎的正确诊断。慢性胃炎的确诊主要依赖胃镜检查和胃黏膜组织学检查,尤其是后者的诊断价值更大,两者是临床诊断及临床分型的主要依据。此外,尚有一些其他检查方法可以协同使用。

一、胃镜和活组织检查

(一) 胃镜下表现

慢性胃炎的胃镜诊断,是指胃镜下肉眼或特殊成像方法所见的黏膜炎性变化,需与病理检查结果结合做出最终判断。慢性萎缩性胃炎的诊断包括胃镜诊断和病理诊断,而胃镜下判断的萎缩与病理诊断的符合率有一定差异,确诊应以病理诊断为依据。

慢性胃炎胃镜诊断的命名很不统一,而且差别不小。既往悉尼分类将胃镜诊断分为七类:充血渗出性胃炎、平坦糜烂性胃炎、隆起糜烂性胃炎、慢性胃炎伴萎缩、出血性胃炎、皱襞增生(肥厚)性胃炎和反流性胃炎。由于庞杂的命名对各型胃炎的治疗指导性并不特异,因此还有其他多种诊断命名规则。目前我们普遍的方法是将慢性胃炎在胃镜下的分型为非萎缩性、萎缩性。如同时存在平坦或隆起糜烂、出血、黏膜皱襞粗大或胆汁反流等征象,则可依次诊断为慢性非萎缩性胃炎或慢性萎缩性胃炎伴糜烂、出血、胆汁反流等。由于多数慢性胃炎的基础病变均为炎症反应(充血、渗出等)或萎缩,所以,将慢性胃炎分为慢性非萎缩性胃炎和慢性萎缩性胃炎比较切合临床,有利于与病理诊断的统一。

正常胃黏膜柔软有光泽,粉红色,胃窦部黏膜平坦、无渗出物附着。如不过度充气,可见皱襞指向幽门。胃体部皱襞规则、光滑,宽度不大于 5 mm,充气后皱襞可以展开。

1. 慢性非萎缩性胃炎（浅表性胃炎）

慢性非萎缩性胃炎常见胃镜表现是胃黏膜充血，轻度充血呈淡红色，明显充血时呈点状、斑状或线状发红区，胃镜接近观察，可见由直径 1～3 mm 隆起的发红点组成。黏膜往往有粗糙状变化，有时可见点状或片状灰黄色渗出，附着于胃黏膜表面。慢性非萎缩性胃炎常以胃窦部最为明显，并向胃体发展，胃镜下可见黏膜红斑、黏膜出血点或斑块、黏膜粗糙伴或不伴水肿、充血渗出，甚至糜烂等基本表现。糜烂是不超过黏膜肌层的上皮缺损，大小常在 10 mm 以下。糜烂性胃炎分为两种类型，即平坦型和隆起型，前者表现为胃黏膜有单个或多个糜烂灶，其大小从针尖样到直径数厘米不等；后者可见单个或多个疣状、膨大皱襞状或丘疹样隆起，直径 5～10 mm，胃窦比胃体部多见，常在皱襞上，顶端可见黏膜缺损或脐样凹陷，其中心常有白苔覆盖（即糜烂），周围局限发红，多发而明显时则诊断为隆起糜烂性胃炎。

2. 慢性萎缩性胃炎

慢性萎缩性胃炎的病变可弥漫或主要在胃窦部，黏膜色泽往往偏白，多呈苍白或灰白色，亦可呈红白相间但仍以白相为主，白相稍凹陷；皱襞存在各种不同程度的变细或平坦甚至消失，由于黏膜变薄可透见呈紫蓝色的黏膜下血管，在不过度充气状态下，可透见血管纹，轻度萎缩时见到模糊的血管，重度萎缩时看到明显血管分支，所以评价有无萎缩，应注意充气要适度；肠化黏膜呈灰白色颗粒状小隆起，严重时接近观察有绒毛状变化，肠化也可以呈平坦或凹陷外观；如果喷洒亚甲蓝色素，肠化区可被染上蓝色，非肠化黏膜不着色，但此法有相当比例呈假阴性。如伴有增生性改变者，黏膜表面呈颗粒状或结节状。

3. 其他类型胃炎

出血性胃炎是指胃黏膜炎症性变化之外，黏膜有明显红色或茶黑色点状或斑片状破损。胃黏膜血管脆性增加可引起胃壁内出血，称为黏膜下出血，在水肿或充血胃黏膜上见点状、斑状或线状出血，往往多发、新鲜和陈旧性出血混合存在。看到黑色的附着物质提示向胃腔内的出血。

少数 Hp 感染性胃炎可表现为胃体部皱襞肥厚，宽度达到 5 mm 以上，适当充气后皱襞不能展平，用活检钳将黏膜提起时，可见帐篷征（tenting sign），这是和恶性浸润性病变鉴别点之一。肥厚皱襞可伴有结节状变化或平坦糜烂。Hp 根除治疗后，皱襞的肥厚可减退。

在此，做胃镜检查时注意一些技术因素，如胃内充气量、胃腔压力、物镜与胃黏膜的距离和人的主观视觉等，均可引起诊断上的差别。轻度炎症时，胃黏膜肉眼表现可以不明显。胃镜诊断正常胃黏膜时，应取多点活检证实。

（二）活组织检查

胃镜检查的同时钳取活检标本，用作病理学检查，判断慢性非萎缩性胃炎、慢性萎缩性胃炎、肠上皮化生、异型增生。同时可行病理活检组织快速尿素酶试验。

1. 组织学变化

主要有活动性慢性炎症、萎缩和化生。在慢性炎症过程中,胃黏膜也有反应性增生变化,如胃小凹上皮形成、黏膜肌增厚、淋巴滤泡形成、纤维组织和腺管增生等。

(1) 慢性炎症和活动性　　黏膜层有以淋巴细胞、浆细胞为主的慢性炎症细胞浸润,炎症先发生在黏膜浅层,而后至黏膜全层。根据慢性炎症细胞浸润深度和密度将炎症分成轻、中、重三级。Hp 根治后慢性炎症细胞消失很缓慢,要一年或更长时间胃黏膜才能完全恢复到正常状态。淋巴细胞聚集和淋巴滤泡形成是 Hp 感染性胃炎的病理特征之一。如果检查足够数量的活检标本,均可找到淋巴滤泡,有些儿童期患者此特点可以十分明显。

如有中性粒细胞出现,表示慢性胃炎有活动性,其主要浸润于黏膜固有膜、小凹上皮和腺管上皮之间,重度时成堆积聚于小凹之间,形成小凹脓肿。此外,表面上皮常有变性、脱落,形成糜烂,固有膜水肿、充血甚至灶性出血。活动性是提示存在 Hp 感染的一个非常敏感的指标,一般在感染治愈后几天到一个月内消失。

(2) 萎缩性病变　　指胃固有腺体(幽门腺或泌酸腺)数量减少,是慢性持续性炎症造成的最常见结果。由于腺体数量减少,黏膜层可以变薄,胃镜下可显露血管网。但是,萎缩性病变常伴有肠化和纤维组织、淋巴滤泡、黏膜肌增厚等增生变化,如后者这些病变明显时,胃黏膜可不薄,相反可呈粗糙、细颗粒状外观(萎缩形成)。

(3) 肠化生(肠化)　　Hp 感染性萎缩性胃炎肠化生很常见。萎缩和肠化最早出现在胃窦-胃体交界处的小弯侧,呈斑片状,然后病变逐渐合并,向近侧和远侧扩展,但胃窦部肠化更广泛普遍。肠化在细胞学上有四个特点:① 出现杯状细胞、吸收细胞、帕内特细胞和肠内分泌细胞;② 中性黏液减少或消失,代之以酸性黏液;③ 细胞的刷状缘出现小肠的双糖酶和碱性磷酸酶、岩藻糖酶、亮氨酸氨基肽酶等;④ 出现异常蛋白,Hp 一般不定植于肠化黏膜上,这可能是肠化的一种防卫机制,但可以存在于不完全肠化黏膜上。

目前,肠化普遍被认为是机体的一种适应性反应。在许多报告中看到肠化和胃分化型腺癌发生有关系。肠化可进一步区分亚型,临床常用黏液染色法将肠化分成完全型和不完全型肠化,小肠型和大肠型肠化。AB-PAS 染色和 HID-AB 染色为常采用的染色法,小肠型肠化细胞含唾液酸黏液,呈 AB 阳性(蓝色);大肠型肠化含硫酸黏液呈 HID 阳性(棕色)。后者与胃癌关系可能更为密切些,曾被认为是一种癌前状态,但预测价值很有限,或许更重要的是要注重肠化的范围,肠化范围大,大肠型肠化的比例高。

(4) 幽门腺化生和胰腺化生　　幽门腺化生,又称假幽门腺化生,是指胃体和胃底部腺体的壁细胞和主细胞消失,为类似幽门腺的黏液分泌细胞所取代,多为黏膜炎症长期刺激所引起。组织学上它与幽门腺黏膜很难区分,因此活检时注明取材部位十分重要。

胰腺化生常见于萎缩性胃炎和活动性慢性胃炎的幽门腺黏膜中,呈巢状或小叶状分布。1%～2%胃活检和切除标本中可见到,形成原因不清,意义不明。

2. 病理特点

慢性胃炎是胃黏膜层的病变,很少影响到黏膜下层。初始是以炎性细胞浸润为主的充血渗出性胃炎,常先始于胃窦部小弯侧,然后发展至胃体部。如炎症长期不控制,引起腺体破坏和肠化,发展成萎缩性胃炎。此过程长短不一,有报告称非萎缩性胃炎可持续10～20年甚至更长。

组织学变化不论是炎症,还是萎缩或肠化,开始时总是呈灶性分布,有时同一块活检标本中也不是一致的。这种特点是胃镜诊断和病理诊断有时不一致的问题所在。随着病情发展,灶性病变扩大联合成片,并逐渐向周围发展,一部分患者炎症还向十二指肠蔓延,引起十二指肠炎或溃疡。这三种病理变化,在我国患者中多表现为胃窦重于胃体,小弯侧重于大弯侧。当萎缩和肠化严重时,黏膜层炎症细胞浸润反而有所减少,提示疾病趋于静止。从治疗角度看胃黏膜的炎症程度和活动性或许要比胃黏膜萎缩而无炎症要重要得多。

自身免疫性胃炎的急性阶段是胃体黏膜淋巴细胞浸润、壁细胞破坏,腺体弥漫性萎缩,黏膜变薄;后阶段壁细饱和主细胞全部或近于全部消失,而胃窦黏膜可基本正常,但我国同时伴有胃窦萎缩和肠化者并不少见。

二、Hp 的检测

Hp 感染的检查方法很多,主要包括细菌的直接检查、尿素酶检查、免疫学检测及聚合酶链反应(PCR)等方法。

(一) 细菌的直接检查

细菌的直接检查是指通过胃镜检查钳取胃黏膜(多为胃窦黏膜)做直接涂片、染色,组织切片染色及细菌培养来检测。涂片往往采用革兰氏染色或吉姆萨染色,组织学切片则常用 HE 染色、吉姆萨染色和 Warthin－Starry 染色。此外,免疫组化染色有助于检测球形 Hp。其中胃黏膜细菌培养是诊断 Hp 最可靠的方法,可作为验证其他诊断性试验的"金标准",同时又能进行药敏试验,指导临床选用药物。

(二) 尿素酶检查

因为 Hp 是人胃内唯一能够产生大量尿素酶的细菌,故可通过检测尿素酶来诊断Hp 感染。尿素酶分解胃内尿素生成氨和 CO_2,使尿素浓度降低、氨浓度升高。基于此原理已发展了多种检测方法:① 胃活检组织尿素酶试验,将活检胃黏膜组织投入加了指示剂酚红的尿素试剂中,若有 Hp 存在,则尿素酶分解尿素产生氨,试剂的酸碱度变成酸性,使酚红由黄色变成红色,该法灵敏度高,可达 90%,特异性也高,反应速度也很快,价廉便捷。② ^{13}C呼气试验或^{14}C呼气试验,这是一种非侵入性检查方法。如果胃部存在Hp,Hp就会分泌尿素酶水解尿素,尿素被水解后形成CO_2(携带^{13}C或^{14}C)随血液进入肺部并以气体形式呼出,检测、分析患者呼气中^{13}C和^{14}C标记的CO_2含量即可判断患者是否存在Hp感染。③胃液尿素或尿素氮测定。④ ^{15}N-尿素试验。

(三)免疫学检测

目前已有多种免疫学检测方法,通过测定血清中的Hp抗体来检测Hp感染,包括补体结合试验、凝集试验、被动血凝测定、免疫印迹技术和酶联免疫吸附测定(ELISA)等。该方法是非现症感染检测方法。试验阳性表示曾有或目前有Hp感染。根除Hp感染后,血清抗体滴度下降缓慢,甚至在数年中仍呈阳性。故其可反映一段时间内Hp感染情况,不受近期用药的影响,其无法区分过去、现在的Hp感染及Hp是否已经清除,因而不能反映Hp的现状感染,也不能用于疗效观察。此外,人类宿主的个体遗传差异对Hp抗体水平有很大的影响。该试验多用于Hp感染的血清流行病学调查。

(四)聚合酶链反应

该法能特异性检出各种标本(如活检组织、胃液、唾液,甚至粪便)内的Hp。正常胃黏膜很少检出Hp(0~6%),慢性胃炎患者中Hp的检出率很高,大概50%~80%,慢性活动性胃炎患者Hp检出率则更高,达90%以上。聚合酶链反应技术要求高,操作复杂。聚合酶链反应具有高度敏感性,极少的Hp DNA污染,即可出现假阳性。聚合酶链反应对Hp毒力菌株的鉴定、分型、耐药基因检测及流行病学研究具有比较高的应用价值。

三、胃液分析

胃液分析包括测定基础胃液分泌量(BAO)及组胺试验或肌内注射五肽胃泌素后测定最大泌酸量(MAO)和高峰泌酸量(PAO),以判断胃泌酸功能,有助于慢性萎缩性胃炎的诊断及指导临床治疗。慢性浅表性胃炎胃酸多正常,有时可以增高;广泛而严重的慢性萎缩胃炎则胃酸降低;萎缩性胃炎病变局限于胃窦时,胃酸可正常或低酸,低酸是由于泌酸细胞数量减少和H^+向胃壁反弥散所致,自身免疫性萎缩性胃炎时胃酸明显降低,甚至无胃酸分泌,胃液分泌量也极少,往往在给予酸分泌刺激剂后,亦不见胃液和胃酸分泌。

四、血清学检测

(一)胃蛋白酶原测定

胃蛋白酶原(pepsinogen,PG)反映主细胞的数量,可在胃液、血浆和24小时尿液中测到胃蛋白酶含量。胃酸和胃蛋白酶原分泌量呈平行关系。胃蛋白酶原有Ⅰ型和Ⅱ型

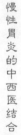

两类。PG Ⅰ只在泌酸腺产生,而 PG Ⅱ在整个胃黏膜都可产生,PG Ⅰ/PG Ⅱ比值随胃体萎缩程度加重而降低。中重度胃体萎缩时,PG Ⅰ明显下降(敏感性为 80%,特异性为 98%),PG Ⅱ适度下降。Hp 感染时 PG Ⅰ、PG Ⅱ值均升高,但 PG Ⅱ升高明显,清除 Hp 后,则 PG Ⅰ/PG Ⅱ比值上升。

如与血清胃泌素-17(G-17)、血清 Hp 抗体同时检测,可以协助推测是否患萎缩性胃炎及萎缩部位;PG Ⅰ、G-17 低提示萎缩性胃炎的部位为胃窦和胃体,Hp 抗体阳性和 G-17 降低表明萎缩性胃炎位于胃窦;如 PG Ⅰ降低而 G-17 很高,不论 Hp 抗体是否阳性,均提示胃体萎缩。

在日本,胃蛋白酶原也用于筛选胃癌,无症状胃癌患者,该法 85%阳性,PG Ⅰ或比值降低者,推荐进一步胃镜检查,以检出伴有萎缩性胃炎的胃癌。

(二)血清胃泌素测定

应用放射免疫法测定血清促胃液素含量,正常值为<100 pg/mL。萎缩性胃体炎时常轻中度升高,是因胃酸缺乏不能反馈抑制 G 细胞分泌,从而导致 G 细胞分泌促胃液素功能增高之故。伴有恶性贫血的胃萎缩患者可明显增高,可达 1 000 pg/mL 或以上,甚至>5 000 pg/mL,与胃泌素瘤相似,但胃萎缩有胃酸缺乏,而后者是高胃酸。Hp 感染性胃炎 35%~45%患者的空腹血清胃泌素含量可轻度升高,胃窦黏膜严重萎缩时,空腹血清胃泌素正常或降低。若萎缩性胃炎病变严重,不但胃酸和胃蛋白酶原分泌减少,内因子分泌也减少,因而影响维生素 B_{12} 也下降;血清 PCA 常呈阳性(75%以上)。

(三)自身抗体

胃体萎缩性胃炎时血清抗壁细胞抗体(PCA)常呈阳性,对诊断有一定参考价值。血清内因子抗体(IFA)阳性率比 PCA 低,但如胃液中检测到 IFA,对诊断恶性贫血帮助很大。

(四)血清维生素 B_{12} 浓度和维生素 B_{12} 吸收试验

维生素 B_{12} 的吸收依赖内因子,只需少量内因子即可保证维生素 B_{12} 在回肠末端被吸收。正常时泌酸腺每小时约分泌 3 000 单位内因子,胃体萎缩性胃炎时内因子生成减少或缺如。当内因子分泌值降低到每小时 200 单位以下时发生维生素 B_{12} 吸收障碍。正常人空腹血清维生素 B_{12} 的浓度为 300~900 ng/L,若低于 200 ng/L 可确定维生素缺乏,提示维生素 B_{12} 吸收不良。

五、胃肠 X 线钡餐检查

随着消化胃镜技术的发展,目前胃炎诊断已经很少应用上消化道 X 线钡餐检查。用气钡双重造影显示胃黏膜细微结构时,萎缩性胃炎可出现胃黏膜皱襞相对平坦、减少;如胃窦部出现不规则痉挛性收缩,黏膜皱襞增粗、迂曲、横行常提示以胃窦为主的慢性胃炎;但不少慢性胃炎 X 线上可无任何异常表现。

第四节　慢性胃炎的诊断、分级及鉴别诊断

一、慢性胃炎的诊断

慢性胃炎症状无特异性,体征很少,如果有上消化道症状,多数患者仍应作胃镜明确,确诊主要靠胃镜检查及胃黏膜活组织检查。同时,在我国有 50%～80% 患者在胃黏膜中可找到 Hp,所以慢性胃炎的诊断一定要注明有无 Hp 感染,以指导临床治疗及用药。

慢性胃炎的症状严重程度与组织学之间没有明显的联系,一般炎症和活动度较重的,症状可以较重,重度萎缩性胃炎由于泌酸功能降低,症状反而相对较轻;年轻者的症状似乎较老年者多。同时,一定要注意活组织学检查的局限性,主要是:① 胃黏膜组织学变化易受胃镜检查前夜的摄入物(如酒、刺激性食物等)、检查术前是否吸烟、检查时胃镜医师手法的熟练程度、患者恶心反应等诸多因素影响;② 活检是"点"的调查,而慢性胃炎病变程度在整个黏膜面上并非一致,要多点活检才能做出全面估计,判断治疗效果时,前后两次活检必须在相同或相近部位才能比较;③ 病理诊断易受病理医师主观经验的影响。

诊断胃炎一般取材 2～3 块或以上,如胃窦大弯、胃窦小弯和胃体小弯各取 1 块。如用于科研,按悉尼系统要求取 5 块,即距幽门 2～3 cm 的胃窦大弯和小弯,距贲门 8 cm 的胃体大弯和小弯,以及胃角 1 块,病变处要另外再取。标本要足够大,达到黏膜肌。为提高观察结果的一致性,可采用悉尼系统指定的直观模拟评分法,即观察者将病理切片的组织学象与标准图像对照,找出最匹配图像,决定程度分级。

综上所述,慢性胃炎的诊断应力求明确病因,建议常规检测 Hp。Hp 感染是慢性胃炎的主要病因,建议作为慢性胃炎病因诊断的常规检查。在慢性胃炎中,胃体萎缩者血清胃泌素 G-17 水平显著升高,PG I 或 PG I/PG II 比值降低;在胃窦萎缩者中,前者降低,后者正常;全胃萎缩者则两者均降低。因此,检测血清促胃液素 G-17、PG I、PG II 有助于判断有无胃黏膜萎缩和萎缩部位。萎缩性胃体炎可由 Hp 感染或自身免疫所致,怀疑自身免疫所致者建议检测血清胃泌素、维生素 B_{12} 及抗壁细胞抗体、抗内因子抗体等。

二、慢性胃炎的分级

慢性胃炎观察内容主要包括五项组织学变化和四个分级。五项组织学变化包括

Hp 感染、慢性炎症（单个核细胞浸润）、活动性（中性粒细胞浸润）、萎缩（固有腺体减少）、肠化生（肠上皮化生）。四个分级包括：－提示无，＋提示轻度，＋＋提示中度，＋＋＋提示重度。如有上皮内瘤变，亦应注明等级。

组织学对五项组织学变化和四个分级的诊断参考第一章"第三节 胃的生理与病理"中的相关内容。

三、慢性胃炎的鉴别诊断

（一）胃癌

胃癌是最常见的消化道恶性肿瘤之一，我国是胃癌的高发国家。胃癌早期可以没有症状或仅见轻微消化不良症状，症状缺乏特异性，需特别注意以免遗漏或误诊。明确鉴别诊断以胃镜检查及活检为主，部分血清肿瘤学标志物可供参考。慢性胃炎出现的如食欲不振、上腹不适、消瘦、贫血等症状，亦可常见于胃癌，如果患者中年以上、有 Hp 感染史、胃癌家族史等尤其需要排除胃癌。如果出现不明原因消瘦、进行性吞咽困难、反复或持续性呕吐、呕血或黑便、贫血、发热等症状和有胃癌家族或 40 岁以上新发的消化不良症状者，我们通常称为上消化道报警症状，必须进一步行胃镜等相关检查以排除胃癌。

（二）消化性溃疡

消化性溃疡和慢性胃炎均有慢性上腹痛、嗳气等症状，但消化性溃疡，特别是初发性消化性溃疡多以上腹部规律性、周期性疼痛为主，而慢性胃炎疼痛很少有规律性并以消化不良为主。X 线钡餐或胃镜检查可资鉴别，但慢性胃炎可与消化性溃疡同时存在，明确鉴别诊断仍需要依靠胃镜检查。

（三）功能性消化不良

功能性消化不良（functional dyspepsia，FD）是指起源于胃十二指肠区域，具有消化不良症状，但不能用器质性、系统性或代谢性疾病等来解释产生症状原因的疾病。功能性消化不良与慢性胃炎的临床表现极其相似，且慢性胃炎常常与功能性消化不良并见。功能性消化不良诊断重点在于具有消化不良症状的一种功能性疾病，强调症状，突出功能异常，慢性胃炎诊断重点则是具有胃黏膜形态、组织学改变的器质性病变，强调形态及病理学异常，突出器质性改变。两者的鉴别诊断需依靠胃镜检查及胃黏膜病理活检，鉴别的关键在于有无形态或组织学异常。一般认为胃镜下形态结构异常主要包括胃黏膜充血、水肿、糜烂、溃疡、黏膜肥厚或菲薄、新生物等；组织病理学异常则主要包括 Hp 感染、活动性炎症、萎缩、肠化、增生、癌变等。

功能性消化不良目前诊断多采用罗马Ⅳ诊断标准，其仍然沿用罗马Ⅲ标准对功能性消化不良的分类及四种核心症状，即餐后饱胀不适、早饱感、上腹痛、上腹部灼烧感，具备上述症状之一项或以上，症状出现至少6个月，近3个月符合餐后不适综合征或上腹疼痛综合征诊断标准，并且没有可以解释上述症状的器质性疾病即可诊断。符合功能性消化不良症状诊断标准，如果胃镜及病理发现胃黏膜明显充血、水肿、糜烂，以及Hp感染、活动性炎症、萎缩等异常，则诊断为相应类型慢性胃炎。

（四）慢性胆道疾病

如慢性胆囊炎、胆石症常有慢性右上腹痛、食欲减退、腹胀、嗳气等消化不良的症状，易误诊为慢性胃炎，或可能合并慢性胃炎。胆囊造影、B超和/或CT、MRI异常可提供鉴别诊断依据。

（五）其他

如肝炎、肝癌及胰腺疾病亦可因出现食欲不振、消化不良等症状而延误诊治，全面查体及有关检查可防止误诊。特别需要警惕合并慢性胃炎患者，一定要完善相关检查完成鉴别诊断，如CT、MRI等以免误诊或漏诊，不要因为慢性胃炎而掩盖其他疾病的诊断。

第五节　慢性胃炎的发展、转归及预后

由于慢性胃炎的发病较为普遍，故其疾病的发展、转归及预后是广大患者关注的焦点，慢性胃炎的转归包括逆转、持续稳定和病变加重状态。慢性胃炎患者病情比较容易反复、迁延，大多数患者整体病情比较稳定，部分患者可以恢复正常，少部分有可能发生癌变。慢性浅表性（非萎缩）胃炎-萎缩性胃炎-肠化生-异型增生（上皮内瘤变）-胃癌（肠型）的发展模式（又称Correa模式）为业界所公认，慢性胃炎如果不予干预，经过比较长的时间会有一定比例的患者发展至胃癌，但癌变所经过时间的长短及癌变的比例，不同国家或地区的报道差别明显。

一、慢性非萎缩性胃炎

该阶段是慢性胃炎的早期、Correa模式的起始阶段，我国人群中慢性胃炎的发病率在50%以上。大多数患者尽管临床症状轻重不一，但胃镜及病理变化比较轻微。如果及时调整生活方式，进行适当治疗，大多数患者病情稳定，预后良好。

Hp是明确的慢性胃炎病因之一，Hp感染性胃炎是明确的感染性疾病。我国人群Hp感染率近10年来虽然呈下降趋势，但平均感染率仍然在50%以上。Hp是上述Correa发病模式的重要启动因子，我国Hp阳性患者终身发生胃癌的风险在6%～

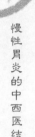

8%,胃癌高发区男性 Hp 阳性患者终身发生胃癌的比率高于 15%,因此慢性胃炎 Hp 阳性者,不论有无症状,均应该进行 Hp 根除治疗。

由于慢性胃炎的病因比较复杂,往往难以完全避免,如果导致慢性胃炎的原因长期得不到有效控制,病情反复迁延不愈,有 30%～50% 的患者会经过若干年的发展逐渐演变为萎缩性胃炎,这个过程多在数年、十几年甚至数十年。

二、慢性萎缩性胃炎

该阶段胃黏膜呈局限性或广泛性的固有腺体萎缩(数量绝对减少,或转变为肠化生腺体,功能下降),通俗地讲是胃黏膜变薄、原有的正常腺体减少、分泌消化液的功能降低、腺体上皮细胞的生物学特性改变。萎缩性胃炎发病率亦比较高,可以占到所有胃炎患者中的 30%～40%,在胃癌高发区甚至能占到总人群的 30% 左右。萎缩性胃炎的发生率及萎缩程度与年龄呈一定程度的相关性,年龄越高越常见,60 岁以上人群几乎可达到 50%,所以有人认为萎缩性胃炎是一种退行性改变,是一种"半生理"现象,该阶段患者大多数亦比较稳定或发展缓慢。

虽然慢性萎缩性胃炎大多数比较稳定,但它是 Correa 模式的第二个阶段,有比非萎缩性胃炎更高的癌变倾向,因此萎缩性胃炎被认为是一种重要的胃癌癌前疾病。有报道萎缩性胃炎患者随访 10～20 年,其中 1.5%～10% 的患者发生了胃癌。萎缩性胃炎发展到胃癌,一般要经过肠化生、异型增生阶段,肠化生和异型增生是目前比较公认的胃癌癌前病变,也就是更容易发生癌变的一种病理状态。

40% 左右的慢性萎缩性胃炎患者会逐渐发生肠化生。肠化生在类型上分为完全性和不完全性肠化生,两者又都分为小肠化生和结肠化生,所以肠化生有四种。通常认为完全性小肠化生一般不会癌变,不完全性结肠化生在生物学特性上与胃癌更为接近,完全性结肠化生和不完全性小肠化生则介于两者之间,但通过肠化类型预测胃癌发生危险性的价值仍存在争议。肠化生在程度上分为轻、中、重度,根据肠化发生的范围、肠化程度对预测胃癌发生危险性有一定价值。慢性胃炎发展到肠化生阶段,胃癌的整体风险仍然比较低,癌变比率大约 5% 以下。

萎缩性胃炎可以经过肠化生或不经过肠化生直接发展到异型增生,5%～10% 肠化生患者会演化为异型增生。异型增生,旧称不典型增生、非典型增生,目前 WHO 建议统一称为"上皮内瘤变"。上皮内瘤变分为低级别上皮内瘤变(包括轻、中度异型增生)、高级别上皮内瘤变(包括重度异型增生、部分中度异型增生)。低级别上皮内瘤变随访 5～10 年,发展为胃癌的可能性在 5%～10%,高级别上皮内瘤变的癌变率可以达到 50% 以上,甚至有学者报道达到 74%。所以在日本,重度异型增生或高级别上皮内瘤变往往直接诊断为早期胃癌。

反复或持续 Hp 感染、不良饮食习惯、长期不良情绪等均为加重胃黏膜萎缩、肠化

基础篇

生和上皮内瘤变的潜在因素。水土中含过多硝酸盐，微量元素比例失调，吸烟，长期饮酒，缺乏新鲜蔬菜与水果及所含的必要营养素，经常食用霉变、腌制、熏烤和油炸食物等快餐食物，摄入过多食盐，有胃癌家族史等，均可增加慢性萎缩性胃炎患病风险或加重慢性萎缩性胃炎甚至增加癌变的可能。

三、随访

慢性萎缩性胃炎尤其是伴有肠化生或上皮内瘤变者，应定期接受胃镜和病理组织学检查随访。

一般认为，中重度慢性萎缩性胃炎有一定的癌变率。为了既减少胃癌的发生，又方便患者且符合医药经济学要求，活检有中重度萎缩并伴有肠化生的慢性萎缩性胃炎1年左右随访一次，不伴有肠化生或上皮内瘤变的慢性萎缩性胃炎可酌情行胃镜和病理随访，一般1~3年随访一次即可。伴有低级别上皮内瘤变并证明该标本并非来于癌旁者，根据胃镜和临床情况缩短至每6个月左右随访一次；而高级别上皮内瘤变需立即确认，证实后行胃镜下治疗或手术治疗。

为便于对病灶进行监测、随访，有条件时可考虑进行有目标的光学活检、开展胃黏膜定标活检(mucosa target biopsy，MTB)。采用胃黏膜定标活检钳和定标液对活检部位进行标记定位，同时取材活检，可对可疑病变进行准确定位和长期随访复查。糜烂性胃炎建议的定标部位为病灶处，慢性萎缩性胃炎的定标部位为胃窦小弯、胃窦大弯、胃角、胃体小弯、胃体大弯及病灶处。

从上可知，慢性胃炎的预后总体良好，大多长期处于慢性胃炎反复发作与间歇期交替出现的状态，部分患者可以逐渐恢复正常。非萎缩性胃炎一般不会癌变，萎缩性胃炎则有一定的癌变率，但癌变过程很长，癌变概率也比较低。萎缩性胃炎基础上伴发的肠化、异型增生(上皮内瘤变)，是重要的癌前病变，其中中度或以上的异型增生(包含部分低级别上皮内瘤变、部分高级别上皮内瘤变)是直接的胃癌癌前病变，当慢性胃炎发展到上皮内瘤变阶段，癌变率明显增高，轻度、中度到重度异型增生的癌变风险迅速增加。

积极寻找病因并尽可能摒除，积极对癌前疾病或癌前病变进行干预，分别是胃癌一级预防、二级预防的重要内容。根除Hp是目前唯一肯定的一级预防的重要措施，中医药治疗或化学药物干预治疗萎缩、肠化和异型增生是二级预防的重要选择。不论治疗与否，定期胃镜随访最为重要，以便及时发现癌性病变并进一步及时处理。

参考文献

萧树东，许国铭，2008.中华胃肠病学[M].北京：人民卫生出版社.
中华医学会消化病学分会，2013.中国慢性胃炎共识意见[J].胃肠病学，18(1)：24~35.

第三章 中医学对慢性胃炎的认识

第一节 中医对"胃"解剖和生理功能的认识

胃为六腑之一,又称胃腑,与脾互为表里,《黄帝内经》称其为水谷之海、气血之海和脏腑之海,现常与脾合称后天之本和气血生化之源,在维持人体健康中起到重要的作用。

一、解剖和经络联系

胃居于膈下,腹腔上部,上接食管,下通小肠,是消化系统的重要器官之一。胃,或称胃脘,分为上、中、下三部。上部称为上脘,上口为贲门,与咽管(食管)相接上通于口;下部称为下脘,下口为幽门,与小肠相连;上下脘之间名为中脘,即胃体。胃脘通过贲门上接食道,幽门下接小肠,为水谷运化传输之通道。《黄帝内经》将大小肠的功能统括于胃,如《灵枢·本输》所云:"大肠小肠皆属于胃,是足阳明也。"

古代医籍中对胃的大小、形态、位置和重量等有比较详细的记载。《灵枢·肠胃》说"胃纡曲屈,伸之长二尺六寸,大一尺五寸,径五寸,大容三斗五升",《灵枢·平人绝谷》"胃大一尺五寸,径五寸,长二尺六寸,横屈,受水谷三斗五升。其中之谷,常留二斗,水一斗五升而满,上焦泄气,出其精微,慓悍滑疾,下焦下溉诸肠。"《素问·太阴阳明论》进一步认为"脾与胃以膜相连耳,而能为之行其津液",描述了脾胃相邻的解剖位置和相互联系的生理功能。可见,几千年前的《黄帝内经》时代,对实体胃的容量和大小的认识,已经与现在十分接近。

《难经·第四十二难》谓"胃重二斤一(二)两……盛谷二斗,水一斗五升……",此外《难经》还对消化道的七个冲要部位分别命名为"唇为飞门,齿为户门,会厌为吸门,胃为贲门,太仓下口为幽门,大肠、小肠会为阑门,下极为魄门,故曰七冲门也"。其对胃的重量、容积的描述基本与《黄帝内经》相仿,其对胃的上下口进行了命名,"贲门""幽门"的名称一直沿用至今。

《医学入门·脏腑条分》曰:"咽下胃脘也,胃脘下,即胃之上口也,其处谓之贲门者也。水谷自此而入胃,以胃出谷气,传之于肺,肺在膈上,因曰贲门……若胃中水谷腐熟,则自幽门而传入小肠,故言太仓之下口为幽门……胃之下口,乃小肠之上口……胃号太仓,俗呼为肚,无所不容,若仓库然。上透咽门食管,而受其所吞,曲接小肠,而传其所腐,容三斗五升,而留亦如之……故平人不饮食七日而死者,水谷津液俱尽也。"从消化系统器官的顺承连接上指出胃与口咽、肺和小肠在位置上相近,在生理功能上相顺接的关系。

到清代,王清任《医林改错》对胃的解剖形态描述得更加精准,更接近现代医学认识:"胃府之体质,上口贲门在胃上正中,下口幽门亦在胃上偏右,幽门之左寸许名津门,胃内律门之左有疙瘩如枣名遮食,胃外津门左名总提,肝连于其上。胃在腹是平铺卧长,上口向脊,下口向右,底向腹,连出水道。"

随着医学进步,我们对胃的形态、功能等的认识亦越来越明确。实体胃是消化管最膨大的一段,呈囊袋状,位于上腹部、横膈下。它的形态和大小可随其内容物的多少和体型的不同而变化。

对中医而言,"胃"作为一个实体器官,有它朴素的解剖学含义和特征,同时"胃"更是一个具有生理、病理学属性的抽象功能学概念。中医学的"胃"不能和现代医学的"胃"完全等同起来,中医学"胃"的内涵更为广泛,它不仅涵盖了现代医学的胃和部分消化系统,并与神经、内分泌、免疫等系统有一定联系。

二、胃的生理功能

胃为六腑之一,是脾胃系统的重要组成部分,与脾协同,共同完成饮食的消化吸收、水谷精微的散布、气血的化生和食物糟粕的排出。胃腑通过经络与肺经、脾经等相连,并在生理和病理方面发挥作用。在经络分布上,肺经起于中焦折返后经过胃口。如《灵枢·经脉》云:"肺手太阴之脉,起于中焦,下络大肠,还循胃口,上膈属肺……"足太阴脾经在中上腹部属脾络胃,分支从胃别出注于心脏与心经相连("脾足太阴之脉,起于大指之端,循指内侧白肉际,过核骨后,上内踝前廉,上踹内,循胫骨后,交出厥阴之前,上膝股内前廉,入腹属脾络胃,上膈,挟咽,连舌本,散舌下;其支者,复从胃别上膈,注心中")。

(一)胃主受纳水谷

受纳是接受和容纳的意思。饮食水谷从口摄入,经咽传送至胃,刺激胃舒张并对食物进行加工消化,这种饮食物的汇聚就是"胃主受纳水谷"的生理功能。正如《灵枢·营卫生会》谓:"人受气于谷,谷入于胃",《灵枢·五味》曰:"胃者,五脏六腑之海也。水谷皆入于胃,五脏六腑皆秉气于胃。"此外,《黄帝内经》还称胃为"水谷之海"(《灵枢·海论》)、"仓廪之官"(《素问·灵兰秘典论》)和"太仓"(《灵枢·胀论》),都是对胃受纳功能的概括和强调。

(二)胃主腐熟水谷

腐熟是指胃在受纳水谷的同时对食物进行消化,形成食糜的初步加工过程。《灵枢·营卫生会》描述这一功能为"中焦如沤",《难经·第三十一难》描述为"中焦者,在胃中脘,不上不下,主腐熟水谷"。这是通过对胃和自然界其他类似现象进行对比得出的胃消化功能的概括。胃所收纳之水谷,需要经过胃的腐熟消磨,一部分水谷精微经胃"游溢精气、上输于脾",并通过脾"为胃行其津液"而输布全身,另一部分则由胃降下输至小肠,进一步消化。

(三)胃为脏腑气血之海

饮食水谷经脾胃受纳和运化,其精微物质化生营血,充实经脉,营养周身,供应生命活动所需,《灵枢·五味》所谓"胃者,五脏六腑之海也。水谷皆入于胃,五脏六腑皆秉气于胃",《黄帝内经》对胃有多个称谓,如仓廪之本、水谷之海、气血之海、五脏六腑之海等,后世常将胃与脾合称为"后天之本",为脏腑气血之海。

三、胃的生理特点

(一)胃主通降,以降为和

饮食物从口入胃,经胃的腐熟,通过小肠的化物和大肠传化是一个连续不断,有序向下的过程,只有保证向下运行的顺利,才能开始新的受纳,维持基本的生命运动。胃腑正常运行的特点可以用"胃主通降,以降为和"来概括性描述,突出显示了"胃气"向下的特性。

藏象学说中用"脾升胃降"来概括脾胃的生理功能,与"胃主通降"相对应的是"脾主升清",两者构成机体气机运行的枢纽,"通降"是降浊,是受纳的前提。在这一概念中"胃降"还包括了对小肠和大肠功能的促进作用。胃主通降,不降则失和,胃失通降,浊气不降,发为口臭、食欲不振、脘腹胀闷或疼痛、便秘等症状。《素问·阴阳应象大论》说:"浊气在上则生腹胀。"胃气上逆,可出现嗳气酸腐、恶心、呕吐、呃逆等症状。

(二)胃为燥土,喜润恶燥

胃为阳明燥土,喜润而恶燥,得柔润则气机和降而化物得行,胃气亦通,如《脾胃论·用药宜禁论》说:"人禀天之湿化而生胃也,胃之与湿其名虽异,其实一也。湿能滋养于胃……"反之,阳明胃病,易胃阴受伤,失于润降而大便燥结不通,《伤寒论》大承气汤、调胃承气汤用芒硝润燥软坚下阳明腑实,《温病条辨》益胃汤、增液承气用甘润生津益胃都是根据胃喜润恶燥的特点立方。

第二节 慢性胃炎的病因病机

中医认为慢性胃炎的病因是多种多样的,常有脾胃素虚的疾病基础,为内外之邪乘袭所致,和禀赋不足、饮食失宜、外感六淫、内伤七情、劳逸失度等相关,常常虚实夹杂合而为病,易反复发作。

一、慢性胃炎的病因分析

(一)禀赋不足

人之禀赋来源于先天之精,若父母精气不足,体质偏颇皆可导致子女出生后脏腑不健。如果脾胃功能先天不足,其他因素更易影响甚至是损伤脾胃,导致胃炎发生。如果后天调养不当,更会损伤脾胃,形成慢性胃炎的发病基础。

(二)饮食失宜

人体生存所需的营养物质都要通过胃的受纳来实现,平素一日三餐,每天有大量不同性质的食物需要入胃消化,所以饮食对胃的伤害也是最直接的,做到"饮食有节"是保护脾胃功能、减少消化系统疾病,特别是慢性胃炎发生的重要措施之一。古人在长期的医疗实践中将饮食对胃的伤害概括为饮食不节、饮食不洁、饮食偏嗜等三类。如《素问·痹论》说:"饮食自倍,肠胃乃伤。"《证治汇补》曰:"有过食生冷瓜果鱼腥寒物者;有食辛辣炙煿酒面热物者;有壮实人恣饮大嚼者;有虚弱人贪食不化者;有饮食不调之后,加之劳力,劳力过度之后,继以不调者……"《医学正传·胃脘痛》说:"致病之由,多是纵恣口腹,喜好辛酸,恣饮热酒煎煿,复餐寒凉生冷,朝伤暮损,日积月深,自郁成积,自积成痰,痰火煎熬,血亦妄行,痰血相杂,妨碍升降,故胃脘疼痛,吞酸嗳气,嘈杂恶心,皆噎膈反胃之渐者也。"

1. 饮食不节

人体对食物的摄入有一定的限度,摄入不足,不能满足机体代谢的需求,气血津液生成不足;摄入过多,超出脾胃的运化承受能力,可引起饮食积滞,能量过剩,体重增加,进而影响脾胃功能,日久引起慢性胃炎。

过饥是指长期进食质量不足,也因不能按时饮食、限制饮食、不思饮食、不能正常进食等引起。长期过饥可出现营养不足,气血生化乏源,脾胃运化受纳功能进一步减弱,出现面色不华、神疲乏力、心悸气短,或面黄肌瘦,食欲不振,食则难化,腹胀便溏等症状。如《灵枢·五味》言"谷不入,半日则气衰,一日则气少矣"。

过饱是指长期饮食过量,暴饮暴食,超过了脾胃的受纳运化能力,导致宿食停滞于胃肠,气化不利,壅滞不通,出现脘腹痞满胀痛,嗳腐吞酸,泻下臭秽,日久可生热、生痰、影响气血运行、瘀阻筋脉血络,引起痢疾或痔疮等。如《素问·生气通天论》曰"因而饱食,筋脉横解,肠澼为痔"。

平素饥饱失常也可引起慢性胃炎急性发作;疾病恢复或产后修复阶段,如果饮食不当,过早过多进补等也会引发疾病发生;小儿喂养过量,易导致消化不良,久则可致"疳积"等。

2. 饮食不洁

饮食不洁是指食用不清洁、陈腐变质,或被污染的有毒的食物及饮用污水等,不洁食物直接进入或接触胃肠道均可导致脾胃损伤,运化功能失常,清浊混杂,而出现胃脘部不适,呕吐、泄泻、湿温,甚至出现中毒、高热、神昏、抽搐等危重症。正如《金匮要略·禽兽鱼虫禁忌并治第二十四》所言:"秽饭、馁肉、臭鱼,食之皆伤人……"此外,生食沾有虫卵的瓜果蔬菜,可引起寄生虫病,如蛔虫病、蛲虫病、绦虫病、钩虫病等,可同时导致胃炎的发生,临床表现为腹痛、嗜食异物、面黄肌瘦等。

3. 饮食偏嗜

人体生长发育需要多种不同的营养物质,只有食物多样化才能保证营养的均衡和全面,正如《素问·藏气法时论》所言:"五谷为养,五果为助,五畜为益,五菜为充。气味合而服之,以补精益气。此五者,有辛酸甘苦咸,各有所利……"饮食偏嗜是指过分喜食某一种食物,导致单一饮食品种过剩,或其他所需物质缺乏,从而引起多种病症,包括五味偏嗜、寒热偏嗜、饮酒偏嗜三个方面。

(1) 五味偏嗜　　饮食物有酸、苦、甘、辛、咸五味之分,归入肝、心、脾、肺、肾五脏之中,如《素问·至真要大论》言"夫五味入胃,各归所喜,故酸先入肝,苦先入心,甘先入脾,辛先入肺,咸先入肾。久而增气,物化之常也。气增而久,夭之由也",又如《素问·生气通天论》言"味过于酸,肝气以津,脾气乃绝;味过于咸,大骨气劳,短肌,心气抑;味过于甘,心气喘满,色黑,肾气不衡;味过于苦,脾气不濡,胃气乃厚;味过于辛,筋脉沮弛,精神乃央"。以上说的都是偏嗜使某一脏腑机能偏胜,破坏脏腑平衡,损伤他脏,导致疾病发生。临床上如过度食用醋、蒜、辣椒、咖啡、香料等刺激性食物,既可直接损伤食管、胃腑,又可导致胃肠内发生一系列病理变化,或化火,或伤阴,或动血,或耗气,而出现胃脘部疼痛、呕吐、胀满、灼热、吐血等症状。所以,饮食五味均衡才能保护脾胃,维持五脏功能的协调。《素问·生气通天论》言:"是故谨和五味,骨正筋柔,气血以流,腠理以密,如是则骨气以精,谨道如法,长有天命。"

(2) 寒热偏嗜　　指过多食用辛热或寒凉的食物,包括食物的寒热属性和实际温度两类。《灵枢·师传》中言:"食饮者,热无灼灼,寒无沧沧。寒温中适,故气将持,乃不致邪僻也。"过分偏嗜寒热饮食,会出现机体阴阳失调。偏嗜辛温燥热,胃肠积聚日久化热,出现口渴、口臭、脘腹灼痛、腹胀、便秘、痔疮等;进食过热的食物,可直接灼伤食道,导致吞咽不顺、疼痛，甚至噎膈；偏嗜生冷寒凉损伤脾胃阳气，寒湿内生，出现胃脘冷痛、恶心呕吐、腹痛喜温、大便泄泻等症状。只有"寒温和，则六腑化谷，风痹不作，经脉通利，肢节得安矣，此人之常平也"（《灵枢·本脏》）。

（3）偏嗜膏粱酒醴　　长期大量饮酒，过食营养丰富的滋腻食物，如猪肉、牛肉、羊肉、海鲜等可以助湿生痰、化热伤胃，出现胃脘部疼痛、呕吐、痞满、口苦口臭、嗳气频作等，甚至可变生诸症。正如《素问·生气通天论》言："因而大饮，则气逆"，又如《医门法律》中"过饮滚酒，多成膈证"所言，偏嗜可引起多种消化系统的疾病，也是慢性胃炎的常见致病原因之一。

（三）外感六淫

外邪侵袭人体可引起胃病的发生，如《脾胃论》中言："胃所为市，无物不受，无物不入，若风、寒、暑、湿、燥一气偏胜，亦能伤脾损胃。"

1. 风

风邪致病，可直接侵袭脾胃，也可与寒、湿、热邪相兼而犯。《素问·至真要大论》中言："风淫所胜……民病胃脘当心而痛，上支两胁，膈咽不通，饮食不下……食则呕，冷泄腹胀。"指出外感风邪可导致胃痛、呕吐、厌食、泄泻、腹胀、痞满等病证。又因风寒之邪侵袭人体，既易伤肺卫出现感冒症状，又可直接侵犯胃腑引起胃气不和而呈现厌食、呕吐、痞满、胃痛等。

2. 寒

寒为阴邪，易伤阳气。如若衣着单薄，起居失宜，淋雨涉水，汗出当风，或素体阳虚，感触时令之寒，令寒邪从表入里，或直中于里，伤及脾胃，脾胃阳气受损，气机阻滞，升降失常，运化功能失调，出现脘腹冷痛、呕吐清涎、腹痛腹泻等症状。若脾胃阳虚，功能减退，温运无力，还可以出现畏寒肢冷、腰背寒冷、水肿腹水、下利清谷、小便清长等症。此外，寒性凝滞主收引，寒邪内侵，亦可致气血津液的运行受阻，不通则痛，出现胃脘冷痛。

3. 暑

暑为阳邪，是夏季的主气，暑邪致病具有明显的季节性。暑热过盛易于耗气伤津，夏暑之际感受暑邪，伤及脾胃，耗伤脾胃津液，进而损伤胃气，以致气阴两虚，出现口燥咽干、身热汗出、纳呆神疲等症状。同时暑多夹湿，暑湿之邪侵袭脾胃，使脾失健运，胃失和降，出现胃脘痞满不适、恶心呕吐、纳呆少食、四肢困倦、大便溏泻不爽等症状。

4. 湿

湿为长夏的主气，处于夏秋交界之时，此时阳气尚盛，雨水且多，热蒸水腾，潮湿充斥，为一年中湿气最盛的季节。湿邪引发胃病，多由于气候潮湿，或久居湿地，涉水淋雨，致使湿邪侵袭脾胃，湿浊内停，阻滞气机，脾胃气滞湿阻而成。若脾阳素虚者，湿易从阴化，为寒湿之证。若胃热素盛，湿易从阳化，发为湿热之证。临床上湿邪致病常表现为胃脘胀满、纳呆胸闷、口中黏腻、恶心呕吐等症状。

5. 燥

燥为秋季的主气,燥性干涩,易伤津液。胃为阳腑,喜润恶燥,燥伤脾胃,津液被灼,胃肠失于濡养,气机不利,运化转导失常,表现为唇干舌燥、口渴少津、胃纳不佳、大便干结、小便短少,甚至干呕、呃逆等症。

6. 火

火为阳邪,火邪致病多因气候炎热而感受火热之邪,或由风、寒、暑、湿、燥等邪郁而化热所致。火热之邪侵犯胃腑,会耗伤胃阴,出现口燥咽干、尿黄、便秘等症;邪热阻滞胃腑,多见胃脘胀满疼痛;火热之邪灼伤胃络,迫则见吐血、便血。

(四)内伤七情

强烈持久的情志刺激会超越人体生理和心理适应能力,损伤脾胃,影响气机,加重原有疾病的病情。如《灵枢·百病始生》言:"喜怒不节则伤藏,藏伤则病起于阴也。"《素问·举痛论》又言:"思伤脾""思则气结""愁忧者,气闭塞而不行""怒伤肝""怒则气逆,甚则呕血及飧泄,故气上矣"。忧思可以直接损伤脾胃,导致脾胃气机郁滞不畅。肝主疏泄,调畅气机又主情志,情志失调,首先使肝脏疏泄失常,最易横犯脾土,影响气机升降。凡因忧思过度,精神抑郁,常致气机壅滞,脾胃气机郁结不畅,脾的运化功能障碍,胃的受纳腐熟失职,出现脘腹胀满、不思饮食、嗳气、大便溏泻等症状。肝在志为怒,怒则肝木壅盛,脾土之气受到克伐,出现肝气犯胃,可见胃脘胀闷、攻撑作痛、痛及两胁、嗳气频作等症状。在导致慢性胃炎的情志因素中,除了忧思与怒之外,凡过惊、过恐、过悲等亦皆可致病,如惊则气乱,恐则气下,悲则气缓,持续不解,则可致脾胃气机紊乱,甚至升降失常,出现脘腹部疼痛、嗳气、反酸、呃逆、恶心、呕吐、纳差、泄泻等症状。

(五)劳逸失度

适度劳逸有助于气血流通、强身健体,维持人体正常的生理活动。过劳或过逸均能导致多种疾病的发生,成为人体的致病因素之一。

1. 过劳

过劳,过度劳累的简称,也称劳倦过度,包括劳力过度、劳神过度和房劳过度3个方面。

劳力过度又称形劳,是指体力劳动过度,外劳肌肉筋骨,内耗脾胃之气,引起脾胃功能失调、中气受损,出现神疲懒言、气短乏力、四肢倦怠、脘腹虚胀、食欲不振、形体消瘦等症状。

劳神过度又称心劳,指思虑太过,劳伤心脾,脾胃运化迟滞,气血运化失畅,消化功能紊乱,出现乏力、腹胀、纳呆、便溏等症状,日久阴血暗耗,心神失常见心悸、健忘、怔忡、失眠多梦、纳差食少、精神萎靡等症状。

房劳过度又称肾劳,是指房事太过。肾主藏精,肾精不宜过度耗泻。若房事不节,则肾精肾气耗伤,出现腰膝酸软、眩晕耳鸣、全身虚弱、精神萎靡、五更泄泻、性机能减退等,甚者可使人体正气不足,抵抗力低下而易患多种疾病。

2. 过逸

过逸是指过度安逸,不参加生产劳动和运动。人体每天需要适当的活动,气血才能流畅,阳气才能得以振奋。若较长时间的少动安闲,或卧床过久,或长期用脑过少等,可使人体脏腑经络及气血精神失调而导致病理变化,如《素问·宣明五气》言:"久卧伤气,久坐伤肉。"过逸则全身气血运行缓慢,使机体气血运行不畅,胃肠功能减弱,致食欲减少、疲乏无力、精神萎靡,甚至形体虚胖,动则心悸、气短、汗出等。

(六) 其他病理产物影响

在胃病发生发展的过程中,由于脾胃功能失调而产生一些病理产物如痰饮、瘀血、水湿毒邪等,这些病理产物形成之后,又直接或间接地作用于人体,导致脏腑功能失调,引起多种病理变化和新的疾病。其中影响最多的主要病理产物包括水湿痰饮和瘀血两类。

水湿易困阻于中焦脾胃,痰饮易滞于胃肠,脾失升清,胃失降浊,气机壅滞,运化失常,出现纳呆食少,脘腹痞满,恶心呕吐,肠鸣辘辘有声,大便溏泻,肢体困倦,口腻苔厚或四肢水肿,腹中积水,癥瘕痞块等多种消化病症。

瘀血阻滞胃肠,可见面色黧黑,脘腹刺痛,甚或呕血、便血等;若瘀血阻滞肝胆,可见面色晦暗,胁背刺痛,舌质紫暗或有瘀斑,舌下络脉淡紫怒张,肌肤甲错,胁下积聚痞块,以及蜘蛛痣、腹壁上青筋暴露等。

二、慢性胃炎的病机分析

慢性胃炎是一种常见的疾病,发病缓慢,病程迁延,反复发作,影响正常工作。该病病位在胃,与肝、脾的关系密切。胃与脾以膜相连,胃主受纳,腐熟水谷,以和降为顺;脾主运化饮食精微,以上升为常。两者同为后天之本,仓廪之官,在生理上相互配合,在病理上也互相影响,常常脾胃同病。肝属木,为刚脏,喜条达,主疏泄,肝气横逆,木旺乘土,或中土壅滞,木郁不达,或肝火亢炽,迫灼胃阴,或肝血瘀阻,胃失滋荣。

中医认为慢性胃炎的病机可分为本虚和标实两个方面。本虚主要表现为脾胃气(阳)虚和胃阴虚,标实主要表现为气滞、湿热和血瘀。脾虚气滞是疾病初期的基本病机;血瘀是久病的重要病机。临床上常表现为本虚标实、虚实夹杂之证。早期以实证为主,病久则变为虚证或虚实夹杂;早期多在气分,病久则兼涉血分。

(一) 脾胃气虚

脾胃气虚,也可通俗称为脾胃虚弱或脾胃不足,是慢性胃炎最常见的病机之一,主

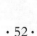

要是指胃受纳、腐熟水谷,脾运化水谷功能低下的病理状态。脾与胃相表里,胃气虚弱常与脾气虚弱同见或由其所引致,故常同称"脾胃气虚",由于胃气虚弱则受纳和腐熟无权,见胃脘胀满或隐痛,多食后加重,同时可见倦怠乏力、纳食减少、四肢不温、面色萎黄、大便溏薄,舌淡,苔薄,脉细弱等症。

(二)脾胃阳虚

脾胃阳虚,又称脾胃虚寒,往往是脾胃气虚证进一步发展所致。脾胃不足,阳气衰弱,胃失温煦而阴寒内盛,受纳无权,腐熟无力的病理状态。脾胃阳虚,寒自内生,阴寒凝滞,阻碍气机,气化无力,水湿不利,营血郁滞,出现口淡乏味、口流清涎、胃脘隐痛绵绵不休、喜温喜按,或腹胀纳差、肤冷肢凉、腹泻或伴不消化食物。另脾胃阳虚,气血失于温通,血行不畅,胃络瘀阻则胃脘疼痛,痛处拒按,固定不移,甚则便下黏黑瘀血。

(三)胃阴亏虚

胃阴亏虚,又称胃阴不足,指胃中阴津亏乏,胃失润养,受纳和通降功能失调所表现的病理状态。胃为阳明燥土,喜润而恶燥,燥热耗伤胃中津液,则胃阴亏虚而受纳失职,胃中嘈杂、灼热疼痛、饥不欲食、食胀难化、口燥舌干,甚则舌面少津光滑如镜;胃失润降,胃气上逆,则腹胀痞满,干呕呃逆;脏腑组织失其润养而肌肉枯瘦,甚至肢体痿弱;肠道失润则大便干燥秘结。

(四)肝胃不和

肝胃不和,即肝胃郁热,又称肝胃不调或肝胃气滞,亦是慢性胃炎最常见的证型之一,日久可见肝胃郁热之象。肝失疏泄影响脾之升清和胃之降浊出现的病理变化,如《沈氏尊生书·胃痛》中言:"胃病,邪干胃脘病也……唯肝气相乘为尤甚,以木性暴,且正克也。"肝胃气滞,胃失和降,食滞胃脘则脘腹和胁肋部痞满、胀痛、纳呆嗳气、舌淡,苔薄,脉弦;气机不畅,郁久化热见胃脘灼痛、吞酸、口苦、口干、两胁胀满疼痛、烦躁易怒、大便秘结,舌红,苔黄,脉弦或弦数等肝胃热象。上述症状往往由于情绪变化而诱发或加重。肝失疏泄,气郁日久,血行瘀阻,或久痛入络,胃络受阻,可导致瘀血内停而发生胃脘痛。

(五)脾胃湿热

湿热壅滞脾胃,气机阻滞,运化失司,蕴湿生热,形成以湿热、气滞为特征的病理过程。湿性黏滞,困遏气机,脾胃不运,湿滞难化,见口腻、纳呆、脘腹痞满或胀满、身体困重、大便黏滞而不爽,或泄泻等症;湿蕴化热,腐伤胃肠,灼伤血络,耗伤正气,出现发热、口苦、口臭、胃痛、腹痛、泄泻、大便脓血或便血,舌红、苔黄腻,脉滑、濡、数等变化,甚至进一步造成气阴两伤、虚实夹杂之证;湿热壅滞累及肝胆,致使肝胃同病,脾胃肝胆气

滞,胆汁不利,出现胁腹胀满或疼痛、口腻、小便黄浊。

(六) 胃络瘀阻

脾胃功能失调,或虚、或寒、或热、或痰湿等,都会导致脾胃之气运行迟滞、痞结不通,日久由气及血,营血运行失畅,不行则凝,瘀结胃络。《临证指南医案》中言:"经主气,络主血""初为气结在经,久则血伤入络""胃痛久发屡发入络,必有凝滞聚瘀。"所以,胃病日久,久病入络,或气病及血,血行受阻,瘀血内滞,胃肠气机郁滞,形成气滞血瘀停胃之病理变化,表现为胃脘部刺痛、拒按、夜间加重,食后痛甚,舌暗红而有瘀斑,脉弦涩。若络脉受伤,血溢脉外,还可见出血,如呕血、便血等症。

以上是慢性胃炎的常见病机,但在临床上患者病情往往比较复杂,单一证型者少见,多为一种证型为主、多种证型并见的复合之证。初则多由外邪、饮食、情志不遂所致,病因相对单一,病机也比较单纯,常见寒邪客胃、饮食停滞、肝气犯胃、肝胃郁热、脾胃湿热等证候,表现为实证;久则常见由实转虚,如寒邪日久损伤脾阳,热邪日久耗伤胃阴,多见脾胃虚寒、胃阴不足等证候,则属虚证。因实致虚,或因虚致实,皆可形成虚实并见、错综复杂之证,如胃热兼有阴虚,脾胃阳虚兼见内寒,以及兼夹瘀、食、气滞、痰饮等。

第三节 历代文献对慢性胃炎相关症状的论述

慢性胃炎是现代胃镜及病理下的诊断名称,其临床症状多样,无特异性,不同症状对应的中医病名亦不同,古籍中与慢性胃炎相关的病症有多种。慢性胃炎根据其主要症状常可归属于中医学"胃脘痛""痞满""嘈杂""嗳气""反酸"范畴,由于其还可见恶心伴(不伴)呕吐、反胃、呃逆等症状,与中医学"恶心""呕吐""反胃""呃逆"亦有一定相关性,甚至部分论述见于"梅核气""心痛"等疾病中。

一、胃脘痛

慢性胃炎最常见的临床症状之一为上腹部疼痛,故其可属于中医学"胃脘痛"的范畴。胃脘痛的病位在胃,与肝、脾关系密切。基本病机为胃气郁滞,胃失通降,胃络失和,不通则痛。病理因素主要有气滞、寒凝、热郁、湿阻、血瘀。早期多为实证;后期常为脾胃虚弱,但往往虚实夹杂。治疗以理气疏肝、和胃止痛为基本大法。

胃脘痛(胃痛),是指上腹胃脘部近心窝处疼痛为主症的病症,可以表现为胀痛、隐痛、刺痛、钝痛、冷痛等不同类型,多为间歇性。胃脘痛这一名称最早出自《灵枢·经脉》，谓"脾足太阴之脉……食则呕，胃脘痛，腹胀善噫……"《素问·六元正纪大论》谓"木郁之发……胃脘当心而痛"《灵枢·邪气脏腑病形》亦言"胃病者，腹䐜胀，胃脘当心而痛"。《黄帝内经》首先提出胃痛的发生与肝、脾有关，还提出寒邪、不荣、伤食致病说。如《素问·至真要大论》说："厥阴司天，风淫所胜，民病胃脘当心而痛。"《素问·举痛论》："寒气客于肠胃之间，膜原之下，血不得散，小络急引，故痛。"《素问·举痛论》说："脉泣则血虚，血虚则痛。"《素问·痹论》曰："饮食自倍，肠胃乃伤。"

　　南宋·陈言《三因极一病证方论》则将脘痛的病因分为外所因、内所因和不内外因，曰"夫心痛者，……以其痛在中脘，故总而言之曰心痛，其实非心痛也……若十二经络外感六淫，则其气闭塞，郁于中焦，气与邪争，发为疼痛，属外所因；若五脏内动，汨以七情，则其气痞结，聚于中脘，气与血搏，发为疼痛，属内所因；饮食劳逸，触忤非类，使脏气不平，痞隔于中，食饮遁疰，变乱肠胃，发为疼痛，属不内外因。"明·虞抟《医学正传·胃脘痛》强调饮食所伤是胃脘痛重要的致病原因，"致病之由，多因纵恣口腹，喜好辛酸，恣饮热酒煎煿，复餐寒凉生冷，朝伤暮损，日积月深，……故胃脘疼痛。"

　　由于《黄帝内经》多处提及"民病胃脘当心而痛"之说，其后很长一段时间的文献可能受其影响，在唐宋以前往往胃痛和心痛不分，所谓"心痛""心下痛"包含了胃痛。如《千金要方·心痛胃脘痛》等书中列有九种心痛，实际上多指胃痛而言。明·王肯堂《证治准绳·心痛胃脘痛》曰："因胃脘痛处于心下，故有当心而痛之名。"明·虞抟《医学正传·胃脘痛》曰："古方九种心痛，……详其所由，皆在胃脘，而实不在心也。"清·陈士铎《辨证录·心痛》中九十一条文曰："人有患心疼之病，百药治之不效，得寒则痛，得热亦痛，盖此症非心痛，乃胃痛也。"

　　金元·朱震亨提出"心痛，即胃脘痛"之论。李杲《兰室秘藏》首立"胃脘痛"一门，将胃脘痛明确区分于心痛，使胃痛成为独立的病证。明·秦景明《症因脉治·胃脘痛论》曰："胃脘痛，在胸之下，脐之上，两肋中间。但心包络痛，同在心下脐上，极难分别。大抵痛而能饮食者，心包络痛也；痛而不能饮食者，胃脘痛也。二经之痛，俗名心头痛。此症内伤者多，外感者间或有之。"明·王肯堂《证治准绳·心痛胃脘痛》："或问丹溪言心痛即胃脘痛然乎？曰心与胃各一脏，其病形不同，因胃脘痛处在心下，故有当心而痛之名，岂胃脘痛即心痛哉？"明·虞抟《医学正传·胃脘痛》更进一步指出前人以胃痛为心痛之非："古方九种心痛……详其所由，皆在胃脘而实不在心也。有真心痛者，大寒触犯心君，又曰污血冲心，手足青过节者，且发夕死，夕发旦死。医者宜区别诸证而治之，无有不安之理也。"从而对两病进行了较为明确的区分。

　　明·张介宾《景岳全书·心腹痛》主张先辨虚实，谓"痛有虚实……辩之之法，但当察其可按者为虚，拒按者为实。久痛者多虚，暴痛者多实。得食稍可者为虚，胀满畏食者为实。痛徐而缓，莫得其处者多虚，痛剧而坚，一定不移者为实……脉与证参，虚实自辨。"清·顾靖远《顾氏医镜·胃脘痛》更进一步丰富胃脘痛的虚实之辨，认为"须知拒按者为实，可按者为虚；痛而胀闭者多实，不胀不闭者多虚；喜寒者多实，喜热者多虚；饱则甚者多实，饥则甚者多虚；脉实气粗者多实，脉少气虚者多虚；新病年壮者多实，久病年老者多虚；补而不效者多实，攻而愈剧者多虚。必以望、闻、问、切四者详辨，则虚实自明。"

清·林珮琴概括了胃脘痛之寒、热、虚、实，以及在气、在血的病机、主症和治法等，其《类证治裁·胃脘痛》言："治法须分新久，初痛在经，久痛入络，经主气，络主血也。初痛宜温散以行气，久痛则血络亦痹，必辛通以和营，未可概以香燥例治也。其因胃阳衰而脘痛者，食入不运，当辛甘理阳，香砂六君子汤加桂枝、良姜[①]。因肝乘胃而脘痛者，气冲胁胀，当辛酸制木，吴萸[②]、白芍、青皮、木瓜、浓朴、延胡[③]、金橘。因肾寒厥逆而脘痛者，吐沫呕涎，当辛温泄浊，吴茱萸汤。因烦劳伤气而脘痛者，得食稍缓，当甘温和中，小建中汤。因客寒犯膈而猝痛者，呕逆不食，当温中散寒，大建中汤加白蔻仁。积寒致痛，绵绵不绝，无增无减，当辛热通阳，术附汤加浓朴、草蔻[④]。火郁致痛，发则连日，脉必弦数，当苦辛泄热，姜汁炒黄连、山栀泻火为君，香附、川芎、陈皮、枳壳开郁为臣，反佐炮姜，从治为使。痰积脘痛必呕恶，清中汤加海石、南星、香附。停饮脘痛必吞酸，胃苓汤、左金丸。食滞脘痛必嗳腐，香砂枳术丸加半夏曲。气郁脘痛，必攻刺胀满，沉香降气散。伤力脘痛，必瘀血停留，郁金、归尾、桃仁、苏木，或手拈散。怒气脘痛，必呃逆胸痞，半夏泻心汤。蛔动脘痛，必有休止，安蛔丸。痛久不愈，必入血络，归须、桃仁、延胡、紫降香，或失笑散，效。若痛而肢冷，脉微欲绝，桂心煎服甚效。凡痛有虚实，按之痛止者为虚，按之痛反甚者为实。"

胃脘痛的治疗多以理气和胃止痛为基本原则，旨在疏通气机，恢复胃腑和顺通降之性，通则不痛，从而达到止痛的目的，如元·程杏轩《医述·心胃痛》谓："胃脘痛证，多有因食、因寒、因气不顺者。然因食、因寒，亦无不皆关于气。盖食停则气滞，寒留则气凝。所以治痛之要，但察其果属实邪，皆当以理气为主。食滞者兼乎消导，寒滞者兼乎温中……人生酒色过度、七情乖违、饥饱不节，胃脘因之而痛，有寒、热、气、血、痰、虫、食滞、内虚之不同。治虽各别，然总不外虚、实、寒、热、气、血之辨也……如真知其为虚寒痛也，则塞因塞用以补之；真知其为实热痛也，则通因通用以泻之。虚寒而挟食、挟瘀、生痰、生虫者，以温补药中消之、逐之；实热而挟食、挟瘀、吐蛔、呕酸者，以清凉药中攻之、伐之。虽然，胃间受病，人所易知；肝木凌脾，人亦易晓。若男子肝肾亏，挟虚火而上逆；妇人冲任弱，挟肝阳而上升，多有胃脘痛证。"清·高士宗《医学真传·心腹痛》记载："所痛之部，有气血阴阳之不同，若概以行气消导为治，漫云通者不痛，夫通则不痛，理也，但通之之法，各有不同。调气以和血，调血以和气，通也；下逆者使之上行，中结者使之旁达，亦通也；虚者助之使通，寒者温之使通，无非通之之法也。若必以下泄为通，则

---

① 良姜：即高良姜。
② 吴萸：即吴茱萸。
③ 延胡：即延胡索，下同。
④ 草蔻：即草豆蔻。

妄矣。"对于久痛者，尤其不要忽略通络止痛，如清·叶桂《临证指南医案·胃脘痛》曰："初病在经，久痛入络，以经主气，络主血，则可知其治血之当然也，凡气既久阻，血亦应病，循行之脉络自痹，而辛香理气，辛柔和血之法，实为对待必然之理。"

二、痞满（胃痞）

痞满是以脘腹满闷不舒为主要变现，以自觉胀满，触之无形，按之柔软，压之无痛为临床特点的病症。慢性胃炎最常见的临床症状之一即为上腹痞满、胀满不舒，故可归属于中医学"痞满"的范畴。痞满按部位分有胸痞、心下痞等。心下即胃脘部，故心下痞满可称"胃痞"。痞满有实痞和虚痞之分，如痞满不减，按之更甚，多为实，痞满时减，按之为舒，多为虚，当然临证尚需结合舌脉。基本病机为各种内外之邪导致脾胃功能失调、升降失司、中气壅滞所致，虚者责之脾胃不足，实者责之气、痰、湿、瘀、寒、热等诸邪，临床辨证当以阴阳虚实为要点，并可与胃脘痛辨证相参。

《黄帝内经》中有痞、满、痞满、痞塞等记载，如《素问·异法方宜论》言"脏寒生满病，其治宜灸焫"，指出其病因为脏寒，其主症为胀满。《素问·五常政大论》言："备化之纪，气协天休，德流四政……其脏脾……其病痞""卑监之纪，是谓减化……其脏脾……其病留满痞塞，从木化也。"《素问·至真要大论》所云："诸湿肿满，皆属于脾"，论述痞满及其发生与脾、肝、湿相关。

张机对痞满证的含义及理法方药做了详细论述，其虚实辨证和气血调治之法对后世临床借鉴和指导意义重大。《伤寒论·辨太阳病脉证并治》提出"伤寒五六日……但满而不痛者，此为痞，柴胡不中与之，宜半夏泻心汤""则作痞，按之自濡，但气痞耳""心下痞，按之濡""伤寒发汗……解后，心下痞硬，噫气不除者，旋覆代赭汤主之"，明确提出了痞的基本概念和症状特点，同时认为该病病机是正虚邪陷，脾胃气机升降失调，提出了寒热并用，辛开苦降的治疗大法，其所创泻心汤及其类方作为治疗痞满（胃痞）的基础方，一直为后世医家所常用。《金匮要略·腹满寒疝宿食病脉证治》曰"腹满时减，复如故，此为寒，当温之""按之心下满痛者，此为实也，当下之，宜大柴胡汤"指出"寒""实"可以致痞满，并提出"温""下"治疗之法。此外，《金匮要略·惊悸吐衄下血胸满瘀血病脉证治》曰："……腹不满，其人言我满，为有瘀血。"指出血瘀证亦可导致痞满，进一步丰富了后世对痞满的认识和治疗。

隋·巢元方《诸病源候论·痞噎病诸候》有"八痞""诸痞"之论，提出了诸痞的病因、病机，谓："夫八痞者，荣卫不和，阴阳隔绝，而风邪外入，与卫气相搏，血气壅塞不通，而成痞也。痞者，塞也，言腑脏痞塞不宣通也。由忧恚气积，或坠堕内损所致……诸痞者，荣卫不和，阴阳隔绝，腑脏痞塞而不宣通，故谓之痞。"

金元·刘完素《素问病机气宜保命集》曰："脾不能行气于肺胃，结而不散，则为痞。伤寒之痞，从外之内，故宜苦泄。杂病之痞，从内之外，故宜辛散。"李杲论痞更大倡脾胃

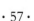

基础篇

内伤之说，其理法方药多为后世医家所借鉴，《脾胃论》言："胃既伤，则饮食不化，口不知味，四肢倦困，心腹痞满，兀兀欲吐而恶食……此胃伤脾亦伤明矣。"并引张元素方"枳术丸"治疗脾虚气滞、饮食停滞的痞满。其《兰室秘藏》辛开苦降，消补兼施，用以治疗"心下痞闷，一切所伤及积年不愈者"的消痞丸，治疗"右关脉弦，心下虚痞，恶食懒倦"的枳实消痞丸（失笑丸）更是后世治痞的良方。

清·汤望久校辑的《丹溪朱氏脉因证治·痞》曰："痞之成因有三：误下阴虚，食积痰滞，湿土虚痞。论曰：太阴湿土为积饮痞膈，乃土来心下痞满也。"《丹溪心法·痞满》将痞与胀作了区分，曰："痞者，与否同，不通泰也，由阴伏阳蓄，气与血不运而成。处心下，位中央，腹满痞塞者，皆土之病也，与胀满有轻重之分。痞则内觉痞闷，而外无胀急之形者，是痞也。有中气虚弱，不能运化精微为痞者；有饮食痰积，不能施化为痞者；有湿热太甚为痞者。"在治疗上反对一见痞满便滥用药物攻下，认为中气重伤，痞满更甚。

明·虞抟《医学正传·痞满》曰："太阴所至，为积饮痞膈。夫痞满之证，东垣论之详矣。谓太阴湿土主壅塞，乃土来心下为痞满也。伤寒下之太早，亦为痞满，乃寒伤荣血而然。心主血，邪入于本，故为心下痞。张机以泻心汤，用黄连泻心下之土邪，功效甚速。非止伤寒为然，至于酒积杂病，下之太过，亦作痞满，盖下多则亡阴也。亡阴者，谓脾胃水谷之阴亡也。故胸中之气，因虚而下陷于心之分野，故心下痞。宜升胃气，以血药兼之。若全用利气之药导之，则痞尤甚。痞甚而复下之，气愈下降，必变为中满鼓胀，皆非其治也。又有虚实之异，如实痞大便秘者，浓朴、枳实主之。虚痞大便利者，芍药、陈皮主之。如饮食所伤而为痞满者，宜消导其胸中窒塞之气。上逆兀兀欲吐者，则宜吐之，所谓在上者因而越之是也。"

明·张介宾《景岳全书·痞满》鉴别了痞塞与胀满，并以虚实为纲进行辨证，谓："痞者，痞塞不开之谓；满者，胀满不行之谓。盖满则近胀，而痞则不必胀也。所以痞满一证，大有疑辨，则在虚实二字，凡有邪有滞而痞者，实痞也；无物无滞而痞者，虚痞也。有胀有痛而满者，实满也；无胀无痛而满者，虚满也。实痞、实满者可散可消；虚痞、虚满者，非大加温补不可。"

清·李用粹《证治汇补·痞满》曰："大抵心下痞闷，必是脾胃受亏，浊气挟痰，不能运化为患。初宜舒郁化痰降火，二陈①、越鞠②、芩连③之类；久之固中气，参④、术⑤、苓⑥、草⑦之类，佐以他药。有痰治痰，有火治火，郁则兼化。若妄用克伐，祸不旋踵。又痞同湿治，惟宜上下分消其气，如果有内实之症，庶可疏导。"

---

① 二陈：即二陈汤。
② 越鞠：即越鞠丸。
③ 芩连：即黄芩、黄连。
④ 参：即人参。
⑤ 术：即白术。
⑥ 苓：即茯苓。
⑦ 草：即甘草。

清·林珮琴《类证治裁·痞满》将痞满分为伤寒之痞和杂病之痞。伤寒之痞,主张用诸泻心汤类加减治疗。杂病痞满,需辨寒热虚实之不同,"胃口寒滞停痰痞闷者,辛温泄浊,橘皮半夏汤或二陈汤加丁香;饮食寒凉伤胃致痞者,温中化滞,和胃煎加楂肉、麦芽、砂仁,或浓朴温中汤;脾胃阳微,胸不清旷者,辛甘理阳,苓桂术甘汤;中气久虚,精微不化者,升清降浊,补中益气汤加猪苓、泽泻;脾虚失运,食少虚痞者,温补脾元,四君子汤、异功散;胃虚气滞而痞者,行气散满,保和汤,或三因七气汤……心脾郁结而成痞者,调其气,归脾汤、治中汤;暴怒伤肝,气逆而痞者,舒其郁,解肝煎;肺失肃降,痰热阻痞者,清理上焦,清肺饮去五味[①]、甘草,加豆豉、瓜蒌、山栀、竹茹、枇杷叶、枳壳……湿邪阻气,呕恶胸痞者,湿邪头胀,舌白不饥,脘痞恶心,脉缓。甘淡渗湿,六一散加芦根、茯苓、杏仁、薏苡仁、通草、藿香梗、半夏、白蔻仁,或平胃散……痰挟瘀血,成窠囊,作痞,脉沉涩,日久不愈,惟悲哀郁抑之人有之,宜从血郁治。桃仁、红花、丹皮、香附、降香、苏木、韭汁、童便……"对指导临床很有意义。

三、嘈杂

嘈杂,俗称心嘈,是指胃脘饥嘈,或作或止的症状,亦是慢性胃炎的常见临床表现。

该症始见于《丹溪心法·嘈杂》,其曰:"嘈杂,是痰因火动,治痰为先。姜炒黄连,入痰药,用炒山栀子、黄芩为君,南星、半夏、陈皮为佐,热多加青黛……肥人嘈杂,二陈汤少加抚芎、苍术、炒山栀子。"《景岳全书·嘈杂》定义嘈杂为:"嘈杂一证,或作或止,其为病也,则腹中空空,若无一物,似饥非饥,似辣非辣,似痛非痛,而胸膈懊憹,莫可名状,或得食而暂止,或食已而复嘈,或兼恶心,而渐见胃脘作痛。"《张氏医通·嘈杂》曰:"嘈杂与吞酸一类,皆由肝气不舒……中脘有饮则嘈,有宿食则酸。"嘈杂之证可见胃热肝火、脾胃虚弱、阴血亏虚等,早期医家多从痰火论治,但后世发现属脾胃不足、阴血亏虚者亦不少见。

明·程玠《松厓医径·嘈杂》曰:"嘈杂者,似饥不饥,似痛不痛,主心血虚少,痰火所扰,而有懊憹不自宁之况者是也。其证或兼嗳气,或兼痞满,或兼恶心,渐至胃脘作痛,痰火之为患也。"明·吴崑《医方考·嘈杂》曰:"嘈杂,火证也,而痰次之。终身嘈杂者,必夭天年。此胡云哉? 万物者,莫若火也",提出治疗痰因火动嘈杂、郁火嘈杂的痰火越鞠丸、加味三补丸两个丸药处方和一个汤方"二陈加黄连栀子汤"。

《景岳全书·嘈杂》将嘈杂分为火、痰、酸等所致,但总以脾不和或脾虚为本,提出了二陈汤、三圣丸、术连丸、六君子汤、金水六君煎等加减治疗嘈杂之患,曰"此证有火嘈,有痰嘈,有酸水浸心而嘈。大抵食已即饥,或虽食不饱者,火嘈也,宜兼清火。痰多气滞,似饥非饥,不喜食者,痰嘈也,宜兼化痰。酸水浸心而嘈者,戚戚膨膨,食少无味,此

---

① 五味:即五味子。

以脾气虚寒,水谷不化也,宜温胃健脾。又有误用消伐等药,以致脾胃亏损,血少嘈杂,中虚则烦杂不饥,脾弱则食不运化,此宜专养脾胃。总之,嘈杂一证,多由脾气不和,或受伤脾虚而然,所以治此者,不可不先顾脾气。"

明·张洁在《仁术便览》中对嘈杂的病因病机及治疗进行了论述,有一定的参考价值,谓"嘈杂是痰因火动,治痰为先。姜炒黄连、炒栀子、黄芩为君,南星、半夏、陈皮为佐,热多加青黛。嘈杂,此乃食郁有热,炒栀子、黄连、枳实不可无。肥人嘈杂,二陈汤少加抚芎,苍术、白术、栀子、姜五片,水煎服。眩晕嘈杂是火动其痰,又谓之心嘈。二陈汤加芩①、连②、栀子之类……五更时嘈杂,因人多思虑,以致血虚有痰。四物汤加香附、栀子仁、黄连、贝母、栝蒌仁。"

清·程钟龄《医学心悟·嘈杂》认为嘈杂主要是由于痰火扰动、脾虚挟痰所致,若治失其宜,可变为噎膈之患:"嘈杂者,躁扰不宁之貌,得食暂已,少顷复嘈。其中有挟痰与火者,则口燥、唇焦、脉滑数也,二陈汤加山栀、黄连之类。有脾虚挟痰者,则气促食少,脉小弱也,五味异功散主之。嘈杂之症,治失其宜,变为噎塞者众矣,可不慎乎?"

清·林珮琴《类证治裁·嘈症》论述更详,尤其对脾虚、阴血亏虚嘈杂的论治可资借鉴,如:"嘈症属胃,俗云心嘈,非也。其状似饥非饥,似痛非痛,脘中懊忄农不安,或兼嗳气痞闷,渐至吞酸停饮,胸前隐痛。丹溪谓皆痰火为患,或食郁有热。华岫云谓脾属阴主血,胃属阳主气。胃易燥,全赖脾阴和之;脾易湿,必赖胃阳以运之;合冲和之德,为后天生化之源。若胃过燥,则嘈杂似饥,得食暂止……治当以凉润养胃阴,如天冬、麦冬、玉竹、柏子仁、石斛、莲、枣之品。或稍佐微酸。如白芍、枣仁、木瓜之属……若胃有痰火……治宜清火……又有脾胃阳衰,积饮内聚,似酸非酸,似辣非辣,治宜温通,外台茯苓饮加减。但由脾虚,饮食不化,吐沫嗳腐,治宜健运,六君子汤加砂仁、鸡内金。或肝火作酸,左金丸。嘈杂醋心,吴茱萸汤。食后嗳腐,保和丸……血虚心嘈,宜地黄、白芍、天冬、麦冬、茯神、枣仁等。大抵脉洪数者多火,宜姜汁炒山栀、川连等。脉滑大者多痰,宜导痰汤加芩、栀③、竹茹等。脉沉弦者多郁,越鞠丸。又有过用消克药,饥不能食,精神渐减,异功散加白芍、红枣、莲子、枣仁。皆症所当审治者。"

四、嗳气

嗳气是胃中气体出咽喉所发出的声音,一般声长而缓,俗称"饱嗝""打饱嗝",是慢性胃炎常见的症状之一。外感六淫、饮食不节、痰火内扰、七情内伤等因素均可导致胃失和降,胃气上逆,发为嗳气。嗳气一症,多由脾胃不足、肝木横逆、胃气不和,或挟气、火、痰、食,致使胃气上泛而嗳气,此外肺气肃降不利、心气郁痹等亦可导致胃气失和发

---

① 芩:即黄芩,下同。
② 连:即黄连。
③ 栀:即栀子。

为嗳气,但该症总由胃气上逆而成,故和降胃气为其基本治法,可在此基础上再结合不同病因病机辨证治疗。

《黄帝内经》无嗳气之名,称为"噫",如《素问·宣明五气》曰:"五气为病,心为噫"《说文解字》解释噫为"饱食息也",指饱食或积食后,胃里的气体从嘴里出来并发出声音,也就是我们所谓的"嗳气"。嗳气之名,首见于《丹溪心法》:"嗳气,胃中有炎有痰""噫气吞酸,此系食郁有热,火气冲上,黄芩为君,南星、半夏、陈皮为佐,热多加青黛。"

在病机认识上,《黄帝内经》指出嗳气发生与心气失和,寒邪犯胃,胃气上逆等因素有关,嗳气作为伴随症状还可以出现在多个疾病过程中。如《素问·痹论》:"心痹者,脉不通……嗌干,善噫。"清·张琦《素问释义》解释为"噫为脾病而出于心,子传母也,火土之郁,气不得伸,则噫出之。"《灵枢·口问》谓:"寒气客于胃,厥逆从下上散,复出于胃,故谓噫。"《素问·阴阳别论》曰:"二阳一阴发病,主惊骇背痛,善噫善欠,名曰风厥。"

张机在《伤寒论》太阳兼变证的痞证中论及嗳气,其与痞证伴随出现,主要由于太阳误治,脾胃气伤,气与水、气与痰交阻,胃气上逆所致。《伤寒论·辨太阳病脉证并治》:"伤寒汗出,解之后,胃中不和,心下痞硬,干噫食臭,胁下有水气,腹中雷鸣,下利者,生姜泻心汤主之。""伤寒发汗,若吐,若下,解后,心下痞硬,噫气不除者,旋覆代赭汤主之。"《金匮要略·五脏风寒积聚病脉证治》曰:"上焦受中焦气未和,不能消谷,故能噫耳。"

《景岳全书》认为嗳气除痰火致病外,可由食滞、胃气虚寒等引起脾胃气滞所致。谓:"嗳气者,即〈内经〉之所谓噫也,此实脾胃之气滞,起自中焦而出于上焦,故经曰:上走心为噫也。据丹溪曰:嗳气,以胃中有痰有火,愚谓此说未必皆然。盖嗳气多由滞逆,滞逆多由气不行,气逆不行者,多寒少热,可皆谓之火耶? 故凡人之饮食太饱者,多有此证,及饮食不易消化者,亦有此证。但太饱作嗳者,此系实滞,治宜行气化食;食不消化,时多虚闷作嗳者,此系胃气虚寒,治宜温补。若痰火作嗳者,亦或有之,但停痰必以胃弱,胃弱多因无火,此当详辨脉证而酌治之也……丹溪曰:嗳气以胃中有痰有火,宜用半夏、南星、香附、软石膏、栀子、或汤或丸服。按此治必真有火邪者乃可用,否则恐滞于中而嗳愈甚。"

《证治准绳·诸呕逆门》全面评价了《黄帝内经》论治嗳气的认识,并总结为"火土之气郁而不得发",言:"〈内经〉所谓噫,即今所谓嗳气也。宣明五气论,以心为噫。痹论,以心痹者,脉不通,烦则心下鼓,暴上气而喘,嗌干善噫。至真要大论,以太阳司天,少阴之复,皆为哕噫。四时刺逆从论,刺中心,一日死,其动为噫。阴阳别论,二阳一阴发病,主惊骇背痛,善噫善欠,名曰风厥。脉解,(太阴)所谓上走心为噫者,阴盛而上走于阳明,阳明络属心,故曰上走心为噫也。此乃噫从心出者也。厥阴在泉,腹胀善噫,得后与气,则快然如衰。玉版论,太阴终者,善噫。〈灵枢〉云:足太阴是动病,腹胀善噫。又云:寒气客于胃,厥逆从下上散,复出于胃,故为噫。仲景谓上焦受中焦气未和不能消,是故能噫。(卫出上焦。)又云:上焦不归者,噫而作酸。(不归,不至也。上焦之气不至

基础篇

其部,则物不能传化,故噫而吞酸。)由是观之,噫者是火土之气郁而不得发,故噫而出。王注解心为噫之义,象火炎上,烟随焰出。如痰闭膈间,中气不得伸而嗳者,亦土气内郁也。仲景云:痞而噫,旋覆代赭汤主之。《本事方》心下蓄积,痞闷或作痛,多噫败卵气,枳壳散主之。丹溪云:胃中有实火,膈上有稠痰,故成嗳气。用二陈汤加香附、栀子仁、黄连、苏子、前胡、青黛、瓜蒌,或丸或汤服之。"

清·林珮琴《类证治裁·嗳气》曰:"嗳气,即《内经》所谓噫也。经言:脾病善噫。又言:寒气客于胃,厥逆从下上散,复出于胃,故为噫。后人因谓脾胃气滞,起自中焦,出于上焦。凡病后,及老人脾胃虚弱者多有之。故亦有肝气逆乘,嗳酸作饱,心下痞硬,噫气不除者。仲景谓胃虚。客气上升,必假重坠以镇逆,旋覆代赭汤。亦有肺气失降而作嗳者,苏子降气汤去桂,加杏仁、贝母之属。其胃虚气滞而作嗳者,十味保和汤。其胃寒气滞而作嗳者,和胃煎。其胃虚呕痰嗳气者,和胃二陈煎。其胃寒饮食难化,时作虚饱嗳气者,养中煎,或理中丸。如脾肾虚寒,命门火衰,浊阴不降,致痞满嗳气者,理阴煎加减。如胃有痰火嗳气者,星夏栀子汤。专由脾胃阳虚,中气为阴邪阻格者,和中为要,健脾散。若木来乘土,厥逆上干之气,非镇制不能遏也。"其论治及方药有一定的指导意义。

五、反酸(吐酸)

反酸,指泛吐酸水,又称泛酸或吐酸,是胃中酸水从胃经食管上反的症状。部分人会旋即咽下,又称为吞酸。反酸常与嗳气等症状兼见。反酸一般分为寒热两端,属热者,多由肝郁化热,胃失和降所致;因寒者,多因肝郁犯胃,脾胃虚弱而成,但总是"木气所致",所以治肝是基本治疗方法。

《黄帝内经》即有吐酸之名,且认为其证多属热,如《素问·至真要大论》曰:"诸呕吐酸,暴注下迫,皆属于热""……少阳之胜,热客于胃,烦心、心痛、目赤、欲呕、呕酸、善饥……"之论。宋·陈无择《三因极一病症方论·醋咽证治》云:"有饮在中脘则嘈,有宿食则吞酸,食后噫酸吞酸,皆宿食症。"隋·巢元方最先立"吞酸"病名,《诸病源候论》曰:"嗌醋者,由上焦有停痰,脾胃有宿冷,故不能消谷,谷不消则胀满而气逆,所以好嗌而吞酸,气息醋臭。"从上焦停痰和中焦宿冷论吞酸。

后世医家对吐酸主肝、主热者颇多。如金元·刘完素《素问玄机原病式·六气为病》认为:"酸者,肝木之味也,由火盛制金,不能平木,则肝木自盛,故为酸也。如饮食热,则易于酸矣。或言吐酸为寒者,误也。又如酒之味苦而性热,能养心火,故饮之则令人色赤气粗,脉洪大而数……,烦渴呕吐,皆热证也,其吐必酸,为热明矣。"强调吐酸是热邪犯胃所致。张元素《医学启源·吐酸》亦认同吐酸主热之说:"酸者,肝木之味也。由火实制金,不能平木,则肝木自甚,故为酸也。法宜湿药散之,亦犹解表之义也。使肠胃结滞开通,佛热散而和之。若久喜酸而不已,不宜温之,宜以寒药下之,后凉药调之,结散热去,则气和也。"

对于吐酸,朱震亨亦主热,所谓"吐酸之属于热者,与造酒相似,凉则甘,热则酸"。对于寒热之辨,有进一步评价。《丹溪心法·吞酸》:"吐酸,〈素问〉以为热,东垣又为寒,何也?吐酸是吐出酸。平时津液,随上升之气郁积而久,湿中生热,故从火化,遂作酸味,非热而何?其有郁之久,不能自涌而出,伏于肺胃之间,咯不得上,咽不得下,肌表得风寒则内热愈郁,而酸味刺心,肌表温暖,腠理开发,或得香热汤丸,津液得行,亦可暂解,非寒而何?〈素问〉言热,言其本也;东垣言寒,言其末也。"高鼓峰《四明心法·吞酸》则云:"凡为吞酸尽属肝木,曲直作酸也。河间主热,东垣主寒,毕竟东垣是言其因,河间言其化也。盖寒则阳气不舒,气不疏则郁而为热,热则酸矣;然亦有不因寒而酸者,尽是木气郁甚,熏蒸湿土而成也,或吞或吐。又有饮食太过,胃脘膜塞,脾气不运而酸者,是怫郁之极,湿热蒸变,如酒缸太甚则酸也。然总是木气所致。"

清·程杏轩《医述·吞酸》引李杲语,谓"吐酸者,甚则酸水浸其心,令上下牙酸涩,不能相对,以辛热疗之必减。酸者收气也,西方金旺也。寒水乃金之子,子能令母实,故用热剂泻其子,以泻肺之实。若以病机之法,作热攻之,误矣。杂病醋心,浊气不降,欲为中满,寒药岂能治乎?"可见李杲论吐酸主寒,与上述观点有所不同。张介宾认同李杲观点,在《景岳全书·吞酸》中说:"吐酸一证,在河间言其为热,在东垣言其为寒,……乃以东垣为是,而以河间为非也……"

明·王纶《名医杂著·枳术丸论》认为吐酸、吞酸有所不同,或湿中生热、或虚热内郁,但都以脾胃虚寒为本,治疗宜调补脾胃为主,谓"愚按前症吐酸吞酸,大略不同。吐酸者,湿中生热;吞酸者,虚热内郁。皆属脾胃虚寒,中传末症。故〈内经〉以为火者,指其病形而言也;东垣以为胃寒者,指其病本而言也。凡患此者,先当辨其吞吐,而治以固本元为主。若服寒凉,复伤胃气,则实实虚虚者矣。更审其脾气虚而饮食不能输化,浊气不能下降者,须用六君子汤补养脾胃为主,少佐越鞠丸以清中。故东垣先生云,邪热不杀谷。若误认为实热,而妄用寒凉,必变败症。"

清·李用粹《证治汇补·吞酸》曰:"大凡积滞中焦,久郁成热,则本从火化,因而作酸者,酸之热也;若客寒犯胃,顷刻成酸,本无郁热,因寒所化者,酸之寒也。"可见,吐酸不仅有热,而且亦有寒,并与肝、脾、胃相关。或热,或脾胃虚寒、寒湿内阻,或饮食积滞,最后多有肝气犯胃、从热化而为酸的病机过程。

在治疗方面,《丹溪心法·吞酸》曰:"吞酸者,湿热郁积于肝而出,伏于肺胃之间,必用食菜蔬自养。宜用炒吴茱萸,顺其性而苍术、茯苓为辅佐。冬月倍茱萸,夏月倍黄连,汤浸炊饼,丸如小丸吞之。仍教以食蔬菜自养,即安。"《景岳全书·吞酸》论"治吞酸吐酸,当辩虚实之微甚,年力之盛衰。实者可治其标,虚者必治其本。""凡胃气未衰,年质壮盛,或寒或食,偶有所积而为酸者,宜用行滞温平之剂,以二陈汤、平胃散、和胃饮之类主之。中气微寒者,宜加减二陈汤,或橘皮汤,甚者宜温胃饮。气微虚者,宜藿香安胃散。此皆治标之法也;脾胃气虚,及中年渐弱,而饮食减少,时见吞酸者,惟宜温补脾胃,以理中汤、温胃饮、圣术煎之类主之,切不可用清凉消耗等药。若虚在阴分,下焦不暖,而水邪上泛为酸者,宜用理阴煎最妙。"明·龚廷贤《寿世保元·吐酸》提出吐酸方药:属痰火郁气者,宜清郁二陈汤;郁结吐酸者,用茱连丸;气痰食热交阻者,用香蔻和中丸,脾气虚寒下陷者,用六君子汤等。

关于吐酸的预后,《证治汇补》谓"吞酸虽小疾,然可暂不可久,久而不愈,为噎隔反胃之渐。若脉两关俱弦者,尤宜慎防,以木来凌土故耳。"

六、恶心、呕吐

恶心是一种胃内不适,泛恶欲吐的自我感觉症状,常为呕吐的前驱感觉,是慢性胃炎的临床症状之一;呕吐是指胃失和降,气逆于上,胃中之物从口吐出的一种病证。一般以有物有声谓之呕,有物无声谓之吐,无物有声谓之干呕。呕与吐常同时发生,很难截然分开,故并称为呕吐。恶心、呕吐,可单独出现,更常合并出现,有谓"恶心为呕吐之渐,呕吐为恶心之极",所以临床多恶心、呕吐并称。《松厓医径·呕吐》曰:"呕吐恶心者,宜分气虚、血虚、痰火、伤食,不可妄治。经云:食顿出者名曰吐。食时欲呕不呕,欲吐不吐,名曰恶心。"两者不但是慢性胃炎等消化系统疾病的临床症状之一,还可见于其他多个系统疾病过程中,临证需仔细鉴别。

恶心、呕吐当分虚实辨证,一般而言暴病呕恶者,多属实邪所致,外邪犯胃、饮食积滞、肝胆之气犯胃、痰饮内扰等,治宜祛邪为主;如果久病、反复呕恶,多为正虚所致,如脾胃气虚、胃阴不足、脾肾阳虚等,治宜扶正为主。

《诸病源候论·呕哕病诸候》曰:"恶心者,由心下有停水积饮所为也……今脾虚则土气衰弱,不能克消水饮,水饮之气不散,上乘于心,复遇冷气所加之,故令火气不宣,则心里澹澹然欲吐,名为恶心也。""呕吐者,皆由脾胃虚弱,受于风邪所为也。若风邪在胃,则呕;膈间有停饮,胃内有久寒,则呕而吐。"

《丹溪心法·恶心》曰:"恶心有痰、有热、有虚,皆用生姜,随证佐药……恶心,欲吐不吐,心中兀兀,如人畏舟船,宜大半夏汤,或小半夏茯苓汤,或理中汤加半夏亦可。又胃中有热,恶心者,以二陈加生姜汁炒黄连、黄芩各一钱,最妙。"

《景岳全书·恶心嗳气》曰:"恶心证,胃口泛逆,兀兀不宁之病。凡恶心欲吐,口必流涎,咽之不下,愈咽愈恶,而呕吐继之,亦有不呕吐而时见恶心者。然此虽曰恶心,而实胃口之病,非心病也。此证之因,则有寒,有食,有痰饮,有秽气,有火邪,有阴湿伤胃,或伤寒、疟痢诸邪之在胃口者,皆得有之。若欲察之,但当察其虚实寒热则尽之矣。盖实邪恶心者,邪去则止,其来速其去亦速。虚邪恶心者,必得胃气大复,其病方愈。"

《黄帝内经》无恶心之说,凡呕吐证即其类也。《黄帝内经》对呕吐的病因论述颇丰,阐述了外感六淫、饮食所伤及胆气犯胃等均可引起呕吐,对肝、胆、脾在呕吐发生中的作

慢性胃炎的中西医结合治疗

用等都有论述,奠定了该病的理论基础。如《素问·举痛论》曰:"寒气客于肠胃,厥逆上出,故痛而呕也。"《素问·六元正纪大论》曰:"火郁之发,民病呕逆。"《素问·至真要大论》曰:"诸痿喘呕,皆属于上""诸呕吐酸,暴注下迫,皆属于热""燥淫所胜,……民病喜呕,呕有苦""厥阴司天,风淫所胜,……食则呕""久病而吐者,胃气虚不纳谷也"。

张机对呕吐的阐发甚详,从病名、病因、病机、辨证论治到治法禁忌等都有异常丰富的发挥,甚至指出呕吐有时是机体排除胃中有害物质的反应,为后世医家论治呕吐奠定了坚实的基础。《伤寒论》中涉及呕吐的条文有七十余条,《金匮要略》有"呕吐哕下利病脉证"专篇。如"伤寒五六日,中风,往来寒热,胸胁苦满,嘿嘿不欲饮食,心烦喜呕……小柴胡汤主之""呕而发热者,小柴胡汤主之""太阳与少阳合病,自下利者,与黄芩汤;若呕者,黄芩加半夏生姜汤主之""食谷欲呕,属阳明也,吴茱萸汤主之""诸呕吐,谷不得下者,小半夏汤主之""干呕,吐逆,吐涎沫,半夏干姜散主之""诸呕吐,谷不得下者,小半夏汤主之""呕而肠鸣,心下痞者,半夏泻心汤主之"。张机治疗呕吐之法涵盖汗、吐、下、和、温、清、利等诸法,创制代表方剂如小半夏汤、吴茱萸汤、理中汤、小柴胡汤、大柴胡汤、半夏泻心汤、四逆汤、五苓散等。这些方剂配伍精当,疗效肯定,至今仍为后世医家所习用。此外,《金匮要略·呕吐哕下利病脉证治》中还告诫"夫呕家有痈脓,不可治呕,脓尽自愈",意即不必见呕止呕,而应当治病求源。

宋·陈无择《三因极一病证方论》指出"呕吐虽本于胃,然所因亦多端,故有寒热饮食血气之不同,皆使人呕吐",如"病者胃中寒,心下澹澹,四肢厥冷,食即呕吐,名曰寒呕",治予四逆汤、生硫黄丸;"病者胃中挟热烦躁,聚结涎沫,食入即吐,名曰热呕",治予小柴胡汤;"患者素盛今瘦,肠中沥沥有声,食入即吐,食与饮并出,名曰痰呕",治予大半夏汤、茯苓泽泻汤;"病者胸腹胀闷,四肢厥冷,恶闻食臭,食入即呕,朝食暮吐,暮食朝吐,名曰食呕",治予大养胃汤、治中汤;"病者心下满,食入即呕,血随气出,名曰血呕",治予茯苓汤、当归汤;"病者心膈胀满,气逆于胸间,食入即呕,呕尽却快,名曰气呕",治予茱萸人参汤、藿香汤。其论治及方药对后人亦有一定借鉴。

《景岳全书·呕吐》谓:"呕吐一证,最当详辨虚实。实者有邪,去其邪则愈;虚者无邪,则全由胃气之虚也。所谓邪者,或暴伤寒凉,或暴伤饮食,或因胃火上冲,或因肝气内逆,或以痰饮水气聚于胸中,或以表邪传里,聚于少阳、阳明之间,皆有呕证,此皆呕之实邪也。所谓虚者,或其本无内伤,又无外感,而常为呕吐者,此即无邪,必胃虚也。或遇微寒,或遇微劳,或遇饮食少有不调,或肝气微逆,即为呕吐者,总胃虚也。凡呕家虚实,皆以胃气为言。"

清·程钟龄《医学心悟》曰:"呕者……吐者……干呕。东垣以此三者皆因脾胃虚弱,或寒气所客,或饮食所伤,以致气逆而食不得下也。香砂二陈汤主之。然呕吐多有属火者,经云:食不得入,是有火也;食入反出,是有寒也。若拒格饮食,点滴不入者,必用姜水炒黄连以开之,累用累效。至于食入反出,固为有寒,若大便闭结,须加血药以润之。润之不去,宜蜜煎导而通之。盖下窍开,上窍即入也。其有因脾胃虚弱而吐者补中为主,理中汤。其有因痞积滞碍而吐者,消积为主,和中丸。若命门火衰不能生土者补火为主,八味丸。复有呃逆之症,气自脐下直冲上,多因痰饮所致,或气郁所发,扁鹊丁香散主之。若火气上冲,橘皮竹茹汤主之。至于大病中见呃逆者,是谓土败木贼,为胃绝,多难治也。"

清·叶桂《临证指南医案·呕吐》(华岫云按语):"今观先生之治法。以泄肝安胃为纲领。用药以苦辛为主,以酸佐之。如肝犯胃而胃阳不衰有火者,泄肝则用芩、连、楝之苦寒。如胃阳衰者,稍减苦寒,用苦辛酸热。此其大旨也。若肝阴胃汁皆虚,肝风扰胃呕吐者,则以柔剂滋液养胃,熄风镇逆。若胃阳虚,浊阴上逆者,用辛热通之,微佐苦降。若但中阳虚而肝木不甚亢者,专理胃阳,或稍佐椒梅。若因呕伤,寒郁化热,劫灼胃津,则用温胆汤加减。若久呕延及肝肾皆虚,冲气上逆者,用温通柔润之补下焦主治。若热邪内结,则用泻心法。若肝火冲逆伤肺,则用养金制木,滋水制火。总之治胃之法,全在温通,虚则必用人参,药味皆属和平。至于治肝之法,药味错杂。或寒热互用,或苦辛酸咸并投。盖因厥阴有相火内寄,治法不得不然耳。但观仲景乌梅丸法,概可知矣。案辑六十有余,大半皆由肝邪为患。非先生之卓识,安能畅发此理乎哉。"

七、反胃

反胃,又称"胃反""翻胃",是指饮食入胃,不能运化腐熟,由胃反出的病症,慢性胃炎患者可见反胃。该病多因饮食不当,饥饱无时,恣食生冷,损伤脾阳,或忧愁思虑,损伤肝脾,或房室劳倦,损伤脾肾,导致脾阳虚寒,不能腐熟水谷,饮食不化,停滞胃中,终至尽吐而出。

"反胃"病名首见于《金匮要略·呕吐哕下利病脉证治》:"以发其汗,令阳微,膈气虚,脉乃数,数为客热,不能消谷,胃中虚冷故也。脉弦者,虚也,胃气无余,朝食暮吐,变为胃反""趺阳脉浮而涩,浮则为虚,涩则伤脾,脾伤则不磨,朝食暮吐,暮食朝吐,宿谷不化,名曰胃反。脉紧而涩,其病难治"指出该病主要病机是脾胃两虚,不能消磨腐熟水谷,导致上出而吐,形成以朝食暮吐、暮食朝吐为特点的反胃之患。治疗方面提出"胃反呕吐者,大半夏汤主之""胃反,吐而渴欲饮水者,茯苓泽泻汤主之"。宋·《太平圣惠方·治反胃呕哕诸方》记载"反胃"之病名:"夫反胃者,为食物呕吐,胃不受食,言胃口翻也。"明·龚廷贤记录"翻胃"之病名,《万病回春·翻胃》曰:"夫膈噎翻胃之症,皆由七情太过而动五脏之火,熏蒸津液而痰益盛,脾胃渐衰,饮食不得流行,为膈,为噎,为翻胃也。"

对于反胃的病因病机,张机认为脾胃虚寒者多见,王太仆注《黄帝内经》曰:"食不得入,是有火也;食入反出,是无火也",后世医家持类似观点者甚众。宋·《圣济总录·呕吐门》曰:"得食则呕,而又有朝食暮吐,暮食朝吐者;有食已即吐者……食不得入,是有火也,病呕而吐。食久反出,是无火也……虽治法有冷热虚实之别,要当以安其胃气为本。使阴阳升降平均。"清·林珮琴《类证治裁·噎嗝反胃论治》论述了噎嗝与反胃的鉴别,认为反胃乃胃阳不足所致,谓"噎者咽下梗塞,水饮不行,食物难入,由痰气之阻于上也。嗝者胃脘窄隘,食下拒痛,由血液之槁于中也。反胃者,食入反出,完谷不化,由胃阳之衰于下也。"清·刘仕廉《医学集成·反胃》曰:"反胃之证,有随食随吐,有朝食暮吐。人以为病在胃也,而不知病在肾。肾水虚,不能润喉,因喉燥而吐。肾火虚,不能温脾,因脾寒而吐。凡治反胃,必先治肾,肾水相济,则上可转挽,下易运化。肾火熏蒸,则釜底有薪,水谷具熟,否则肾冷而脾益寒,胃不受食,必上涌而吐矣。"指出反胃一症,其病与肾相关,提出八仙长寿丸、八味地黄汤等治疗。

清·陈士铎《辨证录·翻胃门》分析了食入即吐和食久始吐的病机异同,认为反胃的脾胃阳虚实乃命门火衰所致,治宜急补肾中之火,兼济之以水,谓"人有朝食暮吐,或暮食朝吐,或食之一日至三日而尽情吐出者,虽同是肾虚之病,然而有不同者:一食入而即吐,一食久而始吐也。食入而即吐者,是肾中之无水;食久而始吐者,乃肾中之无火也。盖脾胃之土,必得命门之火以相生,而后土中有温热之气,始能发生以消化饮食。倘土冷水寒,结成冰冻,则下流壅积,必返而上越矣。"

此外,亦有学者主痰饮瘀浊致病,如隋·巢元方《诸病源候论·脾胃病诸候》言:"荣卫俱虚,其血气不足,停水积饮在胃脘则脏冷,脏冷则脾不磨,脾不磨则宿谷不化,其气逆而成胃反也。"清·张锡纯首提反胃可由癌邪凝聚导致,在其《医学衷中参西录·论胃病噎嗝治法及反胃治法》中曰:"然即愚平生经验以来,反胃之证原有两种,有因幽门生癌者;有因胃中虚寒兼胃气上逆、冲气上逆者。"

对于反胃的治疗,历代医家论述甚丰,临证以温脾养胃、温下焦以助中焦等为基本之法。元·程杏轩《医述·噎嗝反胃》曰:"治反胃,当辨新久,及所致之因。或酷饮无度,伤于酒湿;或纵食生冷,败其真阳;或七情忧郁,竭其中气。无非伤损胃气而然。必以扶助正气,健脾养胃为主。但新病胃气未坏,饮食未消,则当兼去其滞;逆气未调,则当兼解其郁。若病久体弱,则当专用温补,不可妄行峻利,重伤胃气。"

元·朱震亨《金匮钩玄》引戴思恭语,曰:"翻胃有四:血虚、气虚、有热、有痰。血虚者,脉必数而无力;气虚者,脉必缓而无力;气血俱虚者,则口中多出沫,但见沫大出者,必死;有热者,脉数而有力;有痰者,脉滑数;两者可治。血虚者,四物为主。气虚者,四君子为主。热以解毒为主。痰以二陈为主。"

明·张介宾《景岳全书·杂证谟·反胃》云:"……虚在中焦,而食入反出者,宜五君子煎、理中汤、温胃饮、圣术煎之类主之。若胃虚甚者,宜四味回阳饮,或黄芽丸主之。若兼寒痰者,宜六君子汤,或理中化痰丸之类主之。或水泛为痰者,宜金水六君煎主之。若胃不甚寒,而微虚兼滞者,宜五味异功散主之。虚在下焦而朝食暮吐或食入久而反出者,其责在阴,非补命门以扶脾土之母,则火无以化,土无以生,亦犹釜底抽薪,不能腐熟水谷,终无济也。宜六味回阳饮或人参附子理阴煎,或右归饮之类主之。此屡用之妙法,不可忽也。"

基础篇

清·黄元御《四圣心源·反胃根原》认为"反胃者,阳衰土湿,下脘不开也",治疗推崇"仲景《金匮》于反胃呕吐,垂大半夏之法,补中降逆而润肠燥,反胃之圣方也。若与茯苓四逆合用,其效更神矣。"

清·陈士铎《辨证录·翻胃门》曰:"治法宜急补肾中之火……济之以水,毋论火得水而益生,而水亦得火而更生。水火既济,自然上下流通,何至有翻胃之疾哉。方用两生汤:肉桂(二钱),附子(一钱),熟地(二两),山茱萸(一两),水煎服。一剂而吐减半,再剂而吐更减,连服四剂则吐止矣,服十剂而全愈也。"

另外,历代治疗反胃单方验方颇多,常用赤石脂、代赭石等质重沉降、收涩之药配伍为用。如宋·王怀隐等编撰的《太平圣惠方·治反胃呕哕诸方》中所载的重用单味赤石脂的赤石脂圆方。张锡纯治冲胃气逆时皆重用龙骨、牡蛎、半夏、赭石诸药以降之、镇之、敛之之法等可资参考、借鉴。

八、呃逆

慢性胃炎患者临床可以见到呃逆连连,故其亦可归属于中医学"呃逆"范畴。

呃逆是指气逆上冲,喉间呃呃连声,声短而频,令人不能自止的病证。该病证古称"哕""哕逆"。《黄帝内经》首先提出该病病位在胃,与肺有关,病因病机与寒气导致气逆相关。如《素问·宣明五气》:"胃为气逆为哕。"《灵枢·口问》曰:"谷入于胃,胃气上注于肺。今有故寒气与新谷气,俱还入于胃,新故相乱,真邪相攻,气并相逆,复出于胃,故为哕。补手太阴,泻足少阴。"同时提出了简单的干预方法,如《灵枢·杂病》谓:"哕,以草刺鼻,嚏,嚏而已;无息,而疾迎引之,立已;大惊之,亦可已。"

隋·巢元方《诸病源候论·呕哕病诸候》曰:"脾胃俱虚,受于风邪,故令新谷入胃,不能传化,故谷之气与新谷相干,胃气则逆,胃逆则脾胀气逆,因遇冷折之,则哕也。"

该病证自唐末以来,有以咳逆为哕,有以干呕为哕,亦有以噫气为哕者,至张介宾才有了明确的区分,并指出呃逆与胃火上冲有关,其论治及方药颇详,如《景岳全书·呃逆》曰:"哕者,呃逆也,非咳逆也,咳逆者咳嗽之甚者也,非呃逆也;干呕者无物之吐即呕也,非哕也;噫者饱食之息即嗳气也,非咳逆也。后人但以此为鉴,则异说之疑可尽释矣。"亦曰:"皆其胃中有火,所以上冲为呃。"并提出其治疗"凡杂证之呃,虽由气逆,然有兼寒者,有兼热者,有因食滞而逆者,有因气滞而逆者,有因中气虚而逆者,有因阴气竭而逆者,但察其因而治其气,自无不愈;寒滞为呃者……但去其蔽抑之寒,而呃自止,宜橘皮汤、〈三因〉丁香散,或二陈汤加生姜五七片……若寒之甚者,浆水散,或四逆汤;胃火为呃者……但降其火,其呃自止,惟安胃饮为最妙;气逆为哕而兼胀闷者,宜加减二陈汤加乌药,或〈宝鉴〉丁香柿蒂散;食滞而呃者,宜加减二陈加山楂、白芥子、乌药之属;中焦脾胃虚寒,气逆为呃者,宜理中加丁香汤,或温胃饮加丁香……呃逆证,凡声强气盛而脉见滑实者,多宜清降;若声小息微而脉见微弱者,多宜温补。"

明·龚廷贤《寿世保元·呃逆》谓:"发呃者。气逆上冲而作声也。一名呃逆。因气逆奔急上行作呃发声。有数者不同。不可不辨",其治疗方药为:"有胃虚膈热者,宜橘皮竹茹汤。有胃虚寒者,宜丁香柿蒂汤。有肾气虚损,阴火上冲者,宜六味地黄丸。有中气不足者,脉虚数,气不相续而发呃者,宜补中益气汤加生姜、炒黄柏以降虚火,或少加附子,服之立愈。有阳明内实,失下而发呃者,宜六一顺气汤下之。有渴而饮水太过,成水结胸而又发呃者,宜小陷胸汤,或用小青龙汤去麻黄加附子,治水寒相搏发呃,大妙。"

清·何梦瑶《医碥·呃逆》曰:"即《黄帝内经》所谓哕,气自下冲上而呃呃作声也。《经》谓:诸逆冲上,皆属于火。然必有所闭遏乃然,有为寒气所闭者,有为热气所闭者,有为水饮痰食及血,诸有形之物所闭者。""伤寒吐汗下后,与泻利日久误服寒凉者,理中汤。产后,丁香散。伤寒热病,便燥脉数,承气汤。气为寒闭,未郁成热者,柿钱散、丁香柿蒂散、羌活附子汤。气逆而虚者,陈皮竹茹汤。痰饮者,二陈汤、导痰汤加姜汁、竹沥。阳虚自汗者,参附汤。阴虚火炎者,参附煎汤下大补阴丸。偶然呃一二日不止者,木香调气散。"

清·林珮琴《类证治裁·呃逆》曰:"呃逆症,气逆于下,直冲于上,作呃忒声,由肺胃气不主降,肝肾气不主吸故也……今谓之呃,其症因寒火痰食,以及伤寒、吐利、病后、产后多有之。举其纲,则寒呃、热呃、虚脱呃,三者括之而已。寒呃宜温宜散,寒去而气自舒;热呃宜降宜清,火静而气自平;古方用柿蒂,取其苦温降逆……济生加丁香、生姜,取其开郁散痰,乃从治之法。虚脱呃则非大补真元,必难镇摄也。其寒滞为呃者,阴凝浊逆,丁香散、二陈汤、橘皮干姜汤……其胃火为呃者,脉实便坚,安胃饮。其胃虚为呃者,虚阳上逆,橘皮竹茹汤、旋覆代赭汤……其气逆作呃者,肝邪乘胃,旋覆代赭汤加降香。其痰滞为呃者,饮停气阻,丁香二陈汤。其食滞为呃者,腹痛嗳腐,养胃汤去蔻①、附②、肉果,或大和中饮去干姜、泽泻……"

清·李用粹《证治汇补·呃逆》曰:"有久病胃虚者;有伤寒失下者;有痰结于上,火起于下,痰火相搏者;有胃弱阴虚,木挟火势,上凌胃土者;有过服寒凉,胃寒而得者;有水停食郁,气逆而得者;有恚怒郁热者;有单衣着寒者……治当降气化痰和胃为主.随其所感而用药。气逆者,疏导之。食停者,消化之。痰滞者,涌吐之。热郁者,清下之。血瘀者,破导之。若汗吐下后,服凉药过多者,当温补。阴火上冲者,当平补。虚而挟热者,当凉补……主以二陈汤,平人气呃,加枳壳、莱菔子。食呃,加山楂、麦芽。痰火,加山栀、黄连。水气,加猪苓、泽泻。胃虚,加人参、白术。胃寒,加丁香、炮姜。伤寒失下,主以承气汤。顽痰,可吐,主以瓜蒂散。气不归原,主以八味丸。古方用柿蒂者,取其苦温能降滞气也。"

---

① 蔻:即草蔻仁。
② 附:即附子。

九、梅核气

梅核气,因患者咽喉部有异物感,其发如梅核窒碍咽喉,故名。该病以咽中如有物阻塞、咯之不出、咽之不下、时发时止为主要表现,临床以咽喉异物感,但不影响进食为特征。慢性胃炎患者临床可见到咽喉不舒及如有物感,故可归属于中医学"梅核气"范畴。

梅核气多因情志不遂,肝气郁滞,痰气互结,停聚于咽所致,故多认为是郁病之痰气郁结证。古文献所见"梅核气"主要病机有两端:① 痰气郁结,咽喉不利;② 肝郁气滞,咽喉不利。辨证分型以肝气郁结型和脾虚痰聚型为主。由于肝气郁结者,患者常精神抑郁,多虑多疑,可伴胸闷胁胀,心烦易怒,喜太息等。脾虚痰聚者,喉中痰多,肢倦纳呆,脘腹胀满,头晕头沉等。基本治则为疏肝解郁,散结除痰。

张机在《金匮要略·妇人杂病脉证并治》中有"妇人咽中如有炙脔,半夏厚朴汤主之"当属此疾,半夏厚朴汤亦为后世医家治疗梅核气的基础方剂之一。唐·孙思邈《备急千金要方》云:"咽中帖帖如有炙肉,吐之不出,吞之不下,即所谓咽中如有炙脔也,俗名梅核气。盖因内伤七情,外伤寒冷所致,宜用金匮半夏厚朴汤主之,即半夏,厚朴,苏叶,茯苓,生姜煎也。"

明·程玠《松厓医径》曰:"梅核气者,咯之不出,咽之不下,乃厉痰也,此积热过甚使然。秘传加味二陈汤,陈皮、半夏、茯苓、甘草、黄芩、枳壳、苏子、桔梗、浓朴、肉桂(少许)。上细切,用水两盏,姜三片,枣一枚煎。临服姜汁磨木香服之。"

明·龚廷贤《万病回春·梅核气》曰:"梅核为病,大抵因七情之气郁结而成。或因饮食之时,触犯恼怒,遂成此症。唯妇人女子患此最多。治宜开郁顺气、利膈化痰清肺为主。加味四七汤,治七情之气结成痰气,状如梅核;或如破絮在咽喉之间,咯不出、咽不下;或中脘痞满,气不舒快;或痰涎壅盛,上气喘急;或因痰饮,恶心呕吐;此药最妙,功不尽述。白茯苓(去皮)、川浓朴(去皮,姜炒)、苏梗、半夏(姜汁炒)、广橘红、青皮、枳实、砂仁、南星(姜汁炒)、神曲(炒,各一钱)、白豆蔻、槟榔、益智仁(各五分),上锉一剂,生姜五片,水煎临卧服。"

明·龚信《古今医鉴·梅核气》曰:"梅核气者,窒碍于咽喉之间,咯之不出,咽之不下,有如梅核之状是也。始因喜怒太过,积热蕴隆,乃成厉痰郁结,致斯疾耳。治宜导痰开郁,清热顺气,如陈皮、半夏、香附、川芎、山栀、黄芩、枳壳、苏子之类是也。如老痰凝结不开,以咸能软坚立药,海石、立明之类是也。"并提出"加味四七汤,治梅核气证,妙不可述",以及加味二陈汤、行气散等方药。

清·吴谦治疗梅核气亦首推张机的半夏厚朴汤,或四七汤,其《医宗金匮要略注》:"咽中如有炙脔,谓咽中有痰涎,如同炙肉,咯之不出,咽之不下者,即今之梅核气病也。此病得于七情郁气,凝涎而生。故用半夏、厚朴、生姜,辛以散结,苦以降逆,茯苓佐半夏，以利饮行涩，紫苏芳香，以宣通郁气，俾气舒涩去，病自愈矣。此证男子亦有，不独妇人也。""妇人咽中如炙脔，或如梅核结咽间，半夏厚朴汤最效，半朴苏茯姜引煎。""四七汤，治七情过节，七气病生，郁结生痰，如絮如膜，凝结喉间，咯之不尽，咽之不下，名曰梅核气。日久不愈，变生噎膈，上吐涎沫，下秘二便也。宜用此平和之剂，即半夏，茯苓，厚朴，紫苏叶也。胸腹中气不快，加橘皮，甘草，香附，亦治妇人一切气病。"

治疗篇

第四章 慢性胃炎的现代医学治疗

第一节 慢性胃炎的治疗原则与策略

慢性胃炎是各种病因导致的胃黏膜慢性炎症性疾病。一般认为,可能的致病因素包括 Hp 感染、吸烟、饮酒、食物刺激或过敏、十二指肠液反流、药物性损伤、遗传、免疫和辐射等。其中,Hp 感染是慢性胃炎最主要病因之一。根据病因,从 Hp 感染与否分类,慢性胃炎可分为 Hp 感染性胃炎和非 Hp 感染性胃炎两大类。部分慢性胃炎患者可无明显临床表现。有症状的患者可表现为中上腹痛、胃纳差、嗳气、恶心等非特异性消化不良的症状。部分患者由于胃黏膜糜烂严重,可能表现为消化道出血;病程长者可有缺铁性贫血等胃外表现。

慢性胃炎的诊断主要有赖于胃镜检查和组织病理学检查。悉尼分类根据胃镜所见将慢性胃炎分为七类:充血渗出性胃炎、平坦糜烂性胃炎、隆起糜烂性胃炎、萎缩性胃炎、出血性胃炎、皱襞增生性胃炎和反流性胃炎。操作技术因素可能造成一定程度的诊断差异。组织病理学检查能够判断胃炎程度,排查早期恶性疾病,对慢性胃炎诊断建立尤为重要。但操作因素、活检部位及病理医师主观判断均可能影响诊断。X 线钡餐、血清胃泌素测定、自身抗体测定、Hp 测定等也可在一定程度上辅助诊断。

慢性胃炎的治疗应当遵循个体化原则。慢性非萎缩性胃炎,若无症状且 Hp 阴性可以改变生活习惯为主,无须特殊治疗。有症状者可对症治疗,改善生活质量。慢性胃炎伴 Hp 阳性者应行 Hp 根除治疗。慢性萎缩性胃炎,尤其严重的慢性萎缩性胃炎或伴有上皮内瘤变者有恶变可能,应积极治疗,定期随访。

调整饮食与生活习惯是慢性胃炎整体治疗的基础。不良的饮食与生活习惯是慢性胃炎的主要诱发因素之一,提示临床上可通过规避饮食及生活习惯方面的危险因素来减少慢性胃炎的发生。多因素回归分析显示大量吸烟、酗酒、不按时吃饭、偏爱热食、经常暴饮暴食是慢性胃炎患者发病的危险因素;爱吃水果则是慢性胃炎的保护性因素。膳食结构不合理是慢性胃炎的高危因素之一,粗粮、蛋类、果蔬、奶制品摄入不足者易发慢性胃炎;畜肉类食物摄入过多可能会提高慢性胃炎发病的风险。以胃痛为主要临床表现的慢性胃炎患者中,喜生冷寒凉食物是首要危险因素。其他高危因素包括酸味食物、咸鲜味食物、饮酒、零食、浓茶咖啡、偏食、进食剩饭剩菜等。以腹胀为主要临床表现的慢性胃炎患者中,发病危险因素主要包括生冷寒凉、高温烫食、干硬食物、烧烤食品、素食、甜食、饮酒、煎炸食品等。进餐不定时及进食过快时慢性胃炎的发病风险也颇高。喜食热烫食物者更易发生胃黏膜糜烂。此外,长期大量服用引起胃黏膜损伤的药物如NSAIDs 等也可导致慢性胃炎。因此,若无明确用药指征,应当避免非必要情况下滥用NSAIDs 药物。慢性胃炎患者还应当避免过多饮用咖啡、大量饮酒和长期大量吸烟。个体化饮食及行为干预可提高慢性胃炎治疗效果,促进患者养成良好的饮食、行为习惯,提高生活质量。

焦虑和抑郁状态也是慢性胃炎的高危因素之一。慢性胃炎患者中伴焦虑状态的发生率可达 40％以上,伴抑郁状态的发生率 50％以上,同时伴抑郁和焦虑状态的发生率亦可达到 30％。伴发焦虑、抑郁状态的慢性胃炎患者更易伴发 Hp 感染。此外,伴焦虑和(或)抑郁状态的慢性胃炎患者消化道症状(如腹胀、腹痛、嗳气、早饱、恶心等)也更为明显。大量研究显示,柴胡疏肝散、逍遥散等疏肝理气中药联合氟哌噻吨美利曲辛片等抗抑郁焦虑药物治疗慢性浅表性胃炎伴抑郁疗效肯定,可改善临床症状,缓解抑郁程度,提高患者的生活质量。因此,对于伴有焦虑和抑郁状态的慢性胃炎患者,在常规治疗基础上进行心理干预,必要时辅以药物治疗,有助于缓解症状,改善生活质量。

慢性胃炎的药物治疗主要包括病因学治疗和对症治疗。其中,病因学治疗是慢性胃炎治疗方案中极其重要的环节。

一、病因学治疗

Hp 感染是慢性胃炎最主要病因。此外,Hp 感染也是消化性溃疡、胃黏膜相关淋巴组织淋巴瘤(MALT)的主要病因,与胃癌的发生也有密切关系。目前我国人群中 Hp 感染高达 50％～70％。慢性胃炎确诊 Hp 阳性者,如无明确禁忌证,无论有无症状、并发症,均应行 Hp 根除治疗。根据我国第五次 Hp 感染处理共识,Hp 相关胃炎治疗目前推荐采用铋剂四联 Hp 根除方案,即质子泵抑制剂(PPI)＋铋剂＋两种抗菌药物,疗程为 10 天或14 天。有研究显示,中药治疗(如半夏泻心汤、藿朴夏苓汤、乌芍散、左金丸、清利化浊方等)辅助 Hp 根治结合常规四联 Hp 方案可能提高 Hp 根治率。此外,有学者提出,双歧杆菌四联活菌片联合常规 Hp 根治方案可能提高 Hp 根治率。Hp 根除治疗后应在合理的检查时间窗常规复查 Hp,评估 Hp 根除治疗的效果。Hp 诊断方法包括侵入性方案(如快速尿素酶试验、组织学检查、黏膜涂片革兰氏染色、微需氧培养、PCR 等)和非侵入性方案(如呼气试验、粪便 Hp 抗原试验、血清 Hp 抗体检测等)。其中,治疗后评估最常采用的是尿素呼气试验。PPI、硫糖铝等药物均可能影响检测结果,故评估应在治疗完成停药至少 4 周后进行。治疗失败可能的原因包括患者依从性欠佳、感染菌株耐药、细胞色素 P450 基因多态性等。治疗失败后易产生继发耐药,影响再次治疗的疗效。再次治疗应针对失败原因进行个体化评估,必要时药敏试验可有助于选择敏感抗生素。

胆汁、乙醇等损伤是慢性胃炎的病因之一。胃黏膜长期暴露于胆汁、乙醇等化学物质引起的胃炎称为化学反应性胃病（胃炎），其中胆汁反流是化学反应性胃病的常见病因。幽门括约肌功能不全导致胆汁反流入胃，削弱、破坏胃黏膜屏障功能，使胃黏膜更容易受到酸性消化液的损伤，发生炎性反应、糜烂、出血，甚至上皮化生等病变。动物实验显示，长期胆汁反流可引起胃黏膜萎缩性改变，原因可能是胆汁反流减少黏膜保护因子前列腺素 E_2（PGE_2）等的分泌，损伤胃黏膜防御功能，引起胃肠内分泌激素失调。促动力药包括盐酸伊托必利、莫沙必利、多潘立酮等，可加速消化道蠕动，促进廓清作用，有效防止或减少胆汁反流。铝碳酸镁制剂可以结合胆酸，增强胃黏膜屏障功能，从而减轻或消除胆汁反流所致的胃黏膜损伤。因此，伴胆汁反流的慢性胃炎可应用促动力药和（或）具有结合胆酸作用的胃黏膜保护剂。

药物损伤是另一种常见的化学性损伤因素。长期口服 NSAIDs 如阿司匹林、对乙酰氨基酚、吲哚美辛、双氯芬酸、布洛芬等药物，抗血小板药物如氯吡格雷等可损伤胃黏膜，引发慢性胃炎。此类患者建议充分评估原发疾病，必要时停药。原发疾病不允许停药者，应当戒烟戒酒，以清淡易消化的饮食为主，减少危险因素的叠加和发生，并应采用抑酸[PPI、H_2 受体拮抗剂（H_2RA）]、保护胃黏膜治疗（瑞巴派特片等）。Hp 阳性患者长期应用阿司匹林和氯吡格雷时，上消化道出血发生风险增加，以出血性胃炎居多。因此，原发疾病不允许停药者还应行 Hp 检查，阳性者进行 Hp 根除治疗，同时应加强抑酸和胃黏膜保护治疗。目前普遍认为，PPI 是预防、治疗 NSAIDs 相关胃黏膜损伤的首选药物。此外有研究显示，瑞巴派特片等胃黏膜保护制剂联用 PPI 可增强治疗效果，促进糜烂胃黏膜愈合。

二、对症治疗

慢性胃炎症状常不典型，可表现为腹痛、反酸、胃灼热、嗳气、恶心、呕吐等非特异性消化不良的症状。以腹痛和反酸、胃灼热等为主要症状者，可根据病情或症状严重程度选用胃黏膜保护剂、抗酸剂、H_2RA 或 PPI 等抑酸剂。以腹胀、恶心、呕吐等为主要症状者，可选用促动力药。餐后腹胀明显者，可选用消化酶制剂。有消化不良症状且伴明显精神心理因素的慢性胃炎患者可在上述治疗的基础上加用抗抑郁药或抗焦虑药，有助于舒缓患者情绪，改善患者生活质量，增加疗效。此外，中医药治疗在慢性胃炎的整体治疗中具有重要作用。

胃黏膜保护剂主要包括枸橼酸铋钾、胶体果胶铋等铋剂，前列腺素（及其衍生物）及吉法酯、铝碳酸镁、瑞巴派特片、硫糖铝等其他类胃黏膜保护剂，可通过不同途径保护胃黏膜屏障，促进胃黏膜糜烂面愈合。

胃酸是胃黏膜糜烂、腹痛、胃灼热等症状的主要原因，抗酸或抑酸治疗对促进糜烂面愈合、消除上述症状有效。抗酸剂为无机弱碱性物质，主要包括碳酸氢钠、碳酸钙、氧化镁、氢氧化铝、三硅酸镁等,能中和过多的胃酸,降低胃蛋白酶分解胃壁蛋白的能力,减弱或解除胃酸对胃黏膜糜烂面的腐蚀和刺激作用,有利于糜烂面愈合。抗酸剂起效迅速,但作用时间相对较短。

抑酸剂主要是抑制胃酸分泌,其作用时间持久且效果显著,主要包括 H_2RA 和 PPI。H_2RA 可选择性结合壁细胞表面 H_2 受体,阻断 H_2 受体,抑制胃酸分泌,代表药物有西咪替丁、雷尼替丁、法莫替丁等。PPI 可以抑制壁细胞分泌氢离子的关键酶 H^+-K^+-ATP 酶(质子泵)的活性,有效减少胃酸分泌,且作用时间长,抑酸效果优于 H_2RA。目前临床使用的 PPI 包括奥美拉唑、兰索拉唑、泮托拉唑、雷贝拉唑、埃索美拉唑等。PPI 代谢与细胞色素 P450 有关,应遵循个体化原则,长期服用 PPI 者应全面评估获益和风险。两者均可显著降低胃腔内 H^+ 浓度,提高胃内 pH,减轻 H^+ 弥散至胃黏膜,为胃黏膜的炎症修复创造有利条件。此外,抑酸剂还可通过负反馈促进胃泌素释放,后者对胃黏膜具有一定的营养改善作用。

腹胀、恶心、呕吐的发生可能与胃动力不足、胃排空延迟有关。促动力药可增强胃动力,改善上述症状。多潘立酮是选择性外周多巴胺 D_2 受体拮抗剂,可直接阻断胃肠道的多巴胺 D_2 受体而起到促胃肠运动的作用,其能增加胃和十二指肠动力,促进胃排空。莫沙必利是 5-羟色胺 4(5-HT_4)受体激动药,能促进乙酰胆碱的释放,刺激胃肠道而发挥促动力和胃排空作用。伊托必利片具有多巴胺 D_2 受体拮抗剂和乙酰胆碱酯酶抑制剂的双重作用,通过刺激内源性乙酰胆碱释放并抑制其水解而增强胃及十二指肠运动,促进胃排空,可有效缓解腹胀、早饱等症状,并具有中度镇吐作用。

消化酶制剂有助于改善消化不良症状。采用消化酶制剂干预慢性胃炎所致的消化不良症状临床效果显著且安全有效,不良反应发生率低,可明显缓解患者消化不良的症状,改善患者生活质量。消化酶制剂种类较多,目前临床工作中常用的消化酶制剂主要包括复方阿嗪米特肠溶片、胰酶肠溶胶囊、米曲菌胰酶片、复方消化酶胶囊等。

慢性萎缩性胃炎患者焦虑或抑郁水平高于正常人群。慢性萎缩性胃炎患者中,存在焦虑或抑郁状态者胃黏膜萎缩程度更重。此外,精神心理因素还与慢性胃炎的消化不良症状有关。慢性胃炎常规治疗效果不佳者,如伴有明显精神心理因素,可尝试使用抗抑郁药物或抗焦虑药物作为辅助治疗。研究显示,氟哌噻吨美利曲辛片是目前常用的轻中度抑郁焦虑用药,其联合常规疗法治疗慢性胃炎伴焦虑抑郁能够有效改善患者的胃肠道症状,在临床上具有良好的应用前景。此外,传统苯二氮卓类抗焦虑药如阿普唑仑、三环类抗抑郁药如盐酸多塞平片等临床都有应用。特别是新型抗抑郁药选择性5-羟色胺再摄取抑制剂(SSRI)如盐酸舍曲林片、帕罗西汀等因为不良反应小,更为临床所选用。

三、中医药治疗

中医药是中华民族传统文化的瑰宝,中医药治疗慢性胃炎可以缓解患者的消化不良症状,提高 Hp 根治疗效,甚至可能有助于改善、逆转胃黏膜病理。大量报道显示中药单药、固定复方、固定方加减、辨证论治,以及中成药等治疗慢性胃炎都有一定的临床疗效,特别是相关基础研究证实中药多途径、多靶点的作用机制在一定程度上相比于作用机制单一的西药而言,对于病因复杂的慢性胃炎临床症情的改善更具特色和优势,有进一步探索和研究的价值。

四、小结

慢性胃炎是多种病因所致的胃黏膜慢性炎症性疾病,诊断主要有赖于胃镜检查和组织病理学检查,治疗应当遵循个体化原则。调整并养成良好的饮食、生活习惯是慢性胃炎整体治疗的基础。慢性胃炎伴 Hp 阳性者应行 Hp 根除治疗。Hp 根除治疗后应常规复查 Hp,评估 Hp 根除治疗的效果。促动力药如伊托必利片、枸橼酸莫沙必利片、多潘立酮片等,可加速消化道蠕动,改善消化不良症状。铝碳酸镁制剂等可以增强胃黏膜屏障功能,减轻胆汁反流所致的胃黏膜损伤。口服阿司匹林、氯吡格雷等可能损伤胃黏膜,应充分评估用药指征,减少非必需用药;用药期间可口服 PPI、黏膜保护剂保护胃黏膜。针对慢性胃炎非特异性消化不良症状,可根据病情选用胃黏膜保护剂、抗酸剂、促动力药、消化酶制剂,必要时可在上述基础治疗加用抗抑郁药或抗焦虑药,舒缓患者情绪,改善患者生活质量,增加疗效。中医药治疗在慢性胃炎的整体治疗中具有重要作用,可改善慢性胃炎的消化不良症状,提高 Hp 根治效果,改善、逆转胃黏膜病理。综上所述,治疗慢性胃炎是包括改变生活习惯、病因治疗、对症治疗,以及中医药治疗在内的整体治疗,治疗过程中应当遵循个体化原则。

第二节 慢性胃炎的一般治疗及药物治疗

慢性胃炎的治疗应尽可能针对病因治疗,遵循个体化原则。治疗的目的是去除病因、缓解症状和改善胃黏膜炎性反应。慢性胃炎的消化不良症状的处理与功能性消化不良相同。无症状、Hp 阴性的慢性非萎缩性胃炎无须特殊治疗。对慢性萎缩性胃炎,特别是严重的萎缩性胃炎或伴有异型增生者应治疗以预防恶变,并注意随访复查。

一、一般治疗

(一)保持精神愉悦及心理健康

精神抑郁焦虑、过度紧张和疲劳,一方面可以引起胃肠道神经调节紊乱和分泌失常,导致消化不良症状产生;另一方面,容易造成胃蠕动及幽门括约肌功能紊乱,胆汁反流而发生慢性胃炎。此时应重视精神心理因素,保持愉悦、平衡心境。

(二)戒烟忌酒

烟草中的有害成分能促使胃酸分泌增加、减少胃部血供,对胃黏膜产生有害的刺激作用。吸烟会引起胃贲门、幽门括约肌松弛,导致胆汁反流入胃和胃食管反流。胆汁反流,过量饮酒或长期饮用烈性酒能使胃黏膜充血、水肿,甚至糜烂,胃炎发生率明显增高,应戒烟忌酒。

(三)慎用对胃黏膜有损伤的药物

容易引起胃黏膜损伤等炎症反应的药物主要有两类:① NSAIDs,也就是俗称的解热镇痛药,如布洛芬、双氯芬酸钠、扑热息痛、阿司匹林等,经常用于各种疼痛的治疗。② 肾上腺皮质激素,如强的松、地塞米松等,常用于治疗关节炎、过敏性疾病、风湿免疫病等。此外,一些抗生素如红霉素、抗肿瘤药物及其他一些神经调节和内分泌调节药物等长期应用,均有可能引起慢性胃炎等疾病。如果必须使用上述药物,尽量选用肠溶剂型或小剂量间断应用,并可同时使用抑酸剂、黏膜保护剂等。长期服用 NSAIDs 时,宜选用副反应小的选择性环氧化酶-2(COX-2)抑制剂。

(四)积极治疗口咽部感染灶

长期的口咽部慢性感染,与慢性胃炎的产生也有一定的关系。因此,要通过抗感染等手段合理处理口咽部感染,勿将痰液、鼻涕等带菌分泌物吞咽入胃。

(五)注意饮食

饮食提倡规律、健康进食。尽量不偏食、嗜食。过酸、过辣等刺激性食物及生冷不易消化的食物应尽量避免。饮食宜按时定量、营养丰富,多吃富含维生素的食物。饮食时要细嚼慢咽,使食物充分与唾液混合,有利于消化和减少胃部的刺激。忌服浓茶、浓咖啡等有刺激性的饮料。

二、药物治疗

慢性胃炎的治疗药物主要包括对症治疗药物和对因治疗药物两大类,一般包括如下药物。

(一)减少胃酸药物

减少胃酸药物包括中和胃酸药物和抑制胃酸分泌药物。前者包括各种弱碱类药物

治
疗
篇

及其复方制剂,其特点是直接中和、对抗胃酸,作用快而且强。其中碳酸镁铝类药物除具有中和胃酸作用外,还有强化胃黏膜防御功能和抑制损伤因子的作用。后者主要包括 H_2RA 和 PPI。适当抑制胃酸分泌有利于改善胃黏膜损伤和炎症的恢复,改善部分与胃酸相关的消化不良症状,提高患者生活质量。

1. 中和胃酸药

碱性制酸药中和盐酸,使胃酸降低,降低胃蛋白酶活性,缓解疼痛。该类药物种类繁多,有碳酸氢钠、碳酸钙、氧化镁、氢氧化铝、三硅酸镁等。含钙、铋、铝的制酸剂可致便秘,镁制剂可致腹泻,故常将两种或多种制酸药制成复合剂,以尽量抵消其副反应。制酸药的剂型以液体(如凝胶溶液)最好,粉剂次之,片剂较差。制酸剂长期和大剂量应用时,副反应较大,常见的有腹胀、食欲不振、水钠潴留致高血压、软骨病或骨质疏松、代谢性碱中毒、肾功能损害等,因此限制了临床广泛应用,可作为辅助用药。

(1)碳酸氢钠(小苏打片)   一般每片 0.5 g。治疗胃酸过多、代谢性酸中毒及高钾血症。用法:餐前服用。注意事项:该药内服后,能迅速中和胃酸,作用迅速,但维持短暂,有产生 CO_2,易导致腹胀、嗳气等不适,作为抗酸药一般不单用或长期服用,有穿孔风险的溃疡患者忌用。

(2)铝碳酸镁   一般每片 0.5 g。治疗消化性溃疡、胃炎。用法:每次 1~2 片,每日 3~4 次,餐后 1~2 小时或餐时咀嚼服用。注意事项:大剂量服用可能有胃肠道不适,如消化不良和软糊状便,肾功能不全者长期服用应定期监测血中的铝含量,可影响四环素、环丙沙星、氧氟沙星等的吸收。

(3)氢氧化铝   一般每片 0.3 g。治疗消化性溃疡、胃炎。用法:每次 2~3 片,每日 3~4 次。现多用凝胶剂,每次 4~8 mL,每日 3~4 次,饭前 1 小时和睡前服用。主要副反应:① 便秘。② 妨碍磷的吸收,影响或干扰地高辛片、华法林、普萘洛尔、吲哚美辛、维生素等的吸收或消除。肾功能不全者慎用。

(4)磷酸铝   每包 20 g。治疗消化性溃疡、胃炎、食管炎等胃酸过多等。用法:用前先摇匀,挤出凝胶直接服用,也可就水服用,成人每天 2 次,每次 1 包。注意事项:不良反应可见恶心、呕吐、便秘,大剂量可致肠梗阻;长期服用可致骨软化、脑病、痴呆及小红细胞性贫血,该药可影响某些药物的吸收。

(5)大黄苏打片   每片 0.3 g,含碳酸氢钠和大黄粉各 0.15 g。具有健胃、制酸作用,治疗食欲不振、消化不良、胃酸过多;兼有通便利胆作用。用法:每次 1~3 片,每日 3 次,饭前服用。

2. 抑制胃酸分泌药

(1)H_2RA 选择性竞争结合 H_2 受体,能明显抑制食物、组胺或促胃液素等刺激壁细胞而引起的胃酸分泌,降低胃酸和胃酶的活性,对胃黏膜损伤起积极的治疗作用。已进入市场的品种有西咪替丁、雷尼替丁、法莫替丁、尼扎替丁和罗沙替丁等。由于 H_2RA 有良好的疗效,副反应少及较低廉的价格,使其成为抑制胃酸应用广泛的药物。

西咪替丁是第一代组胺受体拮抗药,结构和组胺相似,含有一咪唑环。由于其副反应相对较多,目前临床应用已较少;雷尼替丁是第二代组胺受体拮抗药,以呋喃环代咪唑环,不具有抗雄激素的作用,不影响肾功能,通过血脑屏障的量小,不导致精神错乱。雷尼替丁对细胞色素 P450 系统影响较小,其抑酸作用强度是西咪替丁的 5～8 倍;法莫替丁用噻唑环代替咪唑环,口服药达峰时间 1.5～3.5 小时,起效快。单次给药抑制胃酸时间达 15～17 小时,较西咪替丁明显延长,副反应少,仅有头疼、头晕、便秘、口干、恶心等,对性腺激素无影响,不透过血脑屏障,不抑制细胞色素 P450 药物代谢系统,因而无明显药物间相互作用,其抑酸作用强度是雷尼替丁的 6～10 倍;尼扎替丁末端有一个硝基乙烯二胺结构,没有严重副反应,其抗溃疡作用是西咪替丁的 3～4 倍;罗沙替丁是壁细胞 H_2 受体高度选择性和竞争性拮抗剂,抑制胃酸的能力相当于西咪替丁的 3～6 倍,它的生物利用度不受进食影响,不需空腹用药,不受抗酸药影响,可同时应用抗酸药,缓解疼痛。副反应轻微,偶有便秘和腹泻。乙溴替丁亦是新一代具有胃黏膜保护作用和抗 Hp 作用的 H_2RA,适用于治疗胃及十二指肠溃疡、反流性食管炎、根除 Hp 及防止 NSAIDs 引起的胃及十二指肠溃疡,其抗胃酸分泌作用与雷尼替丁大致相当,约为西咪替丁的 10 倍。

1) 西咪替丁(cimetidine):每片或每个胶囊 0.2 g、0.4 g 或 0.8 g。用法:口服,每晚 1 次,每次 0.8 g,睡前服;或每日 2 次,早晚各一次,每次 0.4 g,可连服 4～6 周。预防溃疡复发及慢性胃炎抑酸:每日 1 次,每次 400 mg,可连服数月(遵医嘱)。注意事项:少数患者有轻度、暂时性腹泻,疲倦,眩晕。也有皮疹的报告,严重肾功能不全、心血管系统及呼吸系统疾患的患者应减量慎用。孕期和哺乳期的妇女,不宜服药。

2) 雷尼替丁(ranitidine):针剂每支 50 mg,胶囊每粒 0.15 g。每日 2 次,早晚饭时服用,每次 0.15 g。维持剂量每日 0.15 g,于饭前顿服。注意事项:部分患者有过敏反应,严重肝肾功能不全者慎用,8 岁以下儿童禁用,能减少肝血流量,当与药物伍用时,如华法林、利多卡因、环孢素、地西泮、普萘洛尔等,可增加上述药物的血浓度,延长其作用时间和强度,有可能增加某些药物的毒性,值得注意。

3) 法莫替丁(famotidine):每片或胶囊每粒 10 mg、20 mg。用法:口服,每次 20 mg,每日 2 次;或 40 mg,每日 1 次,晚餐后服。注意事项:少数患者可有口干、头晕、失眠、便秘、腹泻、皮疹、面部潮红、白细胞减少。偶有轻度转氨酶增高等,对该药过敏者,严重肾功能不全及孕妇,哺乳期妇女禁用。肝、肾功能不全及婴幼儿慎用。

4) 乙溴替丁(ebrotidine):每片 0.4 g。用法:每次 0.4 g 或 0.8 g,每日 1 次,睡前服用。注意事项:它能特异性地与 H_2 受体结合,其亲和力优于雷尼替丁和西咪替丁,乙溴替丁是新一代 H_2RA,不良反应较少,偶见腹泻,耐受性良好。

(2) PPI 胃酸分泌最后一步是通过壁细胞膜内质子泵即 H^+-K^+-ATP 酶驱动的,PPI 可作用于 H^+-K^+-ATP 酶,抑制或降低 H^+-K^+-ATP 酶活性,抑制基础胃酸和各种刺激引起的胃酸分泌。PPI 作用比较持久,治疗酸相关性胃炎一般可以根据症状情况选择每日早餐前或晚上空腹服用1次(1片或1粒)即可,个别胃酸明显患者可能需要再增加1次,治疗疗程一般不宜超过4～6周,建议不要骤然停药,而是应当逐渐减量至停药。

1) 奥美拉唑(omeprazole,OME):是第一个用于临床的苯并咪唑类PPI,是S型和R型两种光学异构体1∶1的混合物,弱碱性,需酸性环境才能被激活。血浆内OME进入壁细胞后,在分泌小管的酸间隙内质子化,转化为活性物质次磺酰胺,后者与质子泵管腔面上α亚单位的2个巯基共价结合,对酶产生不可逆性的抑制作用,从而阻断酸分泌的最后步骤。待新的ATP酶合成后,酸分泌才能恢复,新的ATP酶一般在4～8小时后重新合成起来。80％OME经过肾脏排泄。OME在常规剂量(每天20～40 mg)下,可抑24小时酸分泌≥90％,迅速控制症状和使黏膜炎症损伤愈合。OME主要通过CYP2C19代谢,受CYP2C19酶基因多态性影响,个体差异较大。OME能抑制细胞色素P450系统,从而影响通过该系统进行代谢的药物,如地西泮、苯妥英钠等,如需与上述药物合用应慎重。OME所造成的缺酸状态引起上腹饱胀、腹痛、便秘、恶心等消化不良表现,也可诱发胃内菌群过度繁殖,肠道感染,使胃内亚硝酸盐增加,亚硝酸盐是诱发人类癌症的重要因素之一。但临床上对诱癌一事尚无确切的报告。OME是目前临床应用最广泛的PPI,片剂或胶囊剂,每粒20 mg、每片10 mg或20 mg。一般慢性胃炎治疗剂量为每日1～2次,每次20 mg,治疗疗程一般不超过4周,个别患者遵医嘱。不良反应偶见头晕、失眠、嗜睡、恶心、腹泻和便秘、皮疹、肌肉疼痛等症状,初次用药者应注意,肝肾功能不全者慎用,尚无儿童用药经验。

2) 兰索拉唑(lansoprazole):是另一种PPI,文献报道治疗十二指肠溃疡8周的愈合率为100％。副反应发生率低于2％,主要是腹泻、头痛、恶心、皮疹等。动物实验中予长期(3～12个月)超剂量(常用量100倍)药物,可出现高胃泌素血症,EC增生,产生类癌。但临床应用中,尚未发现上述变化。该药也能抑制肝药酶作用,如需与地西泮、苯妥英钠等药物合用应慎重。片剂或胶囊剂,每粒或每片30 mg,酸相关慢性胃炎患者,建议每日1次,口服,每次1粒或1片(30 mg),疗程参照奥美拉唑,其抑酸作用和抗Hp作用较奥美拉唑略强。

3) 泮托拉唑(pantoprazole):在酸性条件下较OME化学稳定性好,生物利用度高,与肝脏细胞色素P450酶无相互作用。据欧洲临床报告,每天40 mg,口服,服用4周和8周治疗消化性溃疡治愈率大于96％,副反应很少。片剂或胶囊剂,每粒或每片40 mg,酸相关慢性胃炎患者,建议每日1次,口服,每次1粒或1片,疗程参照奥美拉唑。

4) 雷贝拉唑(rabeprazole):主要为非酶代谢途径代谢,药物解离能力强,对质子泵的抑制作用更快,强度更大,其速度和强度优于奥美拉唑和兰索拉唑,且对Hp显示体外抗菌活性。不经细胞色素P450药物系统代谢,主要通过非酶代谢途径代谢转化成硫酥,无药物间相互作用。常见的不良反应有头痛、腹泻、恶心和皮疹等。另外,雷贝拉唑(波立特)可使地高辛血药浓度增高20％,与酮康唑同服可减少酮康唑的吸收,影响两者的药代动力学,临床需要注意。片剂,每片 10 mg 或 20 mg,酸相关慢性胃炎患者,建议每日 1 次,口服,每次 1 片,疗程参照奥美拉唑。

5) 埃索美拉唑(esomeprazole,ESO):是奥美拉唑的 S 型异构体。相对于奥美拉唑,ESO 大部分通过 CYP3A4 代谢,仅小部分通过 CYP2C19 代谢,受 CYP2C19 酶基因多态性影响小,因此药物首过代谢率低,血浆浓度高,受基因多态性的代谢影响较小。ESO 对于抑制胃酸的效果更强,制酸效果更好,不良反应也较第一代的奥美拉唑小。片剂,每片 40 mg,用法:每日 1 次或 2 次,每次 1 片,餐前服。注意事项:常见不良反应头痛、腹痛、腹泻、腹胀、恶心、呕吐、便秘。

(二)胃黏膜保护药

1. 铋剂

铋剂在酸性环境下产生沉淀,形成弥散性的保护层覆盖于胃黏膜面上,促进胃上皮细胞分泌黏液,抑制蛋白酶活性,促进 PGE_2 的分泌,对胃黏膜起保护作用。干扰 Hp 的代谢,使菌体与黏膜上皮失去黏附作用,可用于杀灭 Hp 治疗。铋剂吸收后,主要分布于肾、脑、肝、脾和骨骼等器官,具有一定毒性,有潜在的用药风险。铋剂主要通过肾脏代谢,因此有一定的肾毒性。长期应用铋剂还可引起神经病变、脑病、骨关节病、齿龈炎、口腔炎和结肠炎。因此,铋剂不宜长期服用,宜遵医嘱。

(1)枸橼酸铋钾　　胶囊剂或片剂,每粒或每片 120 mg,具有胃黏膜保护和一定的清除 Hp 作用。用于糜烂性胃炎和消化性溃疡的治疗。其对溃疡的单药疗效与西咪替丁相仿或稍高,但该药治愈溃疡后的复发率低于 H_2RA。用法:成人每次 2 片或 2 粒,每日 2 次,早餐前半小时与睡前温水送服。服药前、后半小时不要喝牛奶或服用抗酸药和其他碱性药物。糜烂性胃炎疗程一般不超过 2～4 周。注意事项:服药期间口中可能带有氨味,并可使舌苔黑染、大便变黑、便秘等。肝肾功能不良者应慎用,孕妇禁用。

(2)胶体果胶铋　　胶囊剂,每粒 50 mg,是一种新型胶态铋制剂,对 Hp 有比较强的杀灭作用,其临床疗效优于枸橼酸铋钾,主要用于胃及十二指肠溃疡、慢性浅表性胃炎、慢性萎缩性胃炎、消化道出血。用法:口服,成人每次 100～150 mg,每天 3～4 次,饭前服。注意事项:服用该药后,大便呈灰褐色属正常现象。服用该药无枸橼酸铋钾等同类药所具有的舌苔变黑、便秘等副反应。不宜长期服用。肾功能不全者及孕妇忌用。

(3)枸橼酸铋雷尼替丁　　胶囊剂,每粒 350 mg。由枸橼酸铋和雷尼替丁合成的一种新化合物,既具有雷尼替丁的抑制胃酸、胃蛋白酶分泌的作用,又具有枸橼酸铋的抗 Hp 和保护胃黏膜的作用。用法:每次 1 粒,每天 2 次,饭前服,疗程不宜超过 6 周;与抗生素合用的剂量和疗程遵医嘱。注意事项:该药不宜长期大剂量使用,服用该药后可见粪便变黑、舌发黑,属正常现象,停药会消失。

2. 米索前列醇

米索前列醇为前列腺素衍生物类药物。片剂,每片 200 μg。米索前列醇能抑制胃酸的分泌,增加胃及十二指肠黏膜黏液或碳酸氢盐分泌,增加黏膜血流量,具有细胞保护作用,加强胃肠黏膜的防卫能力,使胃黏膜免受酸、NSAIDs、酒精、胆汁等因子的损害,加速黏膜修复。不良反应主要是腹泻,孕妇慎用,能引起子宫收缩。因其价格较贵,目前一般作为治疗溃疡病的二线药物,主要用于难治性溃疡病或反复发作者。用法:对于糜烂性胃炎、高胃酸者,建议每次 200 μg,每日 2～4 次,餐前及睡前服用,剂量及疗程应根据个体差异、临床情况不同而定。

3. 其他类

其他用于保护胃黏膜的常用药物还有硫糖铝、铝碳酸镁、替普瑞酮、蒙脱石散、L-谷氨酰胺呱仑酸钠颗粒等,该类药物的作用机制有所差异。

(1) 硫糖铝　　片剂、胶囊剂或混悬剂,目前混悬剂多用。混悬剂每袋 5 mL(含硫糖铝 1 g)。该药是硫酸化二糖和氢氧化铝的复合物,在酸性液中凝聚成糊状黏稠物,附着于胃及十二指肠黏膜表面,阻止胃蛋白酶侵袭糜烂、溃疡面,有利于黏膜上皮细胞的再生和阻止氢离子向黏膜内逆弥散,促进溃疡的愈合。硫糖铝能吸附胃液中的胃蛋白酶和胆盐,对促进损伤愈合有一定的意义。用法:每次 1 袋(1 g),每日 3～4 次。餐前1 小时及睡前服用,连服 4～6 周为 1 个疗程。副反应比较轻微,如便秘、口干、皮疹、眩晕、嗜睡等。

(2) 铝碳酸镁　　目前常用的为咀嚼片,如达喜、威地美等,每片合铝碳酸镁 0.5 g。该药能增加 PGE_2 的合成,吸附和结合胃蛋白酶,直接抑制其活性,结合胆汁酸和吸附溶血磷脂酰胆碱,持续阻止胆酸和胃蛋白酶等对胃黏膜的损伤,迅速中和胃酸,增强对胃黏膜保护因子的作用。咀嚼片多用于慢性胃炎或与胃酸有关的胃部不适症状,如胃痛、胃灼热、酸性嗳气、饱胀等的治疗。用法:咀嚼后咽下。每次 1～2 片,每日 3 次。餐后 1～2 小时、睡前或胃部不适时服用。不良反应少而轻微,偶尔可以见到便秘、稀便、口渴和食欲缺乏等消化道不良反应。咀嚼片连续使用不得超过 7 天,症状未缓解的话就要咨询医师或者药师。严重的心肾功能不全者、高镁血症、高钙血症慎用,服药后1～2 个小时之内,应该避免服用其他的药物。

(3) 替普瑞酮　　一种萜烯类化合物。胶囊,每粒胶囊 50 mg;或颗粒剂(每 0.5 g 颗粒剂含该药 50 mg),能促进胃黏液中重碳酸盐、糖蛋白和磷脂等防御因子的分泌、前列腺素的合成,改善胃黏膜血流,具有一定组织修复作用,促进溃疡愈合。主要用于改善急、慢性胃炎,消化性溃疡患者胃黏膜病变,如糜烂、出血、发红、水肿等。用法:临床更多用于溃疡的辅助治疗,每次 50 mg,每天 3 次,饭后 30 分钟内服用。慢性胃炎服用遵医嘱。

(4) 蒙脱石散　　灰白色粉末或微黄色细粉,每袋装量 3.76 g,对消化道内的病毒、病菌及其毒素有吸附、固定和抑制作用;对消化道黏膜有覆盖能力,并通过与黏液糖蛋白相互结合,提高黏膜屏障对攻击因子的防御功能。主要用于成人,儿童急、慢性腹泻,胃及十二指肠疾病引起的疼痛不适等的辅助治疗。用法:成人每次 1 袋,每日 3 次,倒入 50 mL 温水中,搅匀后服用。该药不影响 X 线检查,不改变大便颜色,不改变正常的肠蠕动。该药不进入血液循环系统,并连同所固定的攻击因子随消化道自身蠕动排出体外,故服用安全,但需注意过量服用易引起便秘。

(5) 吉法酯　片剂,复合成分,每片 50 mg。吉法酯具有调节胃肠功能和胃酸分泌,加强黏膜保护等作用。其作用机制尚不甚明了,目前认为可能是直接作用于胃黏膜上皮细胞,增强其抗损伤因子的能力。主要用于消化性溃疡、急慢性胃炎等的辅助治疗。用法:成人每次 50~100 mg,每日 2~3 次,饭后服。偶见口干、恶心、心悸、便秘等症状,严重者应立即停止服用。用法、用量及疗程遵医嘱。

(6) L -谷氨酰胺呱仑酸钠颗粒　颗粒剂,一种新型的抗溃疡复方制剂,每袋0.67 g。L -谷氨酰胺呱仑酸钠颗粒具有保护胃黏膜的作用,它可以用于胃炎、胃溃疡、十二指肠溃疡等的治疗,可以改善胃胀、胃痛、反酸、嗳气、上腹部闷胀不适、胃灼热感等症状。用法:成人每次 1 袋(0.67 g),每日 3 次(共 2 g),直接口服(无须用水冲服),可根据年龄、症状在医生指导下酌情服用。副反应一般轻微,偶有恶性、呕吐、便秘、腹泻、面部潮红等。

(三) 解痉药物

该类药物主要是一些抗胆碱药物,用于解除平滑肌痉挛、减少腺体分泌等作用。M 胆碱受体阻断剂,可减少胃酸分泌,解除胃肠痉挛。但一般剂量对胃酸分泌抑制作用较弱,增大剂量不良反应较多,很少单独使用,一定要在医生指导下应用。另外,还有一些选择性钙离子拮抗剂类制剂应用于临床。

1. 阿托品

针剂,每支 0.5 mg;片剂,每片 0.3 mg,用法遵医嘱。注意事项:阿托品常用于解除平滑肌痉挛,抑制腺体分泌,但对胃酸浓度影响较小。常见的不良反应有口干、视物模糊、心率加快、瞳孔散大、皮肤潮红等。致死量:成人 80~130 mg,儿童 10 mg。青光眼及前列腺肥大患者禁用。

2. 山莨菪碱(654 - Ⅱ)

针剂,每支 10 mg;片剂,每片 5 mg,药理作用与阿托品相似,但毒性较低。

3. 哌仑西平

片剂,每片 25 mg,为选择性 M1 受体阻断药,可抑制胃酸胃蛋白酶的分泌,用于治疗消化性溃疡等。用法:口服每次 25~50 mg,每日 2 次。治疗剂量时较少出现口干、视物模糊等反应,不易进入中枢神经,无阿托品样中枢兴奋作用。

4. 曲美布汀

片剂,每片 0.1 g。该药为不同于胆碱能药物和抗多巴胺类型药物的胃肠道运动功能调节剂,具有对胃肠道平滑肌的双向调节作用,在胃肠动力低下时能促进其运动,反之在胃肠运动亢进时抑制其运动。临床可用于慢性胃炎、功能性胃肠疾病等胃肠道运动功能紊乱,改善其食欲不振、恶心、呕吐、嗳气、腹胀、腹鸣、腹痛、腹泻便秘等症状。用法:成人口服,每次 0.1~0.2 g(1~2 片),每日 3 次,根据年龄、症状适当增减剂量,或遵医嘱。偶有口渴、口内麻木、腹泻、腹鸣、便秘和心动过速、困倦、眩晕、头痛、皮疹,甚至肝功能损害等不良反应。

5. 匹维溴铵

片剂,每片 50 mg,是第一个对胃肠道有高度选择性解痉作用的钙拮抗剂类药物,尤其能消除肠道平滑肌的高反应性。主要对症治疗与肠道功能紊乱有关的疼痛、排便异常和肠道不适,以及与胆道功能紊乱有关的疼痛。慢性胃炎伴有肠道功能异常时也可配合使用。用法:成人口服,每次 1 片,每日 3~4 次。必要时可增至每天 6 片(300 mg)。该药含有乳糖,不建议患有半乳糖不耐症、乳糖酶缺乏症或葡萄糖半乳糖吸收不良的患者服用该药。由于存在上消化道损伤的风险,包括食管病变,应该谨慎遵循给药方法的指导说明,并在医生指导下应用。

(四) 助消化药物

该类药物多为消化液中的成分或促进消化液分泌的药物,能促进食物消化,用于慢性胃炎伴有消化道分泌功能减弱、消化不良等的辅助治疗。作为外源性消化酶补充剂的药物,长期应用可能反馈性抑制正常消化酶分泌,对于非消化酶分泌不足的患者,不建议长期服用。

1. 多酶片

复方制剂,含胰蛋白酶、胰脂肪酶、胰淀粉酶、胃蛋白酶。用法:口服,每次 2~3 片,每日 3 次;或遵医嘱。注意事项:酸性条件下易破坏,故服用时切勿嚼碎;放置日久,效力降低,宜用新制品;铝制剂可能影响该药疗效,故不宜合用。

2. 复合消化酶胶囊

复方制剂,含有胃蛋白酶、木瓜酶、淀粉酶、熊去氧胆酸、纤维素酶、胰酶、胰脂酶。用法:成人口服,每次 1~2 粒,每日 3 次,饭后服;或遵医嘱。注意事项:可能发生口内不快感,偶有呕吐,软便或泄泻。急性肝炎患者及胆道完全闭锁患者禁用。

3. 米曲菌胰酶片

复方制剂,含有胰酶和米曲菌霉提取物。用于消化酶减少引起的消化不良,可作为慢性胃炎等伴有消化不良患者的辅助用药,以改善相关症状。用法:成人饭中或饭后服用 1 片,每日 3 次。不能用于急性胰腺炎和对米曲菌提取物及胰酶过敏的患者,需整片吞服,不能咀嚼。

4. 复方阿嗪米特肠溶片

复方制剂,每片含有胰酶 100 mg,阿嗪米特 75 mg,二钾硅油 50 mg。该药为一种促进胆汁分泌药物,主要用于因胆汁分泌不足或消化酶缺乏而引起的症状,可作为慢性胃炎等伴有上述情况的辅助用药。用法:成人,每次1～2片,每日3次,餐后服用。严重肝功能障碍患者、因胆石症引起胆绞痛的患者、胆管阻塞患者及急性肝炎患者等禁用。

5. 胰酶肠溶胶囊

每粒胶囊0.15 g。该药为提取的多种酶的混合物,主要为胰蛋白酶、胰脂肪酶和胰淀粉酶,用于消化不良、胰腺疾病引起的消化障碍和各种原因引起的胰腺外分泌功能不足的替代治疗。用法:口服一次0.3～1 g,每日3次,餐前服。具体用法用量应因人而异,并根据病情严重程度和饮食结构确定。慢性胃炎患者服用需遵医嘱。

(五) 胃肠动力药

1. 甲氧氯普胺

片剂或针剂,每片5 mg或每支10 mg,可通过阻滞多巴胺受体而作用于延脑催吐化学感应区,具有强大的中枢镇吐作用。用法:该药较少用于慢性胃炎的一般治疗,如果呕恶明显需要用药者,须遵医嘱。大剂量静脉注射或长期使用,可引起锥体外系反应,可引起男性乳房发育、溢乳等。

2. 多潘立酮

片剂,每片10 mg。该药为外周多巴胺受体阻滞剂,直接作用于胃肠壁,可增加食道下部括约肌张力,防止胃食道反流,促进胃排空,协调胃及十二指肠运动,抑制恶心、呕吐,并能有效地防止胆汁反流,不影响胃液分泌。该药不易透过血脑屏障。主要用于慢性胃炎、胃溃疡、胃轻瘫等见消化不良、腹胀、嗳气、恶心、呕吐、腹部胀痛者。用法:成人每次1片,每日3次,餐前15～30分钟服用。不良反应轻,偶见腹部痉挛、口干、皮疹、头痛等。

3. 莫沙必利

片剂,每片5 mg。该药为选择性5-HT$_4$受体激动药,能促进乙酰胆碱释放,刺激胃肠道而发挥促动力作用,不影响胃酸分泌。用于慢性胃炎或功能性消化不良等存在胃动力障碍而见上腹部胀满感、腹胀、上腹部疼痛、嗳气、恶心、呕吐等症状者。用法:成人每次5 mg,每日3次,饭前服用。注意事项:不良反应主要有腹泻、腹痛、口干、皮疹及头晕等,偶见嗜酸性粒细胞增多、甘油三酯升高、ALT升高等。

4. 伊托必利

片剂,每片50 mg。该药具多巴胺D$_2$受体阻滞和乙酰胆碱酯酶抑制的双重作用,通过刺激内源性乙酰胆碱释放并抑制其水解而增强胃与十二指肠运动,促进胃排空,并具有中度镇吐作用。适应证及注意事项可参考莫沙必利。用法:每日3次,每次1片,餐前服。

(六) 微生态制剂

该药是利用对宿主无害的益生菌(如活性乳酸菌、酵母菌、芽孢杆菌、酪酸梭状芽孢

治疗篇

杆菌、双歧杆菌等)或益生菌的促生长物质,经特殊工艺制成的活的微生物制剂。常见微生态制剂包括益生菌、益生元、合生元,可调整、重建肠道菌群间的微生态平衡,提高肠道防御病原菌的能力。目前市场上最常见的活菌制剂,如双歧杆菌三联活菌散(培菲康)、酪酸梭状芽孢杆菌(米雅)、双歧杆菌(丽珠肠乐)、地衣芽孢杆菌(整肠生)等,用于治疗因肠道菌群失调引起的腹泻、便秘、消化不良及腹胀等。大量微生态制剂辅助治疗Hp感染文献报道提示微生态制剂可以通过多种机制辅助治疗Hp感染。《第五次全国幽门螺杆菌感染处理共识报告》(2016年12月)指出,某些益生菌可在一定程度上降低Hp根除治疗引起的胃肠道不良反应,益生菌是否可以提高Hp根除率尚有待更多研究证实。微生态制剂在慢性胃炎中的应用值得探索。

三、药物治疗的选择

(一) Hp 感染性胃炎的治疗

根据最新2017年中国慢性胃炎共识意见,Hp阳性的胃炎不管有无症状和(或)并发症,均属感染性疾病,均应行Hp根除治疗,除非有抗衡因素(包括患者伴存某些疾病、社区高再感染率、卫生资源优先度安排等)存在。

由于在胃pH较低的环境中大多数抗生素活性降低,不能穿透黏液层到达细菌,因此对Hp感染不易根除,治疗必须同时应用降低胃酸药物作为基础治疗。常用PPI药物:奥美拉唑每日40 mg、兰索拉唑每日60 mg、泮托拉唑每日80 mg、雷贝拉唑每日40 mg、埃索美拉唑每日40 mg,上述剂量分2次餐前口服。铋剂可直接影响Hp的代谢,增强其他抗生素作用,并对胃黏膜具有保护作用,因此常应用于治疗Hp感染。

近年报道Hp原发耐药率迅速上升,甲硝唑达40%~70%,克拉霉素达20%~50%,左氧氟沙星为20%~50%。Hp可对这些抗生素发生二重、三重或更多重耐药。耐药导致根除Hp治疗失败。研究显示阿莫西林、四环素、呋喃唑酮罕有耐药报道,特别是呋喃唑酮抗Hp作用强,不易产生耐药性,越来越受到重视。抗Hp感染治疗完成4周后应进行再次检测,了解是否达到根除Hp,特别是难治性复发性胃及十二指肠溃疡、有并发症(出血、穿孔、幽门梗阻)史的患者。

目前推荐铋剂四联(PPI+铋剂+2种抗菌药物)作为主要的经验治疗根除Hp方案(推荐七种方案)。经典铋剂四联方案是1995年确立的PPI+铋剂+四环素+甲硝唑组合。为了减少副反应,1996年确立了标准克拉霉素三联方案。由于后者疗效高、服用药物少和不良反应率低,因此很快就替代前者作为一线方案。随着克拉霉素耐药率上升,后者疗效不断下降,前者重新受到重视。目前已有将铋剂、四环素和甲硝唑置于同一胶囊中的新型制剂(Pylera),在全球推广应用。

我国的相关研究拓展了铋剂四联方案。《第五次全国幽门螺杆菌感染处理共识报告》在第四次共识的五种方案的基础上,又拓展了两种铋剂四联方案(PPI+铋剂+阿莫西林＋甲硝唑,PPI＋铋剂＋阿莫西林＋四环素）。这些方案的根除率均可达到85%～94%,绝大多数研究采用14天疗程,含甲硝唑方案中的甲硝唑剂量为1 600 mg/d。我国拓展的部分铋剂四联方案疗效已被国外研究验证,被Maastricht-5共识和多伦多共识推荐,统称为含铋剂的其他抗菌药物组合。

在克拉霉素、甲硝唑、左氧氟沙星高耐药率情况下,14天三联疗法(PPI＋阿莫西林＋克拉霉素,PPI＋阿莫西林＋左氧氟沙星,PPI＋阿莫西林＋甲硝唑)加入铋剂仍能提高根除率。铋剂的主要作用是对Hp耐药菌株额外增加30%～40%的根除率。尽管非铋剂四联方案的伴同疗法仍有可能获得与铋剂四联方案接近或相似的根除率,但与前者相比,选择后者有下列优势:铋剂不耐药,铋剂短期应用安全性高,治疗失败后抗菌药物选择余地大。因此,除非有铋剂禁忌或已知属于低耐药率地区,经验治疗根除Hp应尽可能应用铋剂四联方案。某些中药或中成药可能有抗Hp的作用,但确切疗效和如何组合根除方案,尚有待进一步研究。

推荐的Hp根除四联方案中两种抗菌药物的组合、剂量和用法。

(1) 阿莫西林1 000 mg,每日2次＋克拉霉素500 mg,每日2次。

(2) 阿莫西林1 000 mg,每日2次＋左氧氟沙星500 mg,每日1次或200 mg,每日2次。

(3) 阿莫西林1 000 mg,每日2次＋呋喃唑酮100 mg,每日2次。

(4) 四环素500 mg,每日3次或每日4次＋甲硝唑400 mg,每日3次或每日4次。

(5) 四环素500 mg,每日3次或每日4次＋呋喃唑酮100 mg,每日2次。

(6) 阿莫西林1 000 mg,每日2次＋甲硝唑400 mg,每日3次或每日4次。

(7) 阿莫西林1 000 mg,每日2次＋四环素500 mg,每日3次或每日4次。

标准四联方案是指标准剂量(PPI＋铋剂,每日2次,餐前半小时口服)＋两种抗菌药物(餐后口服)10～14天。其中标准剂量PPI为艾司奥美拉唑20 mg、雷贝拉唑10 mg(或20 mg)、奥美拉唑20 mg、兰索拉唑30 mg、泮托拉唑40 mg、艾普拉唑5 mg,以上选一;标准剂量铋剂为枸橼酸铋钾220 mg(果胶铋标准剂量待确定)。

含左氧氟沙星的方案不推荐用于初次治疗,可作为补救治疗的方案。初次治疗尽可能选择疗效高的方案。初次治疗失败后,可根据当地Hp抗生素耐药率和个人抗生素使用史,权衡疗效、药物费用、不良反应和其可获得性等情况在其余方案中选择一种方案进行补救治疗。

补救方案的选择应参考以前用过的方案,原则上不重复原方案。如方案中已应用克拉霉素或左氧氟沙星则应避免再次使用。克拉霉素和左氧氟沙星应避免重复使用。该共识推荐的含克拉霉素或左氧氟沙星方案无重复,但含甲硝唑的方案有两种,会有重复应用可能。重复应用甲硝唑需优化剂量(甲硝唑增加至1 600 mg/d),如初次治疗已用了优化剂量,则不应再次使用。上述方案选择原则也适用于第2次补救治疗。

在推荐的七种铋剂四联方案中,五种方案抗菌药物组合中含有阿莫西林。阿莫西林抗 Hp 作用强,不易产生耐药,不过敏者不良反应发生率低,是根除 Hp 治疗的首选抗菌药物。青霉素过敏者可用耐药率低的四环素替代阿莫西林。青霉素过敏者推荐的铋剂四联方案抗菌药物组合:① 四环素＋甲硝唑;② 四环素＋呋喃唑酮;③ 四环素＋左氧氟沙星;④ 克拉霉素＋呋喃唑酮;⑤ 克拉霉素＋甲硝唑;⑥ 克拉霉素＋左氧氟沙星。

四环素与甲硝唑或呋喃唑酮的组合方案已得到推荐,与左氧氟沙星的组合也被证实有效。难以获得四环素或四环素有禁忌时,可选择其他抗菌药物组合方案,包括克拉霉素＋呋喃唑酮、克拉霉素＋甲硝唑和克拉霉素＋左氧氟沙星。注意方案⑤和方案⑥组合的两种抗菌药物 Hp 耐药率已很高,如果选用,应尽可能将疗程延长至 14 天。

不推荐对 14 岁以下儿童行常规检测 Hp。推荐对消化性溃疡儿童行 Hp 检测和治疗,因消化不良行胃镜检查的儿童,建议同时行 Hp 检测和治疗。老年人(年龄＞70岁)根除 Hp 治疗药物不良反应风险增加,因此对老年人根除 Hp 治疗应进行获益-风险综合评估,个体化处理。

目前认为,有效的 Hp 疫苗将是预防 Hp 感染的最佳措施。Hp 引起的胃炎作为一种感染性疾病,用有效疫苗预防感染无疑是最佳选择,但有效的 Hp 疫苗研制任重道远。

(二)酸相关性胃炎的治疗

胃炎伴明显充血、水肿、糜烂,或者以上腹痛、烧灼感、反酸等为主症者,可能存在高胃酸状态,其病情可能系酸相关性。治疗以控制胃酸为主,根据病情或症状严重程度,选用抗酸剂、抑酸剂(H_2RA 或 PPI),同时可以配合胃黏膜保护剂。

胃酸或胃蛋白酶在胃黏膜糜烂(尤其是平坦糜烂)和上腹痛或上腹烧灼感等症状的发生中起重要作用,抗酸或抑酸治疗对愈合糜烂和消除上述症状有效。

抗酸剂起效迅速但作用相对短暂,由于其直接中和胃酸,可产气而引起腹胀等不适感,长期和大剂量应用还可引起水钠潴留致高血压、代谢性碱中毒等不良反应,同时长期应用还有可能引起胃酸更高水平的分泌,因此,建议抗酸剂作为辅助用药或短时间应用。

抑酸药中普遍认为 PPI 作用优于 H_2RA。但对于非溃疡性消化不良症状,亦有研究显示 H_2RA 的疗效与 PPI 疗效相当。在一项多中心前瞻性单臂开放标签研究中,纳入 10 311 例临床诊断为慢性胃炎且有症状的患者,给予法莫替丁每日 20 mg 治疗,共4 周。结果显示法莫替丁可明显缓解患者上腹痛、上腹饱胀和胃灼热的症状。另有研究发现,亚洲患者的壁细胞总量和酸分泌能力明显低于高加索人。因此,某些患者选择抗酸剂或 H_2RA 适度抑酸治疗可能更经济,且不良反应较少。奥美拉唑、艾司奥美拉唑、雷贝拉唑、兰索拉唑、泮托拉唑和艾普拉唑等在内的 PPI 抑酸作用强而持久,可根据病情或症状严重程度选用。在慢性胃炎的治疗中,建议 PPI 的应用需遵从个体化原则,对于长期服用者应掌握适应证、有效性和患者的依从性,并全面评估获益和风险。

胃黏膜保护剂如吉法酯、替普瑞酮、铝碳酸镁制剂、瑞巴派特片、硫糖铝等可改善胃黏膜屏障,促进胃黏膜糜烂愈合,但对症状的改善作用尚有争议。

(三) 动力相关性胃炎的治疗

上腹饱胀或恶心、呕吐的发生可能与胃动力异常、胃排空迟缓相关,胃动力异常是慢性胃炎不可忽视的因素。以上腹饱胀、恶心或呕吐等为主要症状的慢性胃炎患者可选用促动力药。促动力药可改善上述症状,具有明显进食相关的腹胀、纳差等消化功能低下症状者,可考虑应用消化酶制剂。

多潘立酮是选择性外周多巴胺 D_2 受体拮抗剂,能增加胃及十二指肠动力,促进胃排空。需注意的是,多潘立酮剂量超过每日 30 mg 和(或)伴有心脏病患者、接受化疗的肿瘤患者、电解质紊乱等严重器质性疾病的患者、年龄>60 岁的患者中,发生严重室性心律失常甚至心源性猝死的风险可能升高。2016 年 9 月国家食品药品监督管理总局(China Food and Drug Administration,CFDA)就多潘立酮说明书中有关药物安全性方面进行了修订,建议上述患者应用时应慎重,或在医师指导下使用。莫沙必利是选择性 5 - HT₄ 受体激动剂,能促进食管动力、胃排空和小肠传输,莫沙必利的应用经验主要是在包括我国在内的多个亚洲国家,临床上治疗剂量未见心律失常活性,对 QT 间期亦无临床有意义的影响。盐酸伊托必利片为多巴胺 D_2 受体拮抗剂和乙酰胆碱酯酶抑制剂,可显著改善消化不良症状。2016 年"罗马Ⅳ功能性胃肠病"丛书指出,盐酸伊托必利片可有效缓解腹胀、早饱等症状且不良反应发生率低。

与进食相关的中上腹饱胀、纳差等消化不良症状明显者,可应用消化酶制剂,推荐患者餐中服用,效果优于餐前和餐后服用,目的在于在进食的同时提供充足消化酶,以帮助营养物质的消化,缓解相应症状。消化酶制剂种类较多,我国常用的消化酶制剂包括米曲菌胰酶片、复方阿嗪米特肠溶片、胰酶肠溶胶囊、复方消化酶胶囊等,可根据患者具体情况选用。

(四) 胆汁反流性胃炎的治疗

胆汁反流是慢性胃炎的病因之一。幽门括约肌功能不全导致胆汁反流入胃,后者削弱或破坏胃黏膜屏障功能,使胃黏膜遭到消化液作用,产生炎性反应、糜烂、出血和上皮化生等病变。

如果明确为胆汁反流相关性胃炎,可应用促动力药,或同时配合有结合胆酸作用的胃黏膜保护剂。促动力药如多潘立酮、枸橼酸莫沙必利片和盐酸伊托必利片等可防止或减少胆汁反流。而有结合胆酸作用的铝碳酸镁制剂可增强胃黏膜屏障并可结合胆酸,从而减轻或消除胆汁反流所致的胃黏膜损伤。有条件时,可酌情短期应用熊去氧胆酸制剂。

（五）服用损伤胃黏膜药物（如 NSAIDs 等）引起胃炎的治疗

服用 NSAIDs（包括阿司匹林）、抗血小板药物、糖皮质激素等易于损伤胃黏膜药物时，需要密切注意其胃肠道不良反应。如果服用过程出现慢性胃炎症状时，建议加强抑酸和胃黏膜保护治疗。根据原发病进行充分评估，必要时停用损伤黏膜的药物。当出现药物相关胃黏膜损伤时，首先根据患者使用药物的治疗目的评估患者是否可停用该药物；对于不能停药，而须长期服用上述药物者，应筛查 Hp 并进行根除。根据病情或症状严重程度选用 PPI、H_2RA 或胃黏膜保护剂。临床研究证实 PPI 是预防和治疗 NSAIDs 等相关消化道胃黏膜损伤的首选药物，优于 H_2RA 和胃黏膜保护剂。

（六）伴明显精神心理因素慢性胃炎的治疗

流行病学调查发现，精神心理因素与消化不良症状发生相关，尤其是焦虑症和抑郁症。如果慢性胃炎患者有消化不良症状，且明显伴有精神心理因素，可用配合应用抗抑郁药或抗焦虑药。抗抑郁药物或抗焦虑药物可作为伴有明显精神心理因素者，以及常规治疗无效和疗效差者的补救治疗，包括三环类抗抑郁药（TCA）或 SSRI 等。上述治疗主要是针对消化不良症状。如果抑郁、焦虑症状突出，建议患者同时于心理医学科就诊。

（七）胃炎伴萎缩、肠化、上皮内瘤变的治疗

慢性胃炎特别是慢性萎缩性胃炎的进展和演变受多种因素影响，伴有肠化和（或）上皮内瘤变者，发生胃癌的危险性有不同程度的增加，应该积极治疗，以延缓进展。

1. 注意饮食及生活习惯

如水土中含过多硝酸盐，微量元素比例失调，吸烟，长期饮酒，缺乏新鲜蔬菜、水果中所含的必要营养素，经常食用霉变、腌制、熏烤和油炸食物等快餐食物，过多摄入食盐，有胃癌家族史，均可增加慢性萎缩性胃炎的患病风险或加重慢性萎缩性胃炎，甚至增加癌变的可能。萎缩性胃炎伴肠化、上皮内瘤变者，如果不加干预，经过长期的发展和演变，少数病例会进展为胃癌。因此，对于此类患者要改善不良饮食及生活习惯，尽可能去除可能的致病因素。

2. 抗 Hp 治疗

根除 Hp 可减缓炎性反应向萎缩、肠化生甚至异型增生的进程和降低胃癌发生率，但最佳的干预时间为胃癌前变化（包括萎缩、肠化生和异型增生）发生前。较多研究发现，Hp 感染有促进慢性萎缩性胃炎发展为胃癌的作用。根除 Hp 可明显减缓癌前病变的进展，并有可能减少胃癌发生的危险。《幽门螺杆菌胃炎京都全球共识》特别倡导根除 Hp 以预防胃癌。根除 Hp 后随访研究发现，随访时间越长，则根除 Hp 对胃癌的预防效果越凸显，即便根除 Hp 时已进入肠化生或上皮内瘤变阶段，亦有较好的预防作用。

根除 Hp 对于轻度慢性萎缩性胃炎的癌变具有较好的预防作用。研究亦发现根除 Hp 对于癌前病变的组织病理学好转有利。且根除后，COX-2 表达和 Ki-67 指数均下降，PGE$_2$ 下调。Meta 分析显示，我国等东亚国家根除 Hp 以预防胃癌较欧美国家更符合卫生经济学标准。

3. 出现萎缩、肠化、异型增生的随访策略及其他治疗

一般认为，中重度慢性萎缩性胃炎有一定的癌变率。为了既减少胃癌的发生，又方便患者且符合卫生经济学要求，活检有中重度萎缩并伴有肠化生的慢性萎缩性胃炎 1 年左右胃镜随访一次；不伴有肠化生或上皮内瘤变的慢性萎缩性胃炎可酌情行胃镜和病理随访；伴有低级别上皮内瘤变并证实该标本并非来源于癌旁者，根据胃镜和临床情况缩短至 6 个月左右随访一次；高级别上皮内瘤变需立即确认，证实后行胃镜下治疗或手术治疗。为便于监测、随访病灶，有条件时可考虑进行有目标的光学活检或胃黏膜定标活检(mucosa target biopsy，MTB)，以提高活检阳性率和监测随访的准确性。但需指出的是，萎缩病灶本身就呈"灶状分布"，原定标部位变化不等于未定标部位变化。不能简单拘泥于与上次活检部位的一致性而忽视了新发病灶的活检。目前认为萎缩/肠化生的范围是判断严重程度的重要指标，这是定标不能反映的。

多种中成药及辨证论治的中医药复方可缓解慢性胃炎的消化不良症状，甚至可能有助于改善胃黏膜病理状况，如摩罗丹、胃复春、羔羊胃提取物维生素 B$_{12}$ 胶囊等。某些维生素及微量元素硒可能降低胃癌发生的危险性。但一项大型队列研究(非随机对照试验)显示多种维生素并不能降低胃癌发生率。对于部分体内低叶酸水平者，适量补充叶酸可改善慢性萎缩性胃炎组织病理学状态而减少胃癌的发生。

-------------------------------- 参 考 文 献 --------------------------------

全国幽门螺杆菌研究协作组，2017.第五次全国幽门螺杆菌感染处理共识报告.中华消化杂志，37(6)：364～378.
中华医学会消化病分会，2017.中国慢性胃炎共识意见(2017).中华消化杂志，37(11)：721～736.

第三节　慢性胃炎的胃镜治疗

胃镜主要用于慢性胃炎的诊断和癌变的监测，包括白光胃镜、化学染色胃镜、电子染色胃镜、放大胃镜、共聚焦胃镜等。胃镜治疗主要针对慢性胃炎上皮内瘤变。

慢性胃炎尤其是慢性萎缩性胃炎癌变发生率增加，反复或持续 Hp 感染、不良饮食习惯(如吸烟、饮酒、高盐饮食)等可增加慢性萎缩性胃炎癌变风险，慢性萎缩性胃炎常伴肠上皮化生，在此基础上出现上皮内瘤变，进而演变为胃癌。

上皮内瘤变与异型增生(不典型增生)基本是同一个概念,异型增生分为轻、中、重度,轻、中度异型增生相当于低级别上皮内瘤变,重度异型增生和部分中度异型增生相当于高级别上皮内瘤变。不同程度的上皮内瘤变处理策略不同。

一、低级别上皮内瘤变

目前认为炎症也可以引起低级别瘤变,从这个意义上讲,部分低级别瘤变是可以逆转的,即并非所有上皮内瘤变都需要胃镜治疗。然而,受取检部位和取材局限性的影响,部分低级别瘤变会出现术后病理升级的现象。因此,低级别瘤变的处理需要综合胃镜下表现、活检病理做出判断,并且需要比较密切的胃镜检查,以随访病情变化。一般来讲,胃镜下炎症较重,病灶不符合或不满足典型早期癌特点,常规活检所发现的低级别上皮内瘤变推荐进行密切随访,一般以半年左右为宜。对于胃镜下存在明确病灶,病灶特点符合早期癌的诊断要素,即存在边界,微血管和(或)微腺体形态异常,而活检提示低级别瘤变者,则有必要直接进行胃镜下切除病变。对于胃镜下存在局限性病灶,但不满足早期癌胃镜下诊断要素者,建议治疗后半年左右复查,如病灶消失,则继续胃镜随访,如局限性病灶仍然存在,建议行诊断性胃镜治疗。

二、高级别上皮内瘤变

作为癌前病变,高级别上皮内瘤变进一步转化为癌是大概率事件,因此,国内外指南均建议对高级别瘤变进行胃镜下治疗。由于WHO与日本病理学界对于癌的定义不同,导致在一些概念上出现混淆。WHO诊断标准认为癌必须要有侵袭性,即肿瘤细胞突破上皮层到达固有层才算癌,局限于上皮层即上皮内瘤变;而日本诊断标准认为只要具有细胞和(或)腺体结构异型性即诊断为癌,因此在日本的诊断标准里不存在高级别瘤变一说。我国消化病理界广泛沿用的是WHO诊断标准。按照巴黎分型对病灶形态分类分为隆起型(0~Ⅰ)、平坦型(0~Ⅱ)和凹陷型(0~Ⅲ),其中平坦型又分为浅表隆起(0~Ⅱa)、浅表平坦(0~Ⅱb)、浅表凹陷(0~Ⅱc)三种亚型。

(一) 病变存在性的胃镜下判断

Hp是导致萎缩性胃炎和胃癌的高危因素,胃镜下判断Hp感染状态对于发现癌前病变和早期癌尤为重要,有文献报道了在胃体部观察到规则排列集合小静脉(RAC)是Hp阴性的特征性表现,而黏膜弥漫性发红、充血、黏液附着等被认为是Hp现症感染的特征性表现,而黄色瘤在Hp既往感染和现症感染中均可出现。Hp现症感染导致的胃黏膜弥漫发红、充血,不利于平坦型病灶的检出。对于高危人群,可先行Hp根除,除菌后2周再行胃镜下精查排除可疑病变。

Hp感染后最先导致胃窦黏膜的炎症,随后导致全胃炎症,接着出现胃窦黏膜的萎缩,萎缩沿Hp迁移轨迹自胃窦向胃角、胃体小弯及贲门蔓延,同时向胃体部前后壁扩展,最终发展为全胃萎缩。上皮内瘤变和癌变易发生在萎缩区域及萎缩非萎缩交界区域。因此,对于这些区域应进行重点观察,包括使用链霉蛋白酶进行充分的检查前准备,特别强调白光下凑近黏膜细致观察和摄片,因为胃腔大,亮度不够,在胃内不建议使用窄带成像(NBI)进行筛查式观察,使用靛胭脂喷洒后10秒左右观察胃小区结构,病变区域色素不易附着,胃小区扩大,病变区域层次变得显著,借此可用于萎缩性胃炎早癌筛查。

(二)病变性质的胃镜下判断

对于白光下或靛胭脂喷洒后发现的可疑病灶,可以使用电子染色(NBI)或化学染色法(醋酸喷洒)可疑病灶区域观察病变性质,肿瘤性病变白化消退较非肿瘤性病变快,且在放大胃镜下有助于显示腺体结构。需要注意的是不建议对无可疑病灶黏膜广泛喷洒醋酸,因为其刺激黏膜产生大量黏液不易去除,影响后续观察和操作。放大胃镜对于萎缩性胃炎及分化型早癌具有很高的诊断特异性,放大胃镜下可以清楚地辨识幽门腺、胃底腺及肠化上皮形态特征,萎缩性胃炎时胃底腺区域被幽门腺取代,同时可以看到肠化上皮所特有的亮蓝脊(lightblue crest,LBC)及均匀的白色不透明物质(white opaque substance,WOS),对于肿瘤性病灶则可看到病变区域与非病变区域存在明确边界,微血管扭曲和(或)微腺体不规则。

(三)病变累及深度的胃镜下判断

之所以需要对病变深度做出胃镜下判断,主要是牵涉到后续的治疗方案不同,对于黏膜内癌因为其淋巴结转移率低,推荐进行胃镜下黏膜下层剥离术(ESD)治疗,5年生存率与外科手术相当。而黏膜下层浸润癌,尤其是超过黏膜下层上1/3的癌淋巴结转移率显著增大,推荐行外科手术治疗。胃镜下判断病变浸润深度包括:① 病灶大小,越大的病灶浸润越容易深;② 病灶形态,隆起型或凹陷型病灶容易深浸润;③ 皱襞柔韧性,包括自然蠕动时病灶处胃壁僵硬,以及充分注气后病灶隆起或凹陷不能展平。通过这些可以大体判断病变浸润深度。另外,不少研究报道超声胃镜在判断浸润深度的作用,目前研究证据表明其对于癌浸润深度判断作用有限。

(四)病变侧方范围的胃镜下判断

大多数分化癌具有明确的边界,通过化学染色方法喷洒靛胭脂有助于勾勒病灶轮廓,难点在于0～Ⅱb型病灶,需要注意的是相当部分0～Ⅰ型和0～Ⅲ型病变侧方存在0～Ⅱb型延展,不能盲目将病灶边界限定在隆起或凹陷区域。放大胃镜对于病灶侧方范围的判断具有优势,一般采用H260Z放大镜头端带黑帽,半放大从远离病灶确认为正常黏膜区域开始向病灶区域移动,依次围绕病灶确定病变范围,切忌一开始即在病灶区域全放大观察,造成病灶出血,影响边界判断。对于部分边界难以确定病变,可以采取对病灶可疑边缘区域四象限活检的方法确定边界。

(五) 病变分化程度的胃镜下判断

分化程度是淋巴结转移独立危险因素,按照日本中村分型将胃腺癌分为分化型癌和未分化型癌。有时候术前活检病理因为取材局限并不能提供足够信息,因此有必要通过胃镜下对分化程度进行判断。一般来讲,Hp 阴性患者较少发生分化型癌,Hp 阳性患者既可发生分化型癌,也可以发生未分化癌,当炎症充血较重的时候,容易漏诊病变。白光胃镜下,分化型癌可见于各种形态,但以 0～Ⅱc 型病变多见,由于肿瘤血管形成病变多呈橘红色。放大胃镜通过对肿瘤微血管及微腺体可以判断病变分化程度。当出现螺旋状血管(corkscrew pattern)、雷纹征(raimon vessels)提示病变分化较差。

三、治疗方法

胃镜下治疗包括胃镜下黏膜切除术(EMR)和 ESD,对于直径小于 2 cm 隆起型或浅表隆起型病灶可采取 EMR 方法治疗;对于直径大于 2 cm 及 2 cm 内浅表凹陷型或合并溃疡病灶,为保证侧切缘阴性,宜采取 ESD 方法治疗。EMR、ESD 具体手术方法在此不做赘述。

总之,慢性胃炎尤其是萎缩性胃炎,在一些有害因素持续作用下可以发生上皮内瘤变和癌变,胃镜作用是监测病变的发展和早期发现这些病变;对于低级别上皮内瘤变可以根据病变胃镜下特点选择随访还是胃镜下治疗;对于活检提示高级别瘤变和癌变的病灶,应根据胃镜下病变分化、浸润深度、范围综合决定采取胃镜治疗还是外科手术治疗。

第五章　慢性胃炎的中医药治疗

第一节　慢性胃炎中医药治疗的
理论渊源及启示

中医学没有明确的"慢性胃炎"病名，现代医家根据慢性胃炎的临床症状特点，将其归于中医学"痞满""胃脘痛""嘈杂""嗳气""呃逆""吐酸"等病证范畴。从《黄帝内经》开始，历代本草专著浩如烟海，其中记载和论述了许多治疗慢性胃炎相关的验之有效的方法和药物。

一、《黄帝内经》相关论述

胃病之记载始于《黄帝内经》，如《素问·标本病传论》曰："胃病胀满，五日少腹腰脊痛。"《灵枢·邪气脏腑病形》曰："胃病者，腹䐜胀，胃脘当心而痛。"以上指出了胃病的临床特点乃"胀""满""痛"等症状为主。此可属中医学的"胃痛""痞满"病症，与现代医学的慢性胃炎类疾病密切相关。

《黄帝内经》并无证型或辨证论治记载，但通过对胃病病因病机的论述，可以得出当时笔者对胃病证型的认识。从书中记载归纳起来主要有以下几种证型。

肝郁犯胃：如《素问·六元正纪大论》曰："木郁之发……故民病胃脘当心而痛。"

饮食所伤：如《素问·痹论》曰："饮食自倍，肠胃乃伤。"

脾胃失和：如《灵枢·经脉》曰："脾足太阴之脉，是动则病舌本强，食则呕，胃脘痛，腹胀，善噫，心下急痛。"

六淫犯胃：其中包括有寒厥证、风淫证、湿气证、火气证。相关条文分别如下。

《素问·至真要大论》曰："太阳之胜，凝溧且至，寒厥入胃，则内生心痛，复见厥气上逆，心胃生寒，胸膈不利，心痛痞满。"

《素问·至真要大论》曰："厥阴司天，风淫所胜，民病胃脘当心而痛。"

《素问·五常政大论》曰："少阳司天，火气下临，肺气上从……风行于地，尘沙飞扬，心痛，胃脘痛，厥逆膈不通，其主暴速""太阴司天，湿气下临，肾气上从……心下痞痛，地烈冰坚，少腹痛，时害于食。"

通过上述记载可见，《黄帝内经》认为胃痛的病变脏腑，除了脾、胃本身以外，还涉及肝、肾、肺等。六淫主要是风、寒、湿、火等致病因素，其中尤以寒邪为至关重要。《素问·痹论》记载"痛者，寒气多也，有寒故痛也。"《素问·举痛论》亦云"寒气客于肠胃之间，膜原之下，血不得散，小络引急，故痛。"以上说明寒邪是导致疼痛的主要原因之一。

《黄帝内经》有"痞""满""痞满""痞塞"等记载，与寒、积饮与寒湿等相关。如《素问·异法方宜论》谓："脏寒生满病"《素问·至真要大论》曰："诸湿肿满，皆属于脾"《素问·六元正纪大论》："太阴所至为积饮否隔……太阴所至为积满……太阴所至为中满霍乱吐下""凡太阴司天之政……民病寒湿，腹满，膜愤胕肿，痞逆……"在脏腑定位上，《黄帝内经》认为中焦脾土是导致病发痞满的主要脏器，如《素问·脏气法时论》曰："脾病者……虚则腹满肠鸣，飧泄，食不化。"《素问·五常政大论》曰："土平气曰备化。备化之纪，其病痞""土不及曰卑监。卑监之纪，其病留满痞塞是也。"从以上的记载亦可看出，在《黄帝内经》时期，痞满的脏腑定位主要在脾、肝，其病因病机与寒、湿等关系密切，其病理属性有虚有实。

《黄帝内经》里记载的方剂虽不多，但却制定了用药治疗原则及方剂君、臣、佐、使的配伍关系。如"寒者热之，热者寒之，虚者补之，实者泻之""主病谓之君，佐君谓之臣，应臣谓之使……"(《素问·至真要大论》)为后世的治疗及方剂配伍奠定了基础。

二、《伤寒杂病论》相关论述

东汉末年，医圣张机首创辨证论治体系。在《金匮要略·腹满寒疝宿食病脉证并治》里创制了一些治疗胃痛的方子，如大建中汤、小建中汤、黄芪建中汤、附子粳米汤、芍药甘草汤、吴茱萸汤等，至今仍为临床常用方。通过上述诸方的应用看出，张机论治胃痛以虚寒型为主，其遣方用药是根据疾病的不同阶段及病势进退缓急而加以施治用药的，如虚寒轻者用小建中汤；虚重者加黄芪；寒甚重者用大建中汤；剧痛者用附子；肝阴虚者用芍药甘草汤；肝阳虚者用吴茱萸汤。以上充分体现了辨证施治的灵活性，也奠定了理、法、方、药的理论基础。

此外，张机还创制了专门治疗心下痞的泻心五方。如大黄黄连泻心汤、附子泻心汤、半夏泻心汤、生姜泻心汤及甘草泻心汤，至今仍广泛运用。其中以半夏泻心汤尤甚，堪称治痞之祖方。后人通过张机诸泻心汤的用药加以分析，整理出当时痞满的主要证型。如大黄黄连泻心汤主治热痞证；附子泻心汤主治热痞阳虚证；半夏泻心汤主治寒热错杂证；生姜泻心汤主治寒热错杂，水湿中虚证；甘草泻心汤主治中虚寒热错杂证。

此后的晋、隋、唐时期的医家基本上继承了以健脾温阳等法来治疗胃病。用药大都是辛温补益之品为主。如隋·巢元方《诸病源候论·虚劳病诸候》认为痞满、心腹痛诸候乃正虚风寒侵袭所致，所谓"虚劳损伤，血气皆虚，复为寒邪所乘，腑脏之气不宣发于外，停积在里，故令心腹痞满""虚劳者，脏气不足，复为风邪所乘，邪正相干，冷热击搏，故心腹俱痛。劳伤之人,五脏不安,六腑不调。胃为水谷之海,今既虚弱,为寒冷所侵,不胜于水谷,故气逆而呕也"。治疗方面,唐·孙思邈《备急千金要方》论治"反胃、呕吐哕逆、噎膈、胀满"等,遵张机之论,所用方剂多首推张机诸方,如"大半夏汤,小半夏加茯苓汤,附子粳米汤,吴茱萸汤"等。

三、宋金元时期主要论述

宋代的《太平惠民和剂局方》。该书是第一部由国家颁行的成药专书和配方手册,是南宋时期的主流医学的集中展示。书中所载方剂,主要是继承前人的经验,汇集宋以前历代方剂精华编撰而成,是隋唐至两宋医学实践经验的归纳提炼,是方剂学的优化集成。在《太平惠民和剂局方·治一切气》篇里将脾胃病(包括胃痛、痞满、嗳气、吞酸等病症)主要分成以下几种证型。

气滞气逆:方用紫苏子丸、匀气散、小乌沉汤、集香圆、化气汤、人参木香散等。主要药物有紫苏子、陈皮、肉桂、人参、高良姜、丁香、木香、檀香、藿香叶、甘草、砂仁、乌药、香附、豆蔻仁、青皮、莪术等。其中以木香、砂仁、丁香、青皮、香附、甘草最为常用。

脾胃不和,中脘气滞:方用和胃丸(兼有气血两虚者)、建中散(寒饮者)、平胃散、新法半夏汤(寒饮者)、和气散(寒饮者)、人参煮散(寒饮者)等。主要药物有厚朴、半夏、枳壳、白术、肉桂、神曲、青皮、槟榔、干姜、陈皮、甘草、苍术、木香、香附、桔梗等。其中以厚朴、半夏、干姜、陈皮、苍术最为常用。

脾胃虚弱:方用参苓白术散、参苓壮脾丸等。主要药物有人参、白术、干姜、甘草、茯苓、缩砂、高良姜等。其中干姜、甘草最为常用。两药相配伍,即张机治疗肺中冷的甘草干姜汤。另加一些助脾运化的药物,如扁豆、神曲、麦芽、砂仁等。

脾胃虚寒:方用理中圆、养脾圆、烧脾散(兼有血瘀者)、二姜圆(寒痰者)、守中金圆(寒痰者)等。主要药物同脾胃虚弱型,另增一些温脾助阳药物。

宋金元时期主要医家论述如下。

(一) 张元素(金代)

张元素精于脏腑辨证,重视药物归经与引经报使,为"易水学派"的创始人。张元素临证尤其重视胃气,谓:"胃气壮则五脏六腑皆壮也。"凡脾土虚弱,张元素用药分"补气"和"补血"之不同,补气用人参、黄芪、甘草、陈皮、升麻、葛根之辈,补血用白术、白芍、木瓜、大枣、蜂蜜、胶饴、乌梅之属,其立论及用药对李杲及后人有很大启发。张元素治疗疾病注重内因,主张"养正积自除",对于脾胃不足、饮食不消之证,变张机的枳术汤为枳术丸(白术、枳实、荷叶裹饭烧为丸),"先补其虚,而后化其所伤",开创消补兼施的法门。张元素《医学启源·药类法象》言:"枳实气寒味苦,除寒热,去结实,消痰癖,治心下痞,逆气,胁下痛。〈主治秘〔要〕〉云:气味升降,与枳壳同,其用有四:主心下痞一也。化心胸痰二也。消宿食，散败血三也。破坚积四也。又云：纯阳，去胃中湿。去〔瓤〕，麸炒用。"其认为枳实、枳壳几乎可以用于一切痞满之证，枳术丸为后世医家所推崇，或原方、或加减化裁，通治痞满症状。李杲治疗痞证系列方剂多在枳术丸基础上增益药物。

（二）李杲（金代）

李杲著有《内外伤辨惑论》《脾胃论》《兰室秘藏》等著作，重视脾胃，提出了"内伤脾胃，百病由生"的观点，为补土派创始人，后世王纶、薛己、缪希雍等诸医均受其影响，其立论方药甚至深刻影响到现代医家对慢性胃炎的论治。李杲倡导脾胃内伤论，主张脾胃是气机升降之枢纽，善用风药升脾胃之清阳，倡导"阴火论"，首创甘温除热大法。认为饮食不节则胃病，形体劳役则脾病，喜、怒、忧、恐则损耗元气，三者在内伤脾胃病中互为因果，都可造成脾胃虚弱的病理状态，即使是六淫外感致病也多有脾胃气虚、元气不足的内因，故李杲治疗脾胃病，主张补益脾胃，恢复中焦正常的升降；重视升举脾胃清阳，使水谷精微得以布散；不忘除湿健运，使湿有出路；潜降阴火，恢复阴阳平衡。由于病变之关键是脾胃气虚，故以补益脾胃为主，常用人参、黄芪、白术等；升发清阳常用升麻、柴胡、葛根、羌活、防风、独活诸风药；除湿运中常用苍术、白术、半夏、陈皮、泽泻等药；降阴火黄连、黄芩、黄柏、知母等药。其代表方如补中益气汤、清暑益气汤、升阳散火汤等。

《内外伤辨感论·辨内伤饮食用药所宜所禁》有系列饮食所伤痞证方药，以张元素枳术丸为首，化裁制方：治元气虚弱，饮食不消，或脏腑不调，心下痞闷者，加橘皮为橘皮枳术丸。滞气食不化者，加木香为木香枳术丸。冷食内伤者，加半夏为半夏枳术丸。此外，还有曲蘖枳术丸、三黄枳术丸、除湿益气丸、白术丸等，特别是所创治疗食积实热所致痞证的"枳实导滞丸"尤其为后世医家习用。《兰室秘藏·心腹痞门》论治痞满，主张治疗要立足内伤中虚，否则其痞益甚，创立消痞除满，健脾和胃之枳实消痞丸（干姜、炙甘草、麦芽、白茯苓、白术、半夏曲、人参、浓朴、枳实、黄连等），调理脾胃，辛开苦泄，为后世治痞之名方。相关方剂如失笑丸、黄连消痞丸、消痞汤、葶苈丸等均健脾和胃，配伍或清热解郁、或清热化湿、或行气消瘀，尤其葶苈丸补泄、温清、行气、燥湿、升阳、降逆于一方，均为后世医家治疗痞满提供了有益借鉴。

李杲论治胃脘痛，亦重顾护中气，创立草豆蔻丸、神圣复气汤、麻黄豆蔻丸等。草豆蔻丸以草豆蔻、吴茱萸、益智仁等温中暖脾，能补中益肺，祛寒止痛；神圣复气汤以人参四逆和益气升阳，再加甘寒除热之品，成为脾、肝、肾兼治之方，治疗脾肾阳虚、寒水内盛、阴火上扰的寒热错杂之胃脘痛；麻黄豆蔻丸用麻黄、吴茱萸、草豆蔻、益智仁等补中散寒、表里兼顾，以治疗中虚气滞、寒邪客胃之胃脘痛。尽管上述三方所治有别，但均以祛寒理气立法，充分体现了李杲补土温阳的治疗特色。

(三) 朱震亨(元代)

朱震亨发展了"湿热相火为病甚多"的学术思想,主张"阳常有余、阴常不足"理论,在治疗方面尤其体现"补阴"思想,是养阴派代表人。朱震亨善治杂病,重视气、血、痰、郁、火的证治,亦有"杂病大家"之称。

朱震亨在《丹溪心法·心脾痛》将胃脘痛分为寒、热、气、湿、痰积、死血、虚、虫八类型,在前人重寒致痛观点的基础上,重视因热致痛,尤其从痰瘀论治胃痛,开后世之先河,遣方用药值得参考。如因寒而"痛甚者,用温药附子之类,不可用参术。"认为诸气痛皆乃实证,提出"诸痛不可补气"的观点。"胃口有热而作痛者,非山栀子不可,须佐以姜汁,多用芎开之。病发者,或用二陈汤加川芎、苍术,倍加炒栀子。痛甚者,加炒干姜从之,反治之十丸,热辣姜汤下。重者,桂枝、麻黄、石碱各等分,姜汁和蒸饼丸桐子大,服五十丸,热姜汤下。""死血留于胃口作痛,用桃仁承气汤下之切记。轻者用韭汁、桔梗,能开提其气,血药中兼用之。""以物柱按痛处则止者挟虚,以二陈汤加炒干姜和之。""有虫痛者,面上白斑,唇红能食属虫,治以头向下,难治……楝树根皮、槟榔、鹤虱,夏取汁饮,冬浓煎汤,下万应丸,最好……""胃脘有湿而痛者,宜小胃丹下之"等。对于死血留胃脘作痛者,还可以选用延胡索、桂枝、滑石、红花、红曲、桃仁等。治痰积胃脘作痛,创制白螺蛳壳丸,螺蛳壳、滑石(炒)、苍术、山栀、香附、南星、枳壳、青皮、木香、生姜等,春加川芎,夏加黄连,冬茱萸半两……除自己创制处方外,还推荐了草豆蔻丸、丁香止痛散、失笑散、乌梅丸、五苓散等。

《丹溪心法·痞》对痞满进行辨证论治,推崇李杲论治并有发挥,注意到了体质的胖瘦与湿、痰、热、郁等有关。"痞有食积兼湿。东垣有法有方。凡心下痞满,须用枳实、黄连;如禀受充实,面苍骨露,气实之人而心下痞者,宜枳实、黄连、青皮、陈皮、枳壳;如禀受素弱,转运不调,饮食不化而心下痞者,宜白术、山楂、曲蘖、陈皮;如肥人心下痞者,乃是湿痰,宜苍术、半夏、缩砂、茯苓、滑石;如瘦人心下痞者,乃是郁热在中焦,宜枳实、黄连、葛根、升麻;如食后感寒,心下痞者,宜藿香、草豆蔻、吴茱萸、砂仁;痞挟血成窠囊,用桃仁、红花、香附、大黄之类。""痞者……古方,治痞用黄连、黄芩、枳实之苦以泄之;浓朴、生姜之辛以散之;人参、白术之甘苦以补之;茯苓、泽泻之淡以渗之。既痞,同湿治,惟宜上下分消其气。如果有内实之证,庶可略与疏导。世人苦于痞塞,喜行利药,以求其速效,暂时快通,痞若再作,益以滋甚。"

四、明代主要论述

(一) 王纶

王纶提出"外感法仲景、内伤法东垣、热病用河间、杂病用丹溪"的学术主张,对内伤杂病多宗李杲、朱震亨之说,故对脾胃学说与滋阴学说有所阐发,对脾胃生理、病理论述甚详，如《名医杂著·枳术丸论》："人惟饮食不节，起居不时，损伤脾胃。胃损则不能纳，脾损则不能化，脾胃俱损，纳化皆难，元气斯弱，百邪易侵，而饱闷、痞积、关格、吐逆、腹痛、泄痢等症作矣。况人与饮食，岂能一一节调，一或有伤，脾胃便损，饮食减常，元气渐惫矣。"王纶在脾胃病方面的突出贡献在于他综合李杲、朱震亨学说提出了"脾阴说"，认为治脾胃须分阴阳气血，反对概用辛温燥热，谓"近世论治脾胃者，不分阴阳气血，而率皆理胃所用之药，又皆辛温燥热助火消阴之剂，遂致胃火益旺，脾阴愈伤，清纯中和之气，变为燥热，胃脘干枯，大肠燥结，脾脏渐绝，而死期迫矣。"脾胃分治理论，张机时期即已涉及，《伤寒论》首分阳明、太阴论治，主阳道实、阴道虚，治疗阳明经、腹实证予白虎汤、承气汤系列方剂，治疗脾阴不足便秘予脾约麻仁丸。王纶则进一步提出脾阴说，认为胃火旺与脾阴虚互为因果，这种脾胃阴阳、脾胃分治的思想对后世"脾阴""胃阴"学说的发展影响甚深，丰富了慢性胃病的脾胃分治理论，对慢性胃炎论治颇有启发。

（二）缪希雍

秉承李杲脾胃内伤学说及补气升阳理论，临证重视胃气，"胃气一败，则百药难施""治阴阳诸虚病皆当以保护胃气为急"，同时受朱震亨"阳常有余、阴常不足"思想影响，主张脾胃分治理论，如《神农本草经疏》所言"胃主纳、脾主消。脾阴亏则不能消，胃气弱则不能纳""若因脾虚，渐成胀满，夜剧昼静，病属于阴，当补脾阴"。朱震亨为滋阴派创始人，但其对"阴"和"阴虚"概念未做出明确界定，《神农本草经疏》则明确"阴虚，即精血虚"，滋阴"宜生精补血"。脾阴不足的主要症状有脾虚中满，饮食不进，食不能消，夜剧昼静，劳倦伤脾发热，肢萎等。治疗脾阴不足，缪希雍喜用甘平之品，气阴双补，如山药、莲子肉、芡实、白扁豆等，尤其推崇山药缓中益阴气，《神农本草经疏》谓："薯蓣得土之冲气，兼禀春之和气以生……补虚羸，补中益气力，长肌肉，充五脏，除烦热，强阴也"；或用甘酸柔润，如牛膝、酸枣仁、木瓜、白芍、五味子与甘草等酸甘化阴；或肝脾同调、脾肾同补，酸枣仁、生地黄、熟地黄、白芍、木瓜、枸杞子等肝阴脾阴兼顾。在调补脾阴的同时，注意补而不壅，养阴同时配伍灵动之品如橘皮、紫苏子、茯苓、车前子、薏苡仁等药物补而不呆，滋阴不助湿。重视脾胃升降，养阴之际常伍用升麻、柴胡、川芎等升发脾气，或紫苏子、枇杷叶、白芍、五味子等敛降胃气。

（三）虞抟

虞抟在前人饮食致胃脘痛的基础上，对痰瘀致痛有进一步的发挥。他认为痰瘀的生成主要跟饮食不节与七情内伤有关，两者互为因果。如《医学正传》说："胃脘当心而痛，未有不由清痰食积郁于中，七情九气触于内，是以清阳不升，浊阴不降，而肝木之邪，得以乘机侵侮而为病矣。更原厥初致病之由，多因纵恣口腹，喜好辛酸，恣饮热酒煎煿，复食寒凉生冷，自郁成积，成痰，痰火煎熬，血亦妄行，痰血相杂，妨碍升降，故胃脘疼痛，吞酸嗳气，嘈杂恶心……"其治疗痞满、胃脘痛，大多推崇并沿袭李杲相关方剂，如枳实消痞丸、消痞汤、黄连消痞丸、草豆蔻丸、厚朴温中汤等。治疗嘈杂、吞酸等，多沿用朱震亨论治之法，从热、痰等入手，药用加味二陈汤、术连丸、三生丸、软石膏丸、曲术丸、左金丸等。其祖传方"加味枳术丸"治疗清痰、食积、酒积、茶积、肉积、各种痰积所引起"胃脘当心而痛，及痞满恶心，嘈杂嗳气，吞酸呕吐，脾疼等证"，药用白术、枳实、苍术、猪苓、麦蘖面、神曲、半夏、泽泻、赤泽泻、赤茯苓、川芎、黄连、白螺蛳壳、砂仁、草豆蔻、黄芩、青皮、莱菔子、干生姜、陈皮、香附米、瓜蒌子、厚朴、槟榔、木香、甘草等，虞抟评价"其效如神"。其治疗"胃脘痛甚，诸药不效者，寒因热用方'连附六一汤'：黄连（六钱）、附子（炮去皮脐，一钱）"对后世亦颇多借鉴。

（四）汪机

汪机崇朱震亨、李杲之学，尊古而不泥古，在实践中辨证论治，提出了以"调补气血，固本培元"的治疗思想，是新安医学"培元"派的开创者。临证时重视以治本为原则，尤强调以胃气为本。其"营卫论"及参芪益养脾胃之阴之论，奠定了"培元"重视脾胃、顾护营阴的学术特色。他认为胃痛之证，因状多端，治难执一。他通过前人对胃痛病因病机的阐释，加以综合参考，并结合自己的观点，将胃痛分为气郁湿壅、痰积郁胃、湿热为害、寒气客胃、湿热痰郁、瘀血于胃、脾胃虚冷、气滞不行等证型，分别使用木香散气饮、白螺丸、连附六一丸、扶阳益胃汤、二陈汤、桃仁承气汤、蟠葱散等方剂。药物种类的使用主要有理气药、燥湿药、温散药、温中药、淡渗利湿药、清热药、补益药、化痰药、活血药、消积导滞药、清热利湿药等。其中药物种类之间，往往合并应用或兼而有之。究其用药规律，辛散温燥药贯穿于始终。以上提示尽管胃脘痛的病机复杂，但汪机论治胃痛的基本病机乃气机失调，故辛温理气之品为必用，其他相兼病机相兼处之。

（五）武之望

武之望著有《济阳纲目》一书，该书比较全面总结了明代以前治疗内外科杂症的理论和经验，是一部综合性临床医著。武之望论脾胃分阴阳气血，主"胃阳主气，脾阴主血……一或有伤，脾胃便损，饮食减常，元气渐惫"，以洁古的枳术丸和李杲的"脾胃论"为"医中之道"，反对"治脾胃者，不分阴阳气血"，而用"辛温燥热，助火消阴之剂"，对于脾胃气血升降之机，阐述甚详。《济阳纲目》对呃逆、噫气、吐酸、嘈杂、恶心、呕吐、痰饮、诸气、噎膈、翻胃等均有详细论述，可供慢性胃炎中医诊治借鉴。在此介绍《济阳纲目·痞满（卷三十七）》对痞满的证治论述，供大家参考。

1. 治中虚痞方

其中痞滞不运者，方用加味六君子（即香砂六君）。清气下陷者，方用加味补中益气汤，补中益气汤加黄连、枳实、芍药。兼有热郁者，方用平胃枳术丸，枳术丸加白芍、陈皮、黄连、人参、木香。食后虚痞吞酸者，方用醒脾育胃丸，六君子汤加砂仁、白芍、麦芽、苍术、厚朴、藿香、枳实、姜、枣。恶食懒倦者，方用枳实消痞丸，四君子汤加干生姜、麦芽、半夏、厚朴、枳实、黄连。

2. 治湿热痞方

胸膈痰热者,方用黄芩利膈丸,药物有生炒黄芩、半夏、黄连、泽泻、南星、枳壳、陈皮、白术、白矾、莱菔子、小皂角。中虚痰火者,方用橘连枳术丸;兼有肝火者,方用回令丸,又名左金丸。

3. 治饮食痞方

胸腹痞闷者,方用加味平胃散,药物有平胃散加枳实、砂仁、麦芽、神曲、山楂、木香、陈皮、白豆蔻、生姜。停饮中寒者,方用枳实理中丸;食后必胸痞者,方用姜曲丸,药物有姜屑、麦芽、神曲。

4. 治痰积痞方

痰滞作痞者,方用桔梗二陈汤,药用二陈汤加桔梗、枳实。胸中痰结者,方用小陷胸汤;胸膈痞痛彻背胁者,方用瓜蒌实丸,药用瓜蒌实、枳实、半夏、桔梗、姜汤。

5. 治气郁痞方

忧思气郁,不思饮食者,方用木香化滞汤,药用枳实、当归梢、陈皮、生姜、木香、柴胡、草豆蔻、炙甘草、半夏、红花。七情所伤者,方用七气汤即半夏厚朴汤。

6. 治瘀血痞方

血虚挟火者,方用四物二陈汤,药用四物二陈汤加桔梗、瓜蒌、生姜。

书中虽将痞满列为六种证型,但临证多有兼夹,如气虚热郁者,以虚为主者用加味补中益气汤,热郁为主者用平胃枳术丸;中虚食积者,醒脾育胃丸和枳实消痞丸;中虚痰火者,橘连枳术丸;肝火湿热者,左金丸;饮停中寒者,枳实理中丸;痰热郁结者,小陷胸汤;血虚痰热者,四物二陈汤。方中用药多以二陈汤、枳术丸等为主,书中有"加减二陈汤,通治诸痞"的记载。枳术丸的应用主要掌握虚实辨证:虚者则用白术,实则去之。

五、清代主要论述

受明清温病学说的影响,清代胃阴学说兴起并流行。薛雪《扫叶庄医案》记载"辛燥劫动胃络,只宜薄味清养胃阴"。华岫云《临证指南医案·脾胃》按云:"盖东垣之法,不过详于治脾,而略于治胃耳,乃后人宗其意者。凡著书立说,竟将脾胃总论,即以治脾之药笼统治胃,举世皆然。合观叶氏之书,始知脾胃当分析而论……若脾阳不足,胃有寒湿,一脏一腑,皆宜于温燥升运者,自当恪遵东垣之法。若脾阳不亏,胃有燥火,则当遵叶氏养胃阴之法。观其立论云:纳食主胃,运化主脾。脾宜升则健,胃宜降则和。又云:太阴湿土,得阳始运,阳明阳土,得阴自安。以脾喜刚燥,胃喜柔润也。仲景急下存津,其治在胃。东垣大升阳气,其治在脾",又云:"故凡遇禀质木火之体,患燥热之症,或病后热伤肺胃津液,以致虚痞不食、舌绛、咽干、烦渴不寐、肌燥热、便不通爽,此九窍不和,都属胃病也。岂可以术升柴治之乎? 故先生必用降胃之法,所谓胃宜降则和者。非用辛开苦降,亦非苦寒下夺以损胃气。不过甘平,或甘凉濡润,以养胃阴,则津液来复,使之通降而已矣。此义即宗内经所谓六腑者,传化物而不藏。"叶桂重视滋养胃阴,倡脾胃分治,其胃阴论治理论使脾胃学说成为一个完整的理论体系。

叶桂对于脾胃病的另一大贡献,即其所倡导的"久病入络"学说。《临证指南医案》有很多关于久病入络的论述,如"经主气,络主血""初病气结在经,久则血伤入络""经年宿病,病必在络"等。对于久病、久痛,在辨证基础可伍用辛味通络达邪之法,或辛香通络,或辛温通络,或辛润通络,或辛寒通络。用药如辛香通络之降香、檀香、小茴香、香附等,辛温通络之桂枝、葱管、细辛、旋覆花、防风、橘核、橘红等,辛润濡养之当归、桃仁、韭白汁、柏子仁、杏仁等宣通瘀滞,络阻有热者亦可配伍牡丹皮、郁金等辛寒通络。另外,络脉郁滞还需配合川芎、丹参、红花、赤芍、三棱、莪术等活血化瘀药,瓜蒌、贝母、南星、白芥子等化痰药。久病痼结难愈者,还可以配伍水蛭、地鳖虫等虫类破瘀药物,或全蝎、蜈蚣、地龙、僵蚕、蜂房等虫类搜剔药以祛除络脉之邪。对于络虚者,予以补益通络之法,常伍用人参、白术、黄芪、当归、杜仲、牛膝等扶正达邪通络。因络病多久病,故不宜急攻而宜缓图,所谓"辛香缓通""久病当以缓攻""缓逐其瘀"等。

叶桂脾胃分治理论及胃阴学说、久病入络学说为慢性胃炎,特别是萎缩性胃炎、胃癌前病变的治疗提供了很好指导。

《临证指南医案》"脾胃""痞""噎膈反胃""噫嗳""呕吐""脾瘅""胃脘痛"等诸多论述中大量医案与慢性胃炎类似,可资借鉴。

"胃脘痛"章节里治疗胃痛主要医案的证型、用药等进行初步整理如下供参考。

(1) 气滞胃痛　　金铃子、延胡索、半夏、茯苓、乌药、橘红、山栀子、生香附等。

(2) 气逆不降痛　　鲜枇杷叶、杏仁、生香附、降香汁、浓朴、橘红、桔梗、白蔻仁等。

(3) 寒热错杂痛　　仿泻心法,用干姜、川黄连、人参、枳实、半夏、姜汁等。

(4) 胃寒饮停络瘀痛　　淡吴茱萸、高良姜、半夏、延胡索、炮川乌、茯苓、蒲黄等。

(5) 气滞痰凝痛　　醋炒半夏、川楝子、延胡索、姜汁、瓜蒌皮、橘红、杏仁、浓朴等。

(6) 胃弱肝乘痛　　人参、吴茱萸、生白芍、高良姜、熟半夏、云茯苓、粳米等。

(7) 阴虚肝厥痛　　石决明、清阿胶、生地黄、枸杞子、茯苓、桑寄生、川石斛等。

(8) 肝郁化火犯胃痛　　川楝子、柴胡、黑山栀、钩藤、半夏、橘红等。

(9) 脾胃虚寒痛　　人参、淡附子、桂枝、煨姜、炒半夏、荜茇、草果、广皮、茯苓等。

(10) 营络胃阳兼虚痛　　当归、甜桂枝、茯苓、炙甘草、煨姜、南枣肉等。

(11) 胃阳虚气滞血痹痛　　延胡索、半夏、浓朴、橘红、桂枝木、高良姜、瓜蒌皮、茯苓等。

(12) 阳虚痰滞痛　　人参、半夏、姜汁、淡附子、茯苓、淡干姜等。

(13) 阳虚阴浊凝阻痛　　代赭石、炒半夏、淡吴茱萸、淡干姜、茯苓、广陈皮、荜茇、生益智仁等。

(14) 阳微阴浊凝阻痛　　炒黑川椒(去目)、炮黑川乌、炮黑川附子、炮淡干姜等。

(15) 血络瘀痹痛　　桃仁、当归、桂枝、茯神、远志、五灵脂、蒲黄、炙甘草等。

（16）气滞痰浊血瘀痛　　苏木、人参、郁金、桃仁、当归尾、柏子仁、琥珀、芫蔚子、红枣肉丸。

（17）胃虚络瘀痛　　蜣螂虫、五灵脂、桃仁、川桂枝尖、蜀漆、老韭根白等。

叶桂的上述治胃脘痛诸方可以看出，其辨证注重定脏腑、辨寒热、分虚实、明气血、适温燥，治疗原则涉及疏肝理气、辛开苦降、温通胃阳、温补脾阳、温化痰浊、清养胃阴、平肝清火、逐瘀通络等诸多法门。

叶桂论痞，病机以气滞为主，"谓上焦不行，则下脘不通。古称痞闷，都属气分之郁也。"气滞常与郁热、痰浊、湿阻、食积等病理因素相兼夹，虚实夹杂。病位在胃、脾，涉及肺、肝。单纯气滞热郁者，郁金、杏仁、金银花、绿豆壳、鲜省头草、川石斛、麻仁、香附、瓜蒌皮、黑山栀、紫苏梗等开郁清热。热郁而陈腐黏凝胶聚，痰热互结者，"法当用仲景栀子豉汤，解其陈腐郁热""暮卧另进白金丸"以驱痰，常用药物如黑山栀子、香豉、郁金、杏仁、桃仁、瓜蒌皮、降香等，或用栀子豉汤加杏仁、枇杷叶、瓜蒌皮、郁金、姜汁炒竹茹。若热盛伤及胃阴者，常在半夏泻心汤的基础上，配伍酸甘养阴之品，药用川黄连、生姜、人参、枳实、橘红、乌梅、白芍、石斛等，谓之"苦辛开气，酸苦泄热"之法。

湿阻为患者，如兼食滞阳虚，则药用炒半夏、茯苓、杏仁、郁金、橘红、白蔻仁；兼有热象，药用黄芩、川黄连、干姜、厚朴、醋炒半夏、郁金、白蔻仁、滑石等。湿热中虚，药用川黄连、半夏、人参、枳实、姜汁、茯苓、橘红等。湿热痞证，以清利三焦为治疗大法，叶桂有谓："而胸中清气，悉为湿浊阻遏，与食滞两途，此清解三焦却邪汤药"，常用杏仁、白蔻仁、滑石等药。在上焦者予炒半夏、茯苓、杏仁、郁金、橘红、白蔻仁等"开泄宜轻"；在中焦者予淡黄芩、川黄连、淡干姜、浓朴、醋炒半夏、郁金、白蔻仁等化湿除痞；在下焦者，黄芩、厚朴、半夏、郁金、白蔻仁、滑石等利湿畅中消痞。

脾虚阳弱痞证当通阳理气消痞。气滞痰阻者，用大半夏汤。中焦阳气不运（不宣）者，桂枝汤去白芍加茯苓，或半夏、草果、浓朴、广陈皮、茯苓、藿香梗等辛甘理阳。阳虚甚者，药用附子理中汤加半夏、茯苓、草果等。中阳不运，浊阴不降者，常以辛甘理阳之品，如人参、干姜、草果、茯苓、半夏等，所谓"得辛以助阳之用，议辛甘理阳可效"。

可见叶桂"六淫外侵，用仲景泻心汤。脾胃内伤，用仲景苓姜桂甘法。即遵古贤治痞之以苦为泄、辛甘为散二法。其于邪伤津液者，用辛苦开泄，而必资酸味以助之。于上焦不舒者，既有枳桔杏蒌①开降，而又用栀豉②除热化腐，疏畅清阳之气。是又从古人有形至无形论内化出妙用。若所用保和③化食、白金④驱痰、附姜⑤暖中、参苓⑥养胃、生

脉①敛液,总在临症视其阴阳虚实,灵机应变耳。"(《临证指南医案·痹》)

六、民国时期主要论述

张锡纯,民国时期著名中西汇通大家,有谓其"中西医汇通扛鼎者"者,著有《医学衷中参西录》,更有"医书中第一可法之书"之赞,可见后人对其评价之高。张锡纯勇于创新、医术精湛,在脾胃病领域亦造诣精深。张锡纯将脾阳学说和胃阴学说融合,创造性地发展了脾胃学说,在治疗和用药上独具特色。

一倡淡味养脾,即"淡能养脾阴之义",所谓"盖土本无味,借稼穑之味以为味。夫无味即是淡,故入脾胃属土,凡味之淡者皆能入脾胃也"。山药为淡味养脾之要药,张锡纯认为山药"大滋真阴,大固元气",平补脾胃之阴的第一要药。常与薏苡仁配为药对,滋阴而无黏腻之弊,渗湿而无伤阴之嫌。另外在药物的煎煮上"专取次煎,取次煎味淡,善能养脾阴也"。

二倡调补脾胃,运通灵动。对脾胃虚弱者,不宜专补,而应消补并用,补中有运,如不能受纳运化饮食者,喜用白术健脾助运,鸡内金化积等。对于久病多瘀者,不宜专事化瘀,而应运脾活血,运脾健胃药配以活血药,以收健脾化瘀之功。"棱莪与参术诸药并用,大能开胃进食,又愚所屡试屡效者也"。运脾活血是张锡纯治疗脾胃病的一大创新。

三倡肝脾不调,正治在脾。"肝气宜升,非脾土之气上行,则肝气不升;胆火宜降,非胃土之气下行,则胆火不降",所以调理肝脾之法,首重健脾胃,即"调其中气,使之和平""实脾即所以理肝也"。所谓"欲治肝者,原当升脾降胃,培养中宫,俾中宫气化敦厚,以听肝木之自理,即有时少用理肝之药,亦不过为调理脾胃剂中辅佐之品。""肝脾不和以甘味药为主",常用黄芪,配白术、党参补脾胃。推崇"黄芪性温而能升,而脏腑之中秉温升之性者肝木也,是以各脏腑气虚,黄芪皆能补之"。重视调升降,常以桂枝、柴胡助脾气上升,以陈皮、厚朴助胃气下降,所谓"不专事理肝气而肝气自理"。

四倡治肝宜疏宜柔,不宜攻伐。疏肝喜用麦芽、桂枝,认为麦芽为谷之萌芽,与肝同气相求,能入肝经,其气升发,善条达肝气;桂枝取材于当年新生之嫩枝,善抑肝木之甚,理肝木之郁,和脾胃,使肝木条达不横恣,脾气之陷者上升,胃气之逆者下降。柔肝喜用生白芍,生白芍甘润酸收可顾肝体,并制约其他药物的温燥之性。

五倡燮理中焦,重视气机。"人之中气左右回旋,脾主升清,胃主降浊,在下之气不可一刻不升,在上之气不可一刻不降。一刻不升则清气下降,一刻不降则浊气上注,冲气上逆。"常升降并用,如代赭石与人参组方,陈皮、鸡内金、代赭石与生麦芽、黄芪、柴胡等组方,以调其升降,如升降汤、培脾疏肝汤等。

六倡调养脾胃,重视食疗。谓食疗法"性甚和平,宜多服常服。用之对症,病自渐

愈,既不对症,亦无他患"等优点,"诚为至稳至善之方",创制食疗方和含食物方近20首,如一味薯蓣饮、薯蓣粥、珠玉二宝粥、薯蓣鸡子黄粥、益脾饼、薯蓣半夏粥等。

在脾胃病用药上,善用山药、代赭石等。他认为"山药色白入肺,味甘归脾,液浓益肾""能滋润血脉,固摄气化,宁嗽定喘,强志育神""性平可以常服多服。宜用生者煮汁饮之。不可炒用,炒之……服之无效。"张锡纯凡治阴液亏竭之证,喜重用山药"以滋脾之阴",张锡纯150余首方剂中,用山药者50余首;载医案医话千例左右,其中用山药者300多例;代赭石"色赤,性微凉""能生血兼能凉血""其质重坠,又善镇逆气,降痰涎,止呕吐,通燥结,用之得当,能建奇效。"他认为代赭石"其原质为铁氧化合而成,其结体虽坚而层层如铁锈(铁锈亦铁氧化合),生研服之不伤肠胃,即服其稍粗之末亦与肠胃无损"。张锡纯总结代赭石特长有六:其重镇之力能引胃气下行,一也;既能引胃气下行,更能引胃气直达肠中而通大便,二也;因其饶有重坠之力,兼能镇安冲气使不上冲,三也;能制肝木之横恣,使其气不上干,四也;更能引浮越之相火下行,而胸膈烦热,头目眩晕自除,五也;其力能降胃通便,引火下行,而性非寒凉开破,分毫不伤气分,转能有益于血分,六也。是以愚治胃气逆而不降之证,恒但重用赭石,即能随手奏效也,故凡治胃气不降诸证,方中常以代赭石为主药。

张锡纯脾胃病论治方法和方药对后世慢性胃炎中医药治疗具有很高的指导价值。

第二节　慢性胃炎的中医药治疗策略

慢性胃炎系指不同病因所引起的胃黏膜的慢性炎症性病变,是消化系统常见病、多发病之一。现代医学一般认为可能与 Hp 感染、药物因素、食物不良刺激、胆汁反流、精神压力等有关,导致胃黏液屏障和黏膜屏障受到损害,或加上胃酸和胃蛋白酶对胃黏膜的损伤作用等多种因素而发病。临床以抑制炎症、对症治疗为主,同时结合可能的病因治疗。

慢性胃炎是一个多因性疾病,Hp 是已明确的主要病因之一,根据 Hp 感染与否,慢性胃炎可分为 Hp 感染性胃炎和非 Hp 感染性胃炎两大类。对于 Hp 感染性胃炎,一则由于 Hp 耐药率不断上升,Hp 根除率下降;二则根除治疗时联合用药较多,部分患者胃肠反应比较明显,甚至难以完成疗程。另外,反复抑杀 Hp、应用抗生素不当等可引起肝肾功能损伤、菌群失调等不良反应。对于非 Hp 感染性胃炎,由于难以明确其确定病因,病情反复,用药更为棘手。随着中医药在慢性胃炎领域的广泛应用,中医药的多途径作用、整体辨证优势及个体化特色得到了一定程度的凸显。慢性胃炎的治疗手段中,中医药是其中很有潜力的一个方面。

中医药治疗慢性胃炎的治疗目标可分两个层次:首先,中医药要发挥自己整体把握病情及辨证施治的治疗优势,以有效缓解慢性胃炎患者症状,改善患者生活质量为首要治疗目标。其次,中医药更要发挥自身多途径、多层次、多靶点作用的机制优势,对胃黏膜炎症、活动性、腺体萎缩、肠上皮化生、上皮内瘤变(异型增生)等病理改变进行有效干预,尽可能稳定病理进展,在一定程度上阻断、改善,甚至逆转患者的病理变化。

中医药对慢性胃炎的治疗手段也是综合多样的,其主要干预手段有药物治疗、针灸疗法、推拿疗法、其他外治疗法等,临床可根据具体情况选择合适的治疗方式,并配合饮食调节、心理疏导等方法综合调治。治疗过程中,应当审证求因,辨证施治;对于病程较长、萎缩、肠上皮化生者,在辨证准确的基础上,需要针对核心病机,守方治疗。

一、辨证论治是慢性胃炎治疗的基础

辨证论治是中医药基本特色,辨证分型治疗是慢性胃炎的基本治疗原则。

慢性胃炎属中医学"胃脘痛""痞证"等范畴。慢性胃炎初期,多由外感邪气、饮食所伤、情志不遂或它病影响等致病,多属实,主要病机为胃气壅滞、肝胃不和、脾胃湿浊(热)等。随着病情迁延,可以因病致虚、由气及血,表现为脾胃气(阳)虚、胃阴不足、痰凝、血瘀等,主要病机转变为脾胃虚弱为本,气滞、痰凝、血瘀为标。可见慢性胃炎有虚、实、寒、热之分及气、血、阴、阳之辨,临床上常表现为虚实夹杂之证,早期以实证为主,病久则变为虚证或虚实夹杂,早期多在气分,病久则兼涉血分。

关于慢性胃炎的辨证分型,不同医家有所不同。中华中医药学会脾胃病分会《慢性胃炎中医诊疗专家共识意见(2017)》将慢性胃炎的临证分型分为 7 型,可以作为慢性胃炎中医辨证论治的参考。

(一)肝胃不和证

主症:① 胃脘胀满或胀痛;② 胁肋部胀满不适或疼痛。

次症:① 症状因情绪因素诱发或加重;② 嗳气频作。

舌脉:① 舌淡红,苔薄白;② 脉弦。

(二)肝胃郁热证

主症:① 胃脘灼痛;② 两胁胀闷或疼痛。

次症:① 心烦易怒;② 反酸;③ 口干;④ 口苦;⑤ 大便干燥。

舌脉:① 舌质红,苔黄;② 脉弦或弦数。

(三)脾胃湿热证

主症:① 脘腹痞满或疼痛;② 身体困重;③ 大便黏滞或溏滞。

次症:① 食少纳呆;② 口苦;③ 口臭;④ 精神困倦。

舌脉:① 舌质红,苔黄腻;② 脉滑或数。

(四) 脾胃虚弱证

主症：① 胃脘胀满或胃痛隐隐；② 餐后加重；③ 疲倦乏力。

次症：① 纳呆；② 四肢不温；③ 大便溏薄。

舌脉：① 舌淡或有齿印，苔薄白；② 脉虚弱。

(五) 脾胃虚寒证

主症：① 胃痛隐隐，绵绵不休；② 喜温喜按。

次症：① 劳累或受凉后发作或加重；② 泛吐清水；③ 精神疲倦；④ 四肢倦怠；⑤ 腹泻或伴不消化食物。

舌脉：① 舌淡胖，边有齿痕，苔白滑；② 脉沉弱。

(六) 胃阴不足证

主症：① 胃脘灼热疼痛；② 胃中嘈杂。

次症：① 似饥而不欲食；② 口干舌燥；③ 大便干结。

舌脉：① 舌红少津或有裂纹，苔少或无；② 脉细或数。

(七) 胃络瘀阻证

主症：胃脘痞满或痛有定处。

次症：① 胃痛日久不愈；② 痛如针刺。

舌脉：① 舌质暗红或有瘀点、瘀斑；② 脉弦涩。

上述各型具备主症 2 项，次症 2 项，参考舌脉，即可诊断。

胃居中焦，慢性胃炎病位在胃，脾与胃为表里之脏，故慢性胃炎病机主要与脾、胃相关，其为病是不同病因作用于人体，最终导致脾胃生理功能失常所表现出的症状。脾胃居于中焦，为气机斡旋的枢纽，脾胃功能异常首先就表现为中焦气机斡旋失司而见各种气机不调之证，而其他证候多在该证候的基础上逐渐产生。临证时单一证型少见，多见 2 个或多个证型兼夹为患，或寒热错杂，或升降失调，或虚实同见，因此遣方用药必须兼顾。然脾胃脏腑有别、喜恶不同。脾为阴脏，胃为阳腑，所谓"太阴湿土，得阳始运，阳明燥土，得阴自安""脾宜升则健，胃宜降则和"；脾为湿土，喜燥而恶湿，胃为燥土，喜润而恶燥，所谓"以脾喜刚燥，胃喜柔润故也"。因此慢性胃炎的临证，必须兼顾疾病的寒热、虚实、气血、阴阳等病机变化，用药往往要升降同调、寒热共用、润燥相济、消补兼施、气血并举，合理把握用药之"度"，即"治中焦如衡，非平不安"，使机体达到阴阳平衡、病去正复之目的。

二、辨病治疗是慢性胃炎不可或缺的治疗原则

辨病治疗也是中医药治疗的一个重要原则之一。《黄帝内经》即有热论、咳论、痿

论、痹论、厥论、疟论、癫狂、痈疽等具体病名和论述,其"内经十三方"对应相应疾病。《神农本草经》中药物的主治亦是针对疾病为主。张机《伤寒论》中"六经辨证"实际是以具有类似证候的病统领论治,《金匮要略》则更是"以病立篇"的基础上辨证论治,谓"××病脉证并治"。后世如《诸病源候论》《千金要方》《景岳全书》等诸多著作也多以具体疾病作为目标分类论述及治疗。尤其是当代中医临床方面,在重视"辨证论治"的同时,越来越重视"辨病论治"。

疾病的不同阶段,病机要素有所不同,所以其见证必定有所不同,慢性胃炎亦然。尤其慢性胃炎是一个慢性反复发作性疾病,其从炎症到萎缩,再到肠化、异型增生,发病时间久,不同阶段的病机特点亦有差异。就临床所见,慢性非萎缩性胃炎以肝胃不和、肝胃郁热或脾胃湿浊(热)证多见;慢性萎缩性胃炎以脾胃不足,兼夹气滞、湿蕴、痰阻、血瘀证多见;胆汁反流性胃炎患者以肝胃不和证多见;Hp 感染性胃炎以脾胃湿热证多见;伴癌前病变者以气阴两虚、气滞血瘀、痰瘀互结证多见,临证当注意结合慢性胃炎的不同阶段针对性辨治。在临床过程中,慢性胃炎在不同阶段有其不同的病机特点,在某一相同阶段则有其共同的核心病机,该病机可以作为慢性胃炎在该阶段论治的基础和核心。

(一)气滞热郁是非萎缩性胃炎的病机特点

非萎缩性胃炎是慢性胃炎的初始阶段,也是慢性胃炎中最多见的一种类型,在胃镜检查中占全部慢性胃炎的一半以上。非萎缩性胃炎病位在胃而与肝、脾关系密切。胃肠为市,无物不受,不论饮食失节(过食辛辣肥甘、或嗜食寒凉、或饥饱无度、饮食不洁等)、情志失调(抑郁伤感、多愁善思等)、外邪侵袭(包含各种理化因子的刺激)都容易损伤脾胃。脾胃居于中焦,乃气机升降出入之枢纽,脾胃升降有序,周身气机得以斡旋。上述各种致病因素直接或间接地影响到脾胃,妨碍脾胃运化功能,首先表现为气滞。气滞是所有慢性胃炎的必有病机环节,气滞日久,郁而化热,可引起气滞热郁。另外,部分患者由于过食辛热,或温热之邪反复侵袭,或肝郁化热犯胃,可以直接引起胃热内蕴,反过来影响脾胃运化又可导致气滞,可见上述均终致气滞热郁并见。

胃镜下胃黏膜水肿,或呈点线样、斑片状充血,黏膜表面分泌物增多,甚至有散在糜烂面、出血点。病理表现为炎性细胞增多、浸润。此皆提示非萎缩性胃炎与气滞热郁密切相关。非萎缩性胃炎患者临床上往往表现为胃脘痞满、疼痛、泛酸、嘈杂、口气秽浊等症状,舌质多偏红,苔薄黄或黄腻,脉弦数有力等都是气滞热郁之象。

(二)脾胃气阴两虚是萎缩性胃炎的病机根本

萎缩性胃炎是指胃黏膜固有腺体萎缩、分泌功能障碍的疾患。萎缩性胃炎多由浅表性胃炎久治不愈,进一步发展而来。根据《素问·阴阳应象大论》"阳化气,阴成形"理论,胃腺体萎缩、黏膜层变薄,乃胃形体亏乏,当属胃阴不足。一方面,过食烟酒等辛辣厚味及刺激性食物,感受燥热之邪,或肝郁化热犯胃等温热之邪可以导致胃热内蕴,日久火热可以直接灼伤胃阴、耗伤脾气,造成胃体失于滋润濡养,胃腑受损、黏膜变薄、腺体减少,渐成萎缩之变。另一方面,脾胃同属中土,两者纳运相合、升降相因、刚柔相济、以膜相连、相互为用,不可分离。饮食失节、情志失调、外邪反复侵袭及它脏病变影响(包括前述胃热内蕴),都易损伤脾胃之气,脾胃之气既伤,则胃失纳、脾失运、精微难化,脾不为胃行其津液,胃体失润、胃络失养,日久即可导致胃形体萎缩而变生萎缩性胃炎。可见萎缩性胃炎之胃体亏乏在于脾胃气阴两虚,具体到不同患者气虚阴虚可各有偏重。

就临床而言,萎缩性胃炎患者往往以脾胃虚弱兼夹其他证候者为多,症见脘痛隐隐、脘腹胀闷、纳差、神疲乏力、面色少华、舌淡苔薄边有齿印、脉虚细等。胃镜下胃黏膜红白相间以白为主,或灰白,或灰黄,甚至苍灰,此皆气血不荣之象,亦可佐证。

(三)痰阻络瘀蕴毒是胃癌前病变的病机关键

萎缩性胃炎基础上伴发的肠化生、异型增生,被认为是胃癌癌前病变。脾胃中土,冲繁要道,为患最易。各种致病因素都能影响脾胃,损脾胃可致气虚,碍脾胃则为气滞,气虚、气滞日久,脾胃纳运失司,则水反为湿、谷反为滞,生痰成浊,即《推求师意》所谓"因气成积,积气成痰"。痰浊内生,或在胃腑,或入胃络,更使中焦之气难展,痰气互为因果,相互加重,使病情缠绵。"初病在经,久痛入络,以经主气,络主血……凡气既久阻,血亦应病,循行之脉络自痹"(《临证指南医案》),叶桂对久病还提出了久患入络理论,临床实践证明胃病之久者无不因痰瘀而然。萎缩性胃炎以脾胃虚弱为主,病变逐步发展,生痰成瘀,气、痰、瘀交互为患,搏结胃络,积久不散,蕴而生毒,即可变生肠化、异型增生等有形之疾而成癌前病变。所蕴邪毒,其时尚轻浅,如能及时消散则癌前病变可趋于稳定、好转,如进一步聚集,邪毒日盛,可致不治之危候。《丹溪心法》认为"自气成积,自积成痰、痰挟瘀血,遂成窠囊",明确论述了由气到痰到血,终致气痰瘀并见,结为窠囊这一病理过程。胃癌前病变患者舌质暗或紫,舌下脉络曲张,舌苔浊腻,脉涩。胃镜下局部黏膜粗糙不平,呈颗粒状隆起,部分黏膜下血管显露等均是痰瘀有形之邪为患之象。

三、守法守方是慢性胃炎需要把握的原则

慢性胃炎属慢性疾病,尤其是萎缩性胃炎,其病程长者可达数十年,其病因复杂,病机兼夹变化,临床症状易反反复复,因此切不可有急功近利的想法,不要希望在很短时间内予以彻底解决。尤其是对于那些希望萎缩、肠化、上皮内瘤变等病理变化有所效果者,更是需要坚定信心长期治疗。

作为医者应当清楚,慢性胃炎不同阶段的核心病机或主要病机一般不会轻易改变,容易变化的是次要病机和(或)伴随症状。一方面我们不可有毕其功于一役的急切心态,一旦认证准确、治疗有效,核心治则和方药不可朝令夕改,否则劳而无功。治疗时不

慢性胃炎的中西医结合治疗

要受到患者一些纷杂烦乱的非主要诉求的影响,要守法守方,原则不变。另一方面,我们要将病情充分告知和解释,和患者进行充分沟通,告诫患者不要有"多年之病,一朝解决"的不切实际的想法,要让患者清楚慢性胃炎的影响因素多而复杂,在治疗过程中会影响药物的治疗效果,病情和症状出现反复或波动是正常现象,以便患者能积极配合治疗。对于治疗过程中因各种诱因影响而出现的一系列变化,要和患者一起积极寻找原因并尽可能摒除,同时在坚持守法守方的基础上予以适当调整、增减药物,尽快平复病情变化。

特别指出,对于慢性疾病,医患的治疗信心是必要的。

四、合理调养应贯穿慢性胃炎治疗的始终

俗话讲"三分医,七分养",对于慢性胃炎患者而言,合理调养尤为重要,因为慢性胃炎的发病涉及患者的性格、职业、体质、疾病状态、生活习惯、环境,以及社会因素等方方面面,与患者的日常生活密切相关。因此,要扭转病情决不能单凭药物之力,必须将治疗措施融于日常生活之中,引导患者戒除一些不良生活习惯,如避烟、酒、浓茶、咖啡等一切刺激性食品,少食煎、炸、油腻、腥膻碍胃之物,慎用 NSAIDs 等刺激性药物。另外,慢性胃炎患者病程一般较长,部分患者由于生活质量受到影响,往往情绪低落、焦虑,医生应当帮助患者解除思想顾虑。鼓励患者适度进行体育锻炼以增强体质,体育锻炼无论是从心理上,还是从生理上都有助于慢性胃炎的恢复。总之,慢性胃炎的治疗绝非一朝一夕之事,绝非单凭药物,而是一个综合施治、合理调养的长期过程。

第三节　慢性胃炎的中医药治疗方法

慢性胃炎的中医药治疗,以内服汤剂或中成药为主流,其服用方药则根据所确立的治疗原则和治疗方法而定。治疗方法是前述治疗策略和原则的进一步细化与延伸,在辨证论治方面,主要是根据具体证型确定治疗法则;辨病治疗方面主要是根据所确立的核心病机,或固定方治疗,或固定方加减治疗。针对部分症状,有学者亦有自己相应的治疗思路、方法和特色用药。

一、辨证论治

(一) 分型论治

慢性胃炎的辨证分型尚不能完全统一并得到公认。很多医家往往根据自己对于慢

性胃炎特点的认识和把握进行分型论治,不同学者的分型从二到十余型不等,差别甚大,即使不同学术部门或学会等的分型方案亦各不相同,下面仅根据《慢性胃炎中医诊疗专家共识意见(2017)》的临证分型阐述,以供参考。

1. 肝胃气滞证

治法:疏肝理气和胃。

主方:柴胡疏肝散(《景岳全书》)。药物:柴胡、陈皮、枳壳、芍药、香附、川芎、甘草。

加减:胃脘疼痛者可加川楝子、延胡索;嗳气明显者,可加沉香、旋覆花。

2. 肝胃郁热证

治法:清肝和胃。

主方:化肝煎(《景岳全书》)合左金丸(《丹溪心法》)。药物:青皮、陈皮、白芍、牡丹皮、栀子、泽泻、浙贝母、黄连、吴茱萸。

加减:反酸明显可加乌贼骨、瓦楞子;胸闷胁胀者,可加柴胡、郁金。

3. 脾胃湿热证

治法:清热化湿。

主方:黄连温胆汤(《六因条辨》)。药物:半夏、陈皮、茯苓、枳实、竹茹、黄连、大枣、甘草。

加减:腹胀者可加厚朴、槟榔;嗳食酸腐者可加莱菔子、神曲、山楂。

4. 脾胃气虚证

治法:益气健脾。

主方:香砂六君子汤(《古今名医方论》)。药物:木香、砂仁、陈皮、半夏、党参、白术、茯苓、甘草。

加减:痞满者可加佛手、香橼;气短,汗出者可加炙黄芪;四肢不温者可加桂枝、当归。

5. 脾胃虚寒证

治法:温中健脾。

主方:黄芪建中汤(《金匮要略》)合理中汤(《伤寒论》)。药物:黄芪、芍药、桂枝、生姜、大枣、饴糖、党参、白术、干姜、甘草。

加减:便溏者可加炮姜炭、炒薏苡仁;畏寒明显者可加炮附子。

6. 胃阴不足证

治法:养阴益胃。

主方:一贯煎(《续名医类案》)。药物:北沙参、麦冬、地黄、当归、枸杞子、川楝子。

加减:胃痛明显者加芍药、甘草;便秘不畅者可加瓜蒌、火麻仁。

7. 胃络瘀阻证

治法:活血化瘀。

主方:失笑散(《太平惠民和剂局方》)合丹参饮(《时方歌括》)。药物:五灵脂、蒲黄、丹参、檀香、砂仁。

加减：疼痛明显者加延胡索、郁金；气短，乏力者可加黄芪、党参。

（二）特色辨证举隅

当代医家中擅长治疗慢性胃炎者众多，首届"国医大师"即为其中代表性人物。张镜人长期从事脾胃病的诊治，对慢性胃炎进行了深入研究，积累了丰富的临证经验，创立了"清热和胃、调气活血，分阶段辨证论治慢性胃炎"的治疗原则，研制了清胃颗粒、参芍胃安颗粒、山竭胃安颗粒、香枳和胃片、复方蛇舌草颗粒等系列胃炎制剂，临证取得了比较理想的疗效。其治疗慢性胃炎成果曾获得国家科技进步奖三等奖、国家中医药管理局中医药重大科技成果甲级奖励。

张镜人认为脾胃中焦乃人体气机之枢纽，故宗《温病条辨·治病法论》中提出的"中焦如衡，非平不安"的法则，作为治疗慢性胃炎的准绳。主张治胃当责于肝、胆及脾，欲调升降，先疏肝胆；欲和脾胃，需适润燥；欲安胃气，宜调气血；欲助运化，寓补于通。中虚当益气，中满当理气，络瘀当活血，阴亏当养阴，热盛当清热，湿阻当化湿。临床症状不一，病机变化多端，治疗当执其要点，善于随机应变，令胃气通顺为度。根据多年的经验，提出治疗胃炎十法，在辨病论治的基础上，或一法独用，或数法合参，辨证识病，圆机活法，屡见功效，可谓胃炎治疗之要诀，对临床具有重要的指导意义。

1. 清热和胃

慢性胃炎临床每多见中脘灼热疼痛，口苦且干，嘈杂易饥，或泛吐酸水、苦水，大便干结，舌红苔黄等；胃镜所见黏膜充血、水肿或糜烂。由于胃炎大多因恣食辛辣、郁热中阻、胃失和降所致。此当从"热"论治，宜清热和胃，如黄芩、连翘、铁树叶、芙蓉叶、平地木、白花蛇舌草之属，以清泄阳明，热去则胃安也。其中铁树叶清热止痛之功尤优，《本草纲目拾遗》称铁树叶"平肝，统治一切肝气痛"。《本草便读》谓知母"清阳明独胜之热"，芙蓉叶性平气凉，散热疗疡最为有效，对胃黏膜糜烂者每多选用。

2. 疏肝和胃

"木郁之发，民病胃脘当心而痛"，又沈金鳌曰："胃痛……唯肝气相乘为尤甚。"此当从"肝胆"论治，宜疏泄肝胆之气，以和胃安中。临床以四逆散加减，其中柴胡苦平，微寒，不仅善于达邪外出，并为疏肝利胆，调畅气机之要药。伍白芍、甘草、枳壳、香附等疏调肝胆郁滞之气，木达则土安矣。延胡索能行血中之气滞，九香虫咸、温，入肝，《本草纲目》谓治"膈脘滞气"，两药均具有止痛之功。胀剧则选加佛手片、玉蝴蝶等，取其性润而不燥，可和中理气，宽胀除痞，佛手能醒脾开胃，《本草纲目拾遗》谓玉蝴蝶"治肝气痛"。

3. 益气养胃

脾、胃互为表里，胃病经久不愈，脾气相应受损，脾胃气弱，中气不足，胃气不和，每见神疲乏力，胃脘嘈杂思食，进食则减，便形不实或便溏次多，脉细，舌胖或舌边有齿印等。此当从"脾胃"论治，宜健脾益气以养胃，如孩儿参、炒白术、淮山药、香扁豆之属，脾运健则胃气自调,其中孩儿参甘苦,微寒,善于补气养胃,为清补之品,补而不腻,胃炎中虚者最为相宜。白术苦温以胜湿,甘草以缓中,山药、扁豆均入脾、胃两经,健脾养胃、补中止泻,擅治中虚嘈杂,大便稀溏。

4. 养阴益胃

肝经郁热犯胃,久则易损胃阴,阴液亏损则胃少濡润,导致胃脘少舒,口干引饮,舌光剥或舌裂少苔,或胃酸缺乏,泌酸功能低下,胃镜每见萎缩性胃炎的表现。此当从"阴"论治,宜养阴生津以益胃,如南沙参、川石斛、淮山药之属。其中沙参、石斛滋养肺胃,清热生津,对胃热脾燥、阴液亏损之证,可获清养。白芍配甘草,不仅能奏酸甘化阴之功,且具缓急止痛之效。胃酸缺乏者,酌加乌梅、木瓜、焦山楂等酸味之品,益阴以润燥,养胃以助运,亦有助于胃酸之分泌。

5. 清化瘀热

木郁不达而化火,病久往往损及胃络,气愈滞则热愈郁,瘀热互结。临床表现为胃脘部疼痛或有刺痛,痛有定处,舌质暗红或有瘀点、瘀斑,舌下静脉曲张、增粗等。胃镜及病理活检,常显示腺体萎缩,或肠上皮化生,或不典型增生。此当从"瘀热"论治,宜清化瘀热如丹参、血竭、赤芍、白花蛇舌草、白英之属,瘀化热清则胃自安和。其中丹参、赤芍活血行瘀,改善胃黏膜血流和血供状况,冀能逐步使腺体恢复。血竭色赤入营,行瘀止痛,和血生肌(研末冲服为宜),血和则痛止,瘀去则新生,可改善血流黏稠状态,促进胃黏膜腺体恢复。白花蛇舌草、白英等擅长于清热解毒而消痈,对阻断肠腺化生、不典型增生必不可少。

6. 调气活血

肝胃失调,脾气受戕,久则络脉瘀滞,呈气虚血瘀之象,每见胃脘隐痛、胀满,神疲乏力,便溏,纳呆,脉细或舌胖或舌质紫暗,胃镜及病理活检均可呈萎缩性胃炎的表现。此当从"气血"论治,宜调气活血法,调气者,益气、理气、降气皆是也,如孩儿参、白术、柴胡、香附之属;活血可选用丹参、赤芍、血竭之类,使脾气健,肝木调,气调血行,则腺体萎缩亦可逐步恢复。

7. 寒温相配

慢性胃炎以热证居多,但胀痛必有气滞,若投一派寒凉之品,更碍脾胃气机,胀痛将有增无减,故采用辛香和胃、行气宽中、温而不燥的紫苏梗,与苦寒清热的黄芩、平地木、连翘同用,寒温相配,适脾胃之性,则气机舒而脾胃和,胀痛自可缓解。

8. 升降并调

慢性胃炎病起于肝胆,症见于脾胃,临床常表现为胃气上逆的嗳气、泛恶、泛吐酸水或苦水等,以及脾气不振的形瘦乏力、脘腹作胀、便溏等症。"脾宜升则健,胃宜降则和",此当升降并调论治,如柴胡与旋覆花、代赭石配合,升清阳之气,降胃气上逆。木郁不达,少阳清气失展,胆热液泄必致口苦、胁痛、泛吐苦水,胃镜检查每见胆汁反流,尤需柴胡以畅达厥阴,升少阳清气,兼佐黄芩以苦降而泄胆热,皆升降并调之法也。

9. 化湿和中

胃主受纳,脾主运化,恣食生冷油腻,湿从外受,脾运不健,湿易内生,故脾胃之疾每多兼有湿阻之象。症见胸闷脘胀,口渴而不欲多饮、纳呆、苔腻(黄腻或白腻)。此当从"湿"论治,宜化湿和中,湿热重宜用陈佩兰梗、薏苡仁,湿重宜用半夏、陈皮,湿化则胃安矣。

10. 消导悦胃

胃乃水谷之海,脾乃运化之枢,脾胃为病,胃少受纳,脾不健运,"食不消,脾不磨",每易饮食积滞,症见脘腹饱胀,食欲不振,此当结合消导之法,宜六曲、谷芽之属。消食化积,健脾和中,食化积消则脾胃之气平和。谷芽一味《本草纲目》称有"快脾开胃"之功,治胃方中每作佐使之品,药虽平淡,取其醒脾悦胃之专能,且协调诸药,久服无碍胃气之弊。

二、辨病论治

(一)分阶段辨病论治

慢性胃炎是一个慢性反复发作性疾病,其从炎症、萎缩,到肠化,再到异型增生,病程久远,不同疾病阶段有不同阶段的病机特点,这为分阶段辨病论治提供了可能。现代医家中很多认同从慢性胃炎不同阶段入手,根据病情论治,在不同的阶段用固定方治疗,或用固定方加减治疗,均可取得比较满意的疗效。上海市第一人民医院中医科在慢性胃炎领域耕耘数十年,现将分阶段论治的经验阐述如下。

1. 慢性非萎缩性胃炎

该阶段病机以气滞热郁为主。在治疗上针对其特点,采用调气疏肝,清热和胃为主治疗,可以选用四逆散合小陷胸汤加减。方中四逆散疏理肝脾、和胃畅中,兼能透解郁热。小陷胸汤在《伤寒论》中用于治疗"正在心下"之小结胸病,黄连苦寒泄热、半夏辛温消痰,两者辛开苦降,瓜蒌甘寒滑利,既能助黄连清热化浊,又能助半夏通腑降气。两方合用能除热开郁,恢复脾胃功能。脾虚者可酌情选用山药、扁豆等补而不滞之品;嘈杂明显,加重黄连用量,并加入栀子以助泄热平肝;泛酸者,可加煅瓦楞子、白螺蛳壳等以制酸和胃;嗳气显著者,加旋覆花、代赭石;呕恶者,加陈皮、紫苏叶、竹茹等降气止恶;胀痛甚者,酌加制香附、延胡索、郁金、丹参等气血同调;热象明显者,可灼加生地黄、知母、石膏、蒲公英等清热邪;有阴伤之象者,加南北沙参、石斛、芦根等益胃养阴。胃黏膜水肿明显者,可加车前子、猪苓和薏苡仁等利水化湿之品;黏膜充血、糜烂明显者,可加连翘、芙蓉叶、蒲公英、败酱草等清热解毒之品。

2. 慢性萎缩性胃炎

该阶段病机以脾胃气阴两虚为根本,在治疗上针对其特点,宜根据气虚和阴虚的偏重灵活施治,气虚为主者以四君子之属补中益气,"阳生阴长",俟脾胃之气回复,化源充足,则胃体得润、胃络得养、胃阴自复。中焦虚寒明显者,酌加炮姜、高良姜、豆蔻之属温中散寒。若胃阴不足且夹热为主,症见胃脘灼热而痛、口燥咽干、口渴、便秘、舌红少苔、脉细数,则先以南沙参、北沙参、天冬、麦冬、生地黄、知母、石斛等助胃阴,以黄连、连翘、蒲公英等泄胃热,少佐四君子、陈皮、木香等以防苦寒滋腻太过而重伤脾胃之气,待症状改善后再以益气补中为主,适当伍用养阴之品巩固疗效。此外,脾胃不足,肝木易乘,补土勿忘抑木,常伍柴胡、郁金、延胡索、当归、白芍等理气柔肝之属,土木和调、升降有常,胃焉能不复。至于其他兼证,随证进退可矣。

3. 胃癌前病变

痰阻络瘀蕴毒是胃癌前病变的病机关键,该阶段宜在益气健脾、疏肝和胃基础上,更针对痰阻络瘀蕴毒这一特征而酌用木香、枳壳、厚朴等畅中理气;以柴胡、佛手、八月扎等疏肝理气;以延胡索、郁金、香附等行血理气,以保证机体经气畅通,这是痰瘀毒邪得以祛除的前提之一;以陈皮、半夏、苍术、甘松等醒脾化痰;焦山楂、焦神曲、鸡内金等消食化痰;茯苓、泽泻、薏苡仁、扁豆等渗湿化痰;瓜蒌、贝母等散结化痰;瘀血轻者,延胡索、郁金、川芎、桃仁、路路通等。瘀血重者,每伍用血竭、三棱、莪术、石见穿破血通络,三棱、莪术得补气之资,通络不损气、破血不伤血,石见穿得补气之助,散结消痈而不伤形。胃脘疼痛明显者,重用延胡索并加入徐长卿通络镇痛。明确肠化者,辨证多兼有湿毒,可选加土茯苓、八月扎、薏苡仁、半枝莲等清热化湿解毒类药。明确上皮内瘤变者,可配用九香虫、地鳖虫、三棱、莪术、露蜂房、蚤休、半枝莲、龙葵等活血化瘀、解毒散结之品。此外,临床还可酌情选用现代药理证明具有抗癌作用的木馒头、藤梨根、白花蛇舌草、水红花子、半枝莲、蜀羊泉、黄药子、半边莲、石打穿、蚤休、天花粉、女贞子等药物,以促进胃癌前病变消退。

(二) 针对特定病机的辨病论治

慢性胃炎病因病机比较复杂,尽管不同患者病因有别、证型有异,不同阶段病情程度有殊,但不少学者认为既然作为同一个疾病,慢性胃炎必然有一个共同的病机要素,因此,不同医家从不同角度入手辨治慢性胃炎,亦取得了比较满意的效果。

1. 从湿论证治疗

湿邪为慢性胃炎重要病因病机之一。《素问·至真要大论》认为"诸湿肿满,皆属于脾""太阴之复,湿变乃举,体重中满,食饮不化"。脾胃属土,与湿同气,湿邪易犯中焦。脾主运化,为胃行其津液,脾胃失和易生内湿。饮食、气候变化、环境改变、药物影响或情志因素等都容易引起脾胃功能受损,如果再有素体脾胃虚弱,脾失健运,则"水反为湿,谷反为滞",湿邪犯胃,导致慢性胃炎的发生发展。湿邪既可作为病因,又可作为病理产物存在,其性黏滞、缠绵难解,是导致慢性胃炎经久不愈的重要因素。临床体会,湿浊中阻是慢性胃炎最主要的兼证,其根据患者体质不同或兼夹邪气不同,有寒热之分,临证需要分别处之。

湿邪的治疗,《素问·脏气法时论》曰:"脾苦湿,急食苦以燥之"。张机泻心汤辛开苦降,"泻脾胃之湿热,非泻心也"。李杲健脾化湿、升清化湿、风药胜湿。《丹溪心法·痞》曰:"如肥人心下痞者,乃是湿痰,宜苍术、半夏、砂仁、茯苓、滑石;如瘦人心下痞者,乃是郁热在中焦,宜枳实、黄连、葛根、升麻"。《景岳全书·杂证谟》认为"温脾即所以治湿也"等均可以借鉴。

就临床而言,脾胃中焦乃气机升降之枢纽,脾胃受病,气机失常是基本病机,因此湿邪为患多在脾胃运化失常、气机失调基础上产生,治疗当以运脾理气为要,配合不同化湿之法。寒热之象不明显者,健脾化湿,常用六君子汤加减,湿浊偏重者还可配伍淡渗利湿之薏苡仁、泽泻、猪苓等。湿浊与热相合者,可选用连朴饮或三仁汤加减,热邪偏重者还可配伍黄芩、黄柏等清热燥湿药。湿从寒化者,温中化湿,理气和胃,可用二陈汤、平胃散加减,或更入理中、四逆之辈。湿浊中阻,寒热错杂者,辛开苦降,选用张机的泻心汤类加减。在治疗过程中可根据情况配合李杲升阳益胃之法。

2. 从痰论证治疗

《临证指南医案·胃脘痛》云:"胃痛,久而屡发,必有凝痰聚瘀",中医更有"百病皆由痰作祟"之论,因此不少医家认为慢性胃炎之所以反复发作、迁延难愈,与"痰"密切相关。痰之为物,实乃人体异常之津液,无非水谷所化,其形成与脾、肺、肾等脏腑相关,但首先与脾密切相关,如《医学纂要》曰:"盖痰之为物,虽为湿动,然脾健则无,脾弱则有,脾强则甚",《景岳全书》曰:"夫人之多痰,皆由中虚使然",李中梓《医宗必读·痰饮》更谓"脾为生痰之源",因此不少医家主张从痰论治慢性胃炎,尤其是萎缩性胃炎、胃癌前病变,化痰治疗更是贯穿该病治疗始末。

在慢性胃炎治疗的不同阶段或不同证型,均可以化痰之品为基础,同时配伍其他治疗方药。临床常见证型如气滞痰凝、食滞痰积、气虚痰蕴、痰热内蕴、寒痰中阻、痰瘀互结等证型,均可选用二陈汤等为基础,或理气化痰、或消食化痰、或健脾化痰、或清化热痰、或温化寒痰、或活血化痰,分别合用柴胡疏肝散、保和丸、香砂六君子汤、小陷胸汤、理中丸等,随证遣方用药。

3. 从瘀论证治疗

瘀证是慢性胃炎的证候之一。李杲的《脾胃论·脾胃胜衰论》认为:"夫脾胃不足,皆为血病",叶桂更谓"初病在经,久病入络,以经主气、络主血,则可知治气、活血当然也""凡久病从血治为多"。慢性胃炎患者,饮食所伤易致瘀、七情不和易致瘀、脾胃失和易致瘀、药物损伤易致瘀、年老体弱易致瘀等多种因素都容易引起血瘀证,因此从血、从瘀论治慢性胃炎也是一条比较重要的论治途径,根据不同配伍可用于慢性胃炎的整个治疗过程。活血方药对于慢性萎缩性胃炎来说,不仅可显著改善临床症状,还可有效改善胃黏膜腺体萎缩及肠上皮化生。

就临床所见,气滞血瘀者,行气活血,可选用失笑散和金铃子散等加减。气虚血瘀者,益气行瘀,选用丹参饮、失笑散和六君子汤等加减。阳虚寒凝血瘀者,温阳通脉散瘀,丹参饮和理中丸等加减。热盛血瘀者,犀角地黄汤和清热凉血方药加减。阴虚血瘀者,养阴通脉,失笑散和一贯煎加减。瘀在临床上还常与痰互结、共存,痰瘀需分寒热治之,痰热与血瘀兼夹者,可选用黄连温胆汤加减活血化瘀药,以清热祛痰、活血化瘀。寒痰瘀血,则温化寒痰、化瘀通脉,二陈汤和理中汤、四逆汤之类加减。

4. 从浊毒论证治疗

"浊"为水谷之精微异化所成,与痰、湿相类相关,易于留着经脉、脏腑,其成与脾胃失运密不可分。"毒"包含多种含义,其中之一为机体病理产物蕴积日久所成者。毒之为患,其性乖戾,致病较重、顽固难愈、易于传变。内生之毒,其成多依附于痰浊、湿浊、瘀血等病理性邪气,正如尤在泾《金匮要略心典》所言"毒者,邪气蕴结不解之谓"也。随着研究不断深入,学者对"毒邪理论"的认识也不断提高,甚至有医家认为毒邪几乎贯穿于所有疾病过程中,所谓无毒不病,提倡从毒论治的辨治理念。

对病程冗长的慢性胃炎患者而言,脾胃功能受损易于产生痰湿浊邪,同时病久入络,血瘀络滞,痰湿浊邪与瘀血相合,日久不化,便可逐渐蕴郁生毒,而成浊毒之患。浊毒之证,在慢性胃炎多见于病程较长、病情较重的萎缩性胃炎、癌前病变阶段。临证治疗,需分辨浊毒的轻重、病位之浅深、在气在血、依附或伴随邪气等情况。毒邪尚浅者,一般解毒之品如连翘、忍冬藤、蒲公英、芙蓉叶、土茯苓、凤尾草等即可;毒邪稍重者,可用白花蛇舌草、蛇莓、半枝莲、野葡萄藤、藤梨根等;毒邪更深,毒邪较重者,可用山慈菇、漏芦、一枝黄花、红豆杉等;毒邪更重,深入络脉者,可用水蛭、全蝎、蜈蚣、天龙等。解毒需要结合兼夹证论治:气虚浊毒,兼以益气健脾助运;阳虚浊毒,兼以温阳通脉;阴血亏虚,兼以养血滋阴;气滞浊毒,兼以理气畅中;痰湿浊毒、兼以祛痰化湿;瘀血浊毒,兼以活血通络;阴寒浊毒,兼以温阳逐寒;邪热浊毒,兼以清热,随证治之。

(三)中成药论治

中成药治疗慢性胃炎,往往针对特定阶段或特定证型,是辨病、辨证治疗的综合体现。目前市面上用于慢性胃炎治疗的相关中成药比较多,下面仅列举中华中医药学会脾胃病分会所推荐部分中成药供临床选择、参考,见表5-1。

表5-1 部分中成药功效

中 成 药	功 效
气滞胃痛颗粒	疏肝理气、和胃止痛。用于肝郁气滞,胸痞胀满,胃脘疼痛
胃苏颗粒	理气消胀、和胃止痛。用于气滞型胃脘痛,症见胃脘胀痛,窜及两胁,得嗳气或矢气则舒,情绪郁怒则加重,胸闷食少,排便不畅及慢性胃炎见上述症状者
温胃舒胶囊	温中养胃、行气止痛。用于中焦虚寒所致的胃痛,症见胃脘冷痛,腹胀嗳气,纳差食少,畏寒无力,慢性胃炎见上述症状者
虚寒胃痛颗粒	益气健脾、温胃止痛。用于脾虚胃弱所致的胃痛,症见胃脘隐痛,喜温喜按,遇冷或空腹加重;十二指肠球部溃疡、慢性萎缩性胃炎见上述症状者

中 成 药	功　　效
健胃消食口服液	健胃消食。用于脾胃虚弱所致的食积,症见不思饮食,嗳腐吞酸,脘腹胀满;消化不良见上述证候者
养胃舒胶囊	扶正固体、滋阴养胃、调理中焦、行气消导。用于慢性胃炎(尤其是慢性萎缩性胃炎)所引起的胃脘灼热胀痛,手足心热,口干,口苦,纳差,消瘦等
荜铃胃痛颗粒	行气活血、和胃止痛。用于气滞血瘀引起的胃脘胀痛、刺痛,慢性胃炎见有上述证候者
摩罗丹(浓缩丸)	和胃降逆、健脾消胀、通络定痛。用于慢性萎缩性胃炎症见胃疼,胀满,痞闷,纳呆,嗳气等
胃复春	健脾益气、活血解毒。用于治疗慢性萎缩性胃炎胃癌前期病变、胃癌手术后辅助治疗、慢性浅表性胃炎属脾胃虚弱证者
达立通颗粒	清热解郁、和胃降逆、通利消滞。用于肝胃郁热所致痞满,症见胃脘胀满,嗳气,纳差,胃中灼热,嘈杂泛酸,脘腹疼痛,口干口苦;动力障碍型功能性消化不良见上述症状者
金胃泰胶囊	行气活血、和胃止痛。用于肝胃气滞,湿热瘀阻所致的急、慢性胃肠炎,胃及十二指肠溃疡等
胃康胶囊	行气健胃、化瘀止血、制酸止痛。用于气滞血瘀所致的胃脘疼痛,痛处固定,吞酸嘈杂,胃及十二指肠溃疡、慢性胃炎见上述症状者
三九胃泰颗粒	清热燥湿、行气活血、柔肝止痛。用于湿热内蕴、气滞血瘀所致的胃痛,症见胃脘隐痛,饱胀反酸,恶心呕吐,嘈杂纳减;浅表性胃炎、糜烂性胃炎、萎缩性胃炎见上述症状者
荆花胃康胶丸	理气散寒、清热化瘀。用于寒热错杂、气滞血瘀所致的胃脘胀闷疼痛,嗳气,反酸,嘈杂,口苦。十二指肠溃疡见上述症状者
甘海胃康胶囊	健脾和胃、收敛止痛。用于脾虚气滞所致的胃及十二指肠溃疡、慢性胃炎、反流性食管炎
东方胃药胶囊	疏肝和胃、理气活血、清热止痛。用于肝胃不和、瘀热阻络所致的胃脘疼痛,嗳气,吞酸,嘈杂,饮食不振,躁烦易怒等,以及胃溃疡、慢性浅表性胃炎见上述症状者
延参健胃胶囊	健脾和胃、平调寒热、除痞止痛。用于治疗本虚标实、寒热错杂之慢性萎缩性胃炎。症见胃脘痞满,疼痛,纳差,嗳气,嘈杂,体倦乏力等
胆胃康胶囊	疏肝利胆、清利湿热。用于肝胆湿热所致的胁痛,黄疸,以及胆汁反流性胃炎、胆囊炎见上述症状者

第四节　外治法在慢性胃炎中的应用

中医药对慢性胃炎的干预手段比较丰富。目前临床多以药物治疗为主,针灸及穴位治疗、推拿等外治法为辅,尚需配合饮食调节、心理疏导等多种综合治疗方法。本节对上述外治法在慢性胃炎综合治疗中的应用进行概要阐述。

一、针灸治疗

针灸是中医药的常用治疗手段。对于该病而言,针灸主要通过不同穴位间的配伍作用以达到疏肝和胃、健脾补气、养阴益胃等功效,且可通过配合不同的中医治疗达到协同的作用,在症状的改善及缓解方面具有一定的优势。针灸治疗主要以针灸刺穴为主,以理气止痛、健脾和胃、降逆止呕,治疗效果明显。不少报道针刺、电针、艾灸、隔饼灸等单用或相互配合应用治疗慢性胃炎,临床、实验均有明显效果。

(一) 针刺疗法

常取中脘、足三里、天枢、胃俞等穴进行针刺,并辨证予以针刺手法操作等治疗。中脘与足三里均为常用主穴,可疏通胃气、升清降浊;脾胃虚弱者实施俞募配穴法,取章门、胃俞、脾俞及中脘等达到补中益气、和胃健脾效果;肝脾不和者配内关以解郁,阳陵泉及期门等以平肝胆冲逆,起到和胃降气之效;肝胃郁热者配阳陵泉、丰隆达到除湿健脾之效,泻太白达到导泻清热的目的。

(二) 火针疗法

火针疗法是中医的传统治疗方法,经过历代医家的发展,其在当今已被广泛应用于临床各科疾病的治疗。火针疗法治疗慢性胃炎具有简、便、效、廉的优势,快速止痛及缓解患者精神压力的效果尤为显著。

毫火针是在火针的基础上发展起来的,是火针与毫针的结合,是传统火针的创新,是针灸中的一种特色疗法。其治病机制在于温热,即借"火"之力刺激穴位。针感强烈持续时间长,具有传统火针温通经络、行气活血、祛风去湿、扶正祛邪等作用。患者针感强烈,容易出现循经感传,疗效迅速。毫火针针具细,不留瘢痕,操作方法简便,痛苦小。足三里是足阳明胃经的合穴,针灸刺激足三里,可使胃肠蠕动有力而规律,并能提高多种消化酶的活力,增进食欲,帮助消化。《四总穴歌》提到"肚腹三里留",更说明了足三里在消化方面的重要作用。中脘与胃俞是俞募相配,中脘是胃的募穴,具有通调脏腑、行气止痛之功;胃俞是胃的背俞穴,能补中益气、调节脏腑功能;肝俞、脾俞具有养肝疏肝、健脾行气的作用;上脘具有健脾和胃、降逆止呕的作用。以上穴位是毫火针治疗慢性胃炎等胃病的常用穴位,通过毫火针的激发,更具有疏肝理气、健脾和中降逆的作用,补中有泻,寓泻于补,达到标本兼治的目的。

(三) 灸法

灸法是中医治疗学中一种传统的行之有效的外治方法,尤适用于虚证、寒证患者。胃脘痛中脾胃虚寒型多由禀赋不足,后天失养,或久病正虚等所致,脾胃虚弱,脾阳不足,寒自内生,致胃失温养,而成虚寒胃痛。治疗应温养脾胃、温经散寒。《医学入门》云:"凡病药之不及,针之不到,必须灸之。"根据经络与脏腑关系,经络是人体结构的主要组成部分,又是脏腑疾病的反应系统,腧穴就是经络上的反应点,灸法就是通过腧穴激发经络之气,调整胃肠运动的机能状态,从而起到温通经络、调理肠胃、缓急止痛的作用。艾灸还具有可以避免内服药物对胃黏膜刺激的优势。

1. 艾灸

艾灸是最常见的灸法之一，因其使用艾绒灸疗，故称艾灸。艾灸所用的艾条、艾炷等主要成分为陈久的艾绒，具有温中、逐寒、除湿的药性，气味清香，容易燃烧，火力温和，对穴位产生温热作用，达到温经散寒止痛的功效，此乃"寒者温之"的具体运用。用于治疗慢性胃炎患者的穴位常选神阙、中脘、足三里等作为基本穴位，再根据具体情况进行穴位增减。神阙为任脉之穴，生命之蒂，可温阳益气，有治气虚腹胀之功。中脘为胃之募穴，具有健运中州、调理脾胃、散寒止痛之功。足三里为足阳明胃经下合穴，功能理气和胃、宣通气机而止痛，擅疗胃部疾病，解痉镇痛甚速。

2. 三伏灸

三伏灸亦是常见的灸法之一，因其多在酷热的三伏天对患者施灸，故称三伏灸。中医治病历来重视天人合一，因时制宜，"冬病夏治"是中医的传统治疗方法，即在夏天治疗冬天易患、易发作或病情易加重的疾病。虚寒型胃炎多因中阳素虚或外寒犯胃损伤中阳、中焦失于温煦、阴寒凝滞而致，冬季是其症情易发或易反复的季节。三伏天人体阳气最盛，脉气最为旺盛，此时艾灸神阙、中脘等穴位，尤其是隔姜艾灸，可以借助艾灸和生姜的作用，温经散寒、补益脾胃、行气活血，达到有效治疗脾胃虚寒型胃炎的目的。三伏天灸能更充分地通过经络气血的运行作用，起到调整脏腑功能、增强抗病能力的作用，有事半功倍的疗效。

二、穴位治疗

(一) 穴位埋线

穴位埋线疗法是将不同型号的羊肠线注入穴位，通过羊肠线对穴位的持续刺激作用，从而达到治疗效果的一种复合型治疗方法。穴位埋线治疗慢性胃炎，经过长期的临床实践已积累了较丰富经验，能够有效地改善胃痛、痞满、胀闷等症状，取得较好的近期及远期疗效。穴位埋线治疗慢性胃炎的关键环节在选穴上，并且重视在"循经取穴"及特定穴的应用。目前认为穴位埋线治疗慢性胃炎的作用机制可能是通过对机体神经体液异常的矫枉调节基础上，增加胃的蠕动力，促进胃黏膜愈合，改善局部介质浓度变化而协同实现调控。

慢性胃炎穴位中重要埋线穴位为俞募穴，胃俞、脾俞为胃肠病常用穴位。中脘为患者胃募穴，章门为患者脾募穴。至阳是督脉阳气最为隆盛之所在，刺激至阳能振奋宣发机体阳气。位于心经中的内关对全身血脉均有较好的疏泄气机之功效，可有效化解慢性胃炎患者的胃络之瘀，保证气血恢复正常。上述穴位可以供慢性胃炎患者选用，通过埋线刺激，可取得"实则消之、虚则补之"之功，从而逐渐达到治疗慢性胃炎的目的。

(二) 穴位注射

采用中药注射方式治疗慢性胃炎，常用胃俞、脾俞、足三里、肝俞等穴位，其可有促进患者胃部病变及时愈合,能缓解慢性胃炎患者的临床症状,改善患者胃肠功能异常,提高其生活质量。此外,穴位注射在穴位刺激及药物双重治疗作用下,不仅可以增加疗效,同时可以避免药物口服等所致的副反应。

目前临床比较常用的穴位注射方式有黄芪注射液穴位注射、黄芪注射液和当归注射液混合液穴位注射、复方丹参注射液穴位注射、自体静脉血穴位注射、维生素 B_1 和维生素 B_{12} 穴位注射、新斯的明穴位注射等。

(三)穴位贴敷

穴位贴敷是目前比较盛行的一种外治方法。因慢性胃炎多由脾胃不足,运化失健,兼夹气滞、湿阻、痰凝、血瘀等病理产物而为病,故而敷贴之物多用干姜、肉桂、吴茱萸、附子、延胡索、高良姜等辛甘大热之品,功能温中散寒、理气通脉、降逆止呕、活血散结。如外敷活血化瘀、化湿导滞的中药,还可改善血流变状态,使用疏肝理气之品,则能明显减轻胆汁反流症状,可用于萎缩性胃炎、胆汁反流等的治疗。贴敷常以生姜汁浸药为辅,引药入腠理更易吸收且助药力。取穴多以中脘、足三里、脾俞、胃俞和天枢为主,灵活辨证增减配穴。在药物与穴位刺激的双重作用下,使气血阴阳调和,达到缓解胃痛、嗳气、呃逆、泛酸等一系列不适症状的目的,加之无针刺创伤,对惧针者,或不肯服药之人,尤为适宜。贴敷与红外线照射配合进行,两者结合具有药物与物理温热的双重作用,可最大限度地发挥效力。

三、推拿治疗

(一)经穴推拿

循经推拿或穴位推拿是最常用的推拿方法。采用推、拿、按、摩、揉、捏、点、拍等多种形式的手法和力道,对脾、胃、肝、胆等经脉或脾胃相关穴位推拿,可达到疏通经络、运行气血、散邪止痛、扶正补虚、调和阴阳的作用,有效调整慢性胃炎患者脾胃经气,提高机体免疫力。运用经穴推拿方式治疗慢性胃炎患者,对改善消化不良症状有较好的疗效。

临床常选穴位如上脘、中脘、天枢、气海、期门、章门、脾俞、胃俞、胆俞、肝俞、足三里等,因上脘、中脘、气海均属任脉穴位,分别位于腹部前正中线上。中脘为胃之募穴,期门、章门属足厥阴肝经,期门为肝之募穴,章门为脾之募穴。脾俞、胃俞、肝俞、胆俞属于足太阳膀胱经,为背俞穴。而天枢、足三里则属于足阳明胃经,其中天枢为大肠募穴,足三里更是胃的下合穴。由于慢性胃炎的证候不仅与脾、胃有关,亦与肝、胆有密切关系,故临床选用上述与肝、胆、脾、胃关系密切的穴位,可使疗效更佳。

(二)腹部推拿

胸腹者,五脏六腑之宫城,阴阳气血之发源,若欲知其脏腑如何,则莫如诊胸腹。腹部居人体之中，为上下联结的枢纽，与五脏六腑关系尤为密切。"脾司大腹"，腹部是胃经、脾经循行分布的地方，"经脉所过、主治所及"，故腹部推拿可通过调节脾胃升降的功能，治疗脾胃本体的病变。腹部推拿可以通过按揉腹部达到调节中焦气机升降、平衡五脏功能的作用，从而达到治疗以脾胃本体病变为主的慢性胃炎等疾患的目的。腹部推拿也可通过影响任、冲诸脉，进而对十二经脉气血产生作用，起到疏经通脉、行气活血、扶正祛邪、平衡阴阳的作用，有助于改善慢性胃炎患者整体状况和中医证候。

腹部按摩的具体方式、手法、力度等，由医生根据患者具体情况选择。如果患者自行按摩，可单手或双手的掌面扣放在中脘上，以大鱼际或小鱼际为着力点，以中脘为圆心在腹部经右上左下按顺时针方向旋转揉动，或顺时针、逆时针交替进行。腹部按摩经常坚持，可以改善慢性胃炎患者腹胀、便秘、嗳气等消化不良症状。

外治法，特别是针刺、艾灸、埋线等法等有一定风险，宜由医师操作，部分艾灸操作、推拿等可在医生指导下由患者自己或患者家属协助完成，具体遵医嘱。

治疗篇

第六章 慢性胃炎的中医药调护

第一节 慢性胃炎的中医药调护策略

中医认为慢性胃炎的发病与外邪犯胃、饮食不节、情志不畅、脾胃虚弱等多种因素有关。病变部位主要在胃，与肝、脾关系密切。慢性胃炎病因较为复杂且病程较长，容易反复发病，给患者的生活和身心健康带来不利影响，长期迁延不愈还有一定的癌变倾向，因此对慢性胃炎的预防和调护就显得尤为重要，本节简要阐述慢性胃炎的中医调护策略与原则。

一、中医药调护应以辨证施护为基础

辨证施护是中医调护的主要特色，临证需要将四诊（望、闻、问、切）所收集的症状和体征等资料，通过分析辨清病因、病位、病性及邪正关系，概括判断为何病、何证，证包含了环境因素、人体因素和疾病因素等诸多综合要素。之后，再根据辨证的结果确定相应的调养及护理方法。因此，辨证是决定调护的前提和依据，施护是调护疾病的手段和方法。辨证施护首先重视内因，重视人体自身，所谓"正气存内，邪不可干""邪之所凑，其气必虚""邪之所在，皆为不足"。在重视人体自身的同时，注重因人、因时、因地三因制宜，要综合考虑人、病、证三者之间的关系，这是中医调养和护理的精华。

饮食停滞（食积）型患者，可暂时禁食，病情缓解后进流质、半流质、软食，减少胃的负担，使胃得以休息，恢复脾胃功能。疾病恢复后，需要逐步过渡为普食，过渡到普食以后，仍要饮食有节，不暴饮暴食。

肝气郁滞型患者，则要疏导患者，使其心境趋于平和，避免精神刺激或情绪激动，郁怒、悲伤时应注意少食，甚至避免进食。平素宜清淡饮食，避免过饱，不要过食南瓜、芋头、番薯、土豆等淀粉类、易壅阻气机的食物及辛辣、燥热之品。兼热者，饮食宜清凉、易消化，多饮水，忌食煎炸、肥厚甘腻之物。适当进行锻炼，如慢跑等，既能增强体质，又能分散患者对病痛的注意力而舒缓心情。

寒邪客胃型患者，注意保暖，同时配合适当的身体锻炼。宜饮温性食物，可给生姜、红茶，忌食生冷、瓜果。可配合针刺中脘、足三里、内关或热敷脐部、上腹部以缓解症状。

脾胃虚寒型患者，注意休息和保暖，居处宜朝阳，勿受寒，避免劳累。平素宜温补饮食，如山药、莲子、胡桃、龙眼、大枣、羊肉、姜、葱、胡椒、大蒜、韭菜等调味品。腹痛时可在上腹部放置热水袋或稍进热饮热食，以暖中止痛。可艾灸中脘、足三里或按摩、热敷上腹部。

瘀血停滞型患者，应适当卧床休息，避免劳累和精神刺激、情绪激动。有吐血及胃痛或伴剧烈呕吐者须禁食，待病情缓解后方可进流质、半流质、软食，以少食多餐为原则。忌食辛辣燥热之品及酒类。可配合针刺足三里、中脘、内关以止痛。

二、中医药调护重视天人相应，顺应四时

人的生命活动是遵循自然界的客观规律而进行的，《灵枢·岁露论》说"人与天地相参，与日月相应也"，人体自身具有与自然界变化规律相适应的能力，掌握并主动地采取各种护理措施以适应自然变化规律，尽快达到"天人合一"状态，就能更好地避邪防病、体用和谐、身心健康。《素问·四气调神大论》提出"所以春夏养阳，秋冬养阴，以从其根，故与万物沉浮于生长之门"。这种"天人相应、顺时摄养"的护理原则，对慢性胃炎患者的四时起居与饮食调养尤其具有临床指导意义。

慢性胃炎患者四季调护养生的主要原则如下。

(一) 春季生发，防风邪犯胃

① 春季多风、寒热不稳定，遵循"春捂秋冻"，衣服不可顿减，防止风寒袭胃。② 春应于肝，主生发之气，人体亦应保持疏达状态，保持情绪乐观舒畅，使肝气调达，防止肝气犯胃。③ 初春阳气初发，辛甘之品发散为阳可助春阳，如韭菜、葱、荠菜、洋葱、香菜、小米等。不宜过食大热、大辛之品，如人参、鹿茸、附子等，否则令肝气过旺而克脾，使中土衰弱。另外，也要避免食用白酒、咖啡、浓茶等刺激性食物。

(二) 夏季炎热，不可过分贪凉

① 夏天要"无厌于日"，就是不要过分讨厌夏日昼长天热，要顺应气候特点适当出汗。夏季腠理开泄，不要因为贪凉过多使用空调，以防风寒之邪透腠理而伤胃腑而引起胃病发作。② 精神上戒怒戒躁，切忌大喜大怒，要保持精神安静，心情舒畅，以防肝气过胜，与外热相合，内犯脾胃。③ 夏天还要注意饮食问题。体质正常者，可适当食苦，苦味消暑开胃，清热泻火。诸如苦瓜、茄子、番茄、芹菜、冬瓜等均为夏季美食。脾胃素弱者当谨慎寒凉之品。天气炎热气血富于肌表，所以肠胃气血相对不足，易呈虚寒状态，要注意少吃一些温度低的、性质寒凉的食物，防止损伤脾胃之气，甚至脾胃之阳，所谓"东南之气，收而温之"。俗话讲"冬吃萝卜，夏吃姜"，尤其对于素体阳虚体弱者，夏天可把姜作为一种常吃的食物。

（三）秋季多燥，需防燥伤胃阴

① 秋季气候干燥，因此适宜多食酸、甘、润之品，如雪梨、荸荠、茭白、百合、南瓜、木耳等滋阴润燥，养胃护肠的水果和蔬菜。避免食用辛辣厚味之品，减少因秋燥伤及胃阴而引起胃火内盛等证。增加纤维素含量的食物，减少胃燥伤阴而致便秘。运动时尽量补充水分，以免汗出过多伤及肺胃之阴。② 根据气温注意及时增减衣被，以免凉燥与风寒之气伤害。③ 秋季气候呈肃杀之势，人们的心情亦会莫名低落、郁闷，所谓"悲秋"，保持内心宁静，避免悲伤情绪，静以养阴是秋季养胃的一个好方法。④ 早睡早起，保持睡眠充足，精神状态良好。

（四）冬季封藏，需防寒湿困脾

① 冬季酷寒，自然界阳气式微，寒湿易侵袭人体，注意防湿防寒，适当添加衣被，避免久居湿地，以防寒湿困阻脾胃而发病。② 冬天人体和自然界一样逐渐进入一个"封藏"状态，人体亦应恬淡沉静，保持良好心态，切勿烦劳过度，损伤阳气，以适应阴精封藏。③ 宜食用一些具有温中暖肾作用的食品，如羊肉、干姜、大料、肉桂、药酒、大葱等，尽可能避免食用过于寒凉食物。但由于皮肤腠理紧密，如果过食辛热之品，又容易导致外寒内热之变，见到口干舌燥、大便秘结等。因此，需三因制宜，根据具体情况掌握饮食、药物的寒热之度。

三、注意饮食调护

谈到胃，就必然要联系到饮食。饮食调护是慢性胃炎防治的关键，中医历来有"药疗不如食疗"之说，尤其是对胃而言。中医学认为脾主运化、升清，胃主受纳、降浊，脾升胃降，一升一降，共同完成水谷精微的消化、吸收和输布从而滋养全身。"清淡易养胃，少食以宽胸，若要养生，肠胃要清。"李杲谓"饮食热无灼灼，寒无凄凄，寒温适中"，因此，饮食要寒温适中，适温而食。

慢性胃炎患者平时应以清淡无刺激、容易消化的食物为主，忌食辛辣、肥甘厚味、生冷黏腻及坚硬涩滞难以消化的食物。尤其患病时，更要避免暴饮暴食、酗酒等不良饮食习惯。存在上腹不适等症状时，要防止摄入有刺激性的食物，如生蒜、生大葱、芥末等，以免加重病情。养成细嚼慢咽的习惯，一日三餐，定时定量。另外，要坚持吃早饭。统计资料表明，长期不吃早饭者易患胃炎，并且空腹上班，易产生身体疲劳，影响工作效率。

营造轻松整洁的就餐氛围和环境也很重要。清·朱锡绥《幽梦续影》中有"香医脾"的说法，说明优雅芳香的就餐环境能使人开胃增食，脾胃得养。吃饭时不能生气，以免影响食欲。同时，饭后要避免剧烈运动。饮食过后应小憩一会儿，因为需要很多的能量来消化体内的食物。

慢性胃炎因其病程长,易反复,所以患者必须养成良好的饮食习惯,积极预防疾病的发生发展。

四、注意调摄情志

慢性胃炎的发生常与情志郁怒失调有关。《黄帝内经》认为脾主思藏意,一个人思虑过度,或所思不遂,会影响气机运行,导致"气结",伤及脾胃。李杲曾提出,喜、怒、忧、恐等七情内伤皆能损伤脾胃。张介宾认为思虑是人之常情,如苦思难以释怀,耗伤气血,遂成劳伤,思虑伤脾,忧愁亦伤脾,所以养生的人当戒之慎之。现代医学证明,社会心理因素对慢性胃炎的形成及治疗均有影响,社会心理刺激能明显影响机体的内分泌系统和神经系统的功能状态。肠胃对人体情绪的变化最为敏感,当人长期处于焦虑紧张等负面情绪刺激之下,最先导致胃肠道功能紊乱。因此,情志不畅往往会引起或加重各类胃炎。思虑太过,对食物的兴趣下降,消化腺分泌减少,胃肠蠕动减少。这时若进食,食物往往不易完全消化,患者就产生腹胀不适等症状,当胃肠活动发生障碍时,则出现腹痛。

慢性胃炎的调养应保持健康良好的情绪,做到少思寡欲,克服焦虑,摒弃烦恼。其一,避免过度思虑,保持乐观豁达的心态,学会自我肯定,这是保持良好情绪的前提。思虑太过,对食物的兴趣下降,消化腺分泌减少,胃肠蠕动减少。这时若进食,食物往往不易完全消化,患者就产生腹胀、闷室及腹痛等症状。其二,我们在进餐时,注意力应放在食物上,避免谈及不愉快或关系个人切身利益的事情,尽量不要引起分心,导致紧张。其三,适当表现及发泄情绪。当情绪不良,焦虑不安时,不要压抑,可以放声大哭,可以向家人朋友倾诉,或找心理医生咨询,或通过自己认为可以解压的正确方式进行疏解。其四,培养业余兴趣爱好。兴趣爱好广泛,经常从事自己喜欢的事情,有利于舒缓心情,愉悦精神,缓解胃部不适。其五,学会放松心情,转移注意力。常做能够缓解压力的事情,如听音乐和深呼吸等,可以消除紧张及焦虑。幽默疗法能有效改善慢性萎缩性胃炎患者心理症状与胃肠功能,促进病理症状的改善,从而提高药物疗效,可见学会放松,保持乐观,有益于疾病的治疗。

五、注意生活起居

生活不规律,工作过于劳累,精神高度紧张,睡眠不足,是慢性胃炎发生的重要原因。《素问·上古天真论》云:"食饮有节,起居有常,不妄作劳,故能形与神俱,而尽终其天年,度百岁乃去。"起居有常,是保持健康,长生久视的一个重要因素。起居调养,即指人的作息及对各种生活细节如衣着、睡眠、沐浴、居室环境等的安排要有理有度。

(一) 要合理安排睡眠

"春夏宜早起,秋冬任晏眠。晏忌日出后,早忌鸡鸣前",告诉我们一年四季的入睡和起床时间要有所区别,但总以顺应自然为宜。慎起居还要顺应一日之晨昏变化,如子时(23 点到 1 点),是人体阴阳之气交接之时,这时人体应当处于睡眠之中,才能不扰阴阳,所以中医强调睡"子午觉",也就是 23 点应当已经入眠,如果有条件中午亦可小憩片刻。卯时(5 点到 7 点),此为大肠经主时,大肠主转导,所以此时大便最好。辰时(7 点到 9 点),胃经主时,胃主受纳,此时进早餐最佳。巳时(9 点到 11 点),脾经主时,此时脾主运化,消化吸收食物……另外,对于睡眠时间,个体差异较大,要因人而异。特别是一些中老年人,即使每天仅睡 2～3 个小时,依然可以长期精神状态良好,没有犯困等现象,那 2～3 个小时的睡眠时间对他们而言足够,不可以把这也当作失眠,徒增烦恼。

(二) 要选择合适的居处环境

居室的寒、温、燥、湿等变化,都有可能引起脾胃功能失调引发疾病,如居处过湿,久之会阻遏脾阳,出现湿困脾的现象。脾胃阳气相对虚弱的患者,最好居住在向着太阳的地方,这样可以有助于脾胃阳气的生成和保养;脾胃阴虚的人则不太适合长期居住非常干燥的处所。

(三) 劳逸适度

《素问·宣明五气论》曰:"久视伤血,久卧伤气,久坐伤肉,久立伤骨,久行伤筋",《素问·经脉别论》曰:"生病起于过用",都告诉我们过劳或过逸都不利于身体健康。《脾胃论》则进一步指出"形体劳役则脾病,病脾则怠惰嗜卧,四肢不收,大便泄泻"。慢性胃炎患者在起居方面亦不要使自己过于劳累,或过于安逸,应该劳逸结合,适当的劳动可以促进气血的运行,适当的休息可以缓解疲劳,增强体力,过于劳累和过于安逸都可以伤及脾胃。

(四) 注意保暖

俗话说"十个胃病九个寒"。季节变换的时候也容易使慢性胃炎发作。因为机体感受到外界的冷空气之后,胃内的胃酸会大量分泌,胃肠道痉挛,可引起腹痛、消化不良和腹泻等症状。因此,慢性胃炎的患者还需要注意保暖,避免寒邪侵袭,根据天气适当增减衣物。

六、适当结合外治及功法锻炼等自然疗法

中医根据"内病外治"的理论,除汤药治疗外,还有很多行之有效的外治疗法,因其

疗效确切、经济安全、操作简单等优势,可以用于慢性胃炎患者的调养或护理。譬如,有学者对脾胃虚寒型慢性胃炎患者用一些温中散寒敷料或贴剂贴敷神阙,可以明显改善患者的临床症情。适当地参加一些体育运动可以增强脏腑的功能,使人体内气血流畅,强壮体魄,防病治病。慢性胃炎患者可以适当进行一些如晨跑,打太极、八段锦、运动操等这类不太剧烈的运动或功法,可以有效促进肠胃的蠕动,使肠胃内的消化液分泌增加,从而帮助食物更好地消化和吸收,这样做也有助于促进胃肠道的供血循环,帮助新陈代谢,对慢性胃炎的预防和治疗大有裨益。有学者通过研究发现,太极、八段锦、五禽戏等多种功法联合心理护理法,都能很好地缓解慢性胃炎患者的临床症状,特别是焦虑和抑郁状态。

第二节　慢性胃炎的饮食调护

民以食为天,进食是维持生命所必需。胃与外界相通,每日都要接触各种饮食刺激,因此,饮食是慢性胃炎发生发展一个不可忽视的因素。良好的饮食习惯可以防止慢性胃炎的发生、发展,不良饮食习惯则可能成为诱发慢性胃炎发生、发展的直接原因。

一、养成良好的饮食习惯

(一) 根据患者病情及食欲情况,一日可采取多餐制,每餐量不宜多

做到定时进餐。切忌暴饮暴食。暴饮暴食不仅会增加胃的负担,还容易引起急性胃扩张,甚至还会导致胃出血。

(二) 食物选择以清淡、少油腻、少刺激性、易消化的为主

油腻的食物会延长胃的排空,辛辣的食物对胃黏膜产生刺激,不宜过多食用。避免吃过冷、过于粗糙的食物。生冷的食物不仅不易消化与吸收,而且会促进胃酸分泌增多,并直接刺激炎症病灶;过热的食物可使胃黏膜血管扩张,容易诱发出血或病变处糜烂;同样,过甜和过咸的食物都不能过多食用,都能使病情加重。

(三) 养成细嚼慢咽的习惯

细嚼慢咽能充分发挥牙齿的机械作用并促进食物与唾液混合、初步消化,从而减轻胃的负担。反之,狼吞虎咽不仅会直接增加胃的负担,而且还能刺激病灶处,导致胃病复发,增加患者的痛苦。

（四）重视科学地吃早餐

在一日三餐中，主张"早餐好，午餐饱，晚餐少"，这种说法有一定的科学性，与人体及胃的昼夜生理变化有关。因为人体中阴阳气血的运行，故昼夜有盛衰。早餐时间，经过一夜的休息，早晨阳气活动开始旺盛，胃中处于相对空虚状态，亟须补充营养，以满足上午的工作需求。早餐吃好，可以为一天的忙碌打下良好的基础，因而要重视早餐。早餐每天都要吃，食物搭配要合理，既要保证合适的进食量，又要保证营养搭配。晚餐要少，特别是现代人普遍运动不足，过食晚餐是导致肥胖、脂肪肝、代谢紊乱的罪魁祸首之一。

（五）适当进食护胃食物

适当多吃富含蛋白质、维生素丰富的食物。适当增加蛋白质的摄入量能起到保护胃黏膜，缓冲胃酸，提高机体免疫力的作用；适当增加富含 B 族维生素的食物，B 族维生素能够减轻患者腹部疼痛。

（六）注重酸碱平衡

在胃酸分泌过多时，适量食用牛奶、苏打饼干、面包片，因为这些食物中含蛋白质、碳水化合物的量较高，食用后能使人体的 pH 上升，属于碱性食物。在胃酸分泌过少时，可以多吃点浓汤、山楂等酸味水果或在食物中加点醋等，这些食物中钙、铁等元素较丰富，属于酸性食物，食用后使人体的 pH 下降，帮助消化，促进食欲；也可多喝酸奶，酸奶中的磷脂类物质能对胃黏膜起到保护作用，抑制有害菌分解蛋白质产生毒素，有利于胃炎的治疗和恢复。

（七）运用科学烹调方法

对于慢性胃炎患者来讲，应避免食用大块、硬块的食物。在烹调食物时，将食物切碎、切细，选用煮、蒸、炖、焖等容易使食物软、烂、易消化的烹调方法，不宜选用油煎、炸、爆炒等烹调方法；否则做出来的食物不易消化，对胃黏膜有很大的刺激。

二、基于辨证论治的食疗

（一）脾胃虚（弱）寒型

患者主要表现为面色少华，胃脘冷痛，纳少腹胀，少气懒言，四肢乏力，大便溏，舌淡苔白，脉缓或细等。

【食疗要点】饮食宜温热，易消化，营养丰富，少量多餐。可多食温中健脾之品，如山药、白术、苍术、茯苓、薏苡仁等。忌生冷、寒凉及肥甘厚腻、煎炸之品。汤药宜热服，服后进热粥、热饮,以助药力。药膳举例如下。

1) 红枣益脾糕:红枣 10 g、白术 12 g、干姜 6 g、鸡内金 15 g。先煮熬取汁,再将汁与面粉及适量的糖制成糕,适用于胃呆纳减,大便溏薄等。

2) 山药饭:山药 50 g、莲肉 15 g、薏苡仁 15 g、扁豆 10 g,洗净切碎,莲肉去皮、芯后煮烂,再与粳米一起煮饭,适用于脾虚泄泻,食欲不振。

(二)脾胃阴虚型

患者主要表现为胃痛隐隐,口燥咽干,大便干结,舌红少津,脉细数等。

【饮食要点】饮食和中药宜偏凉服,可多食益胃生津之品,如雪梨、莲藕、荸荠、甘蔗等,忌辛香、温燥、浓茶及咖啡类刺激之品。饭后可食山楂、话梅、乌梅汤等酸甘助阴之品。大便干结者,可每晚或清晨服用蜂蜜或白木耳,以养胃润肠通便。药膳举例如下。

1) 一味薯蓣饮:生山药 100 g,切片、煮汁,当茶,徐徐温饮,每日 1 剂。适用于慢性胃炎脾虚大便溏薄、胃纳不佳、痞满等证及一切阴分亏损之证。

2) 养阴茶:麦冬 15 g、石斛 10 g、莲心 3 g、绿茶 3 g。上四物以沸水冲泡饮用,每日 1 剂,不拘时频饮。

(三)湿浊中阻型

患者主要表现为胃脘胀闷,不思饮食,或有发热,口苦口渴,身体困重,大便稀溏或干结,苔腻,脉濡或滑,或伴有其他寒、热象表现。

【饮食要点】忌食辛辣刺激食物,忌烟酒、浓茶、咖啡,忌油腻碍胃之品。建议多食蔬菜、水果,也可以是果汁(如冬瓜汁、苦瓜汁),保持大便通畅,注意口腔卫生,有口舌生疮时,可用盐水漱口。同时,各种情志刺激能够郁而化火,故应使患者心胸开阔,心情舒畅,避免五志化火造成胃热炽盛而引起胃痛。药膳举例如下。

祛湿粥:赤小豆 30 g、白扁豆 15 g、薏苡仁 30 g、芡实 15 g。同煮成粥,温热服食。如寒湿偏重者,可以先用桂枝 10 g、干姜 10 g、陈皮 15 g、制半夏 10 g、茯苓 15 g 等煎煮半小时取药汁,再用药汁煮上述祛湿粥;如湿热偏重者,可以用瓜蒌皮 15 g、竹茹 12 g、车前子 15 g、浙贝母 15 g、陈皮 15 g 等煎煮半小时取药汁,再用药汁煮上述祛湿粥。

(四)肝气犯胃型

患者主要表现为胃脘胀闷,脘痛连胁,嗳气频繁,大便不畅,症状可因情志因素加重,苔薄白,脉弦等。

【饮食要点】饮食宜清淡、易消化,多食理气和胃解郁之品,如萝卜、柑橘等。悲伤郁怒时暂时不进食。不宜过食南瓜、番薯、土豆等壅阻气机的食物。汤药宜温服。药膳举例如下。

佛耳炒肉片:将佛手饮片 15 g、黑木耳干品 15 g 用温水发好、洗净。猪瘦肉 60 g 切片放入油锅中炒2分钟后,加入发好的佛手、黑木耳同炒,再加食盐适量,清汤少许,焖烧5分钟即可服食。每周3次。其中黑木耳、佛手疏肝理气,益胃滋肾、调理中气,与猪瘦肉合用,可补益脾胃、调理中气。特别适合因为情志不畅所致的慢性胃炎患者。

另外,抑郁恼怒是导致肝气犯胃疼痛发作的重要原因,应指导患者调摄精神,疏导情绪,保持心情舒畅,胸怀宽广,主动参加社会及文娱活动,如多听轻音乐、读报、散步、登山等,怡情放怀,以使气机通畅。

(五)瘀血停滞型

患者主要表现为胃脘疼痛,痛有定处,拒按,食后痛剧,或见吐血便黑,舌质紫暗,脉涩等。

【饮食要点】予行气活血之品,如山楂、果茶等,忌食煎炸、粗糙、硬固之品,戒烟酒以免损伤胃络。药膳举例如下。

三七山药粥:三七粉4 g、淮山药30 g、大枣10 g、粳米50 g。淮山药、粳米洗净,大枣去核,一起煮成糜粥,冲入田三七末,拌匀食用。功擅健脾和胃,祛瘀止痛。

三、四季食疗

四季有别、因时而异,"顺时摄养"的护理原则,对慢性胃炎患者的饮食调养亦有比较重要的临床指导意义。

(一)春季需防风邪犯胃

该季可以适当选用祛风散寒的食品,如荆芥、荠菜、洋葱、芫荽、小米、驴肉等。避免食用白酒、咖啡、浓茶等刺激性食物。春季推荐食用食物如下。

1. 荠菜

中医认为荠菜味甘、性平,能够和脾益胃、利水,还能明目,《名医别录》说它能利肝气,也就是能促进肝气的生发。荠菜能唤起人的食欲,还能化消积食瘀滞。现代营养学研究发现,荠菜中蛋白质含量在蔬菜中较高;胡萝卜素含量与胡萝卜不相上下;维生素C的含量远远高于柑橘,并且富含各种矿物质。春季是护肝养肝的好时节,因此,春季多吃点荠菜,对于养护肝脏有很好的食疗功效。

2. 芫荽

芫荽,即香菜,《本草纲目》曰:"胡荽,辛温香窜,内通心脾,外达四肢,能辟一切不正之气,故痘疮出不爽快者,能发之。"芫荽能够发表透疹、消食开胃、止痛解毒,是温中健胃养生食品。如果有寒痰、冷饮、食积、瘀血停滞在肠胃,日常食之,有消食下气、醒脾调中的作用,特别适合寒性体质、胃弱体质及肠腑壅滞者食用,可用来治疗胃脘冷痛、消化不良。芫荽和橘皮、生姜一起放入粳米粥内,制成芫荽粥,可以增强散寒止痛、健胃消食的功效。

（二）夏季饮食易多食苦

苦味消暑开胃，清热泻火，如苦瓜、茄子、番茄、芹菜、冬瓜等均为夏季美食。如果使用凉拌菜，要清洁洗净，避免过度食用冷饮，防止诱发急、慢性胃炎的发生。夏季推荐食用食物如下。

1. 苦瓜

苦瓜性寒、味苦，归心、肝、脾经。苦瓜中所蕴含的苦味素，被誉为是脂肪的克星，具有健美减肥的功效。此外，苦味素还能增进食欲、健脾开胃。

2. 番茄

番茄有生津开胃的作用，《陆川本草》谓："生津止渴，健胃消食，治口渴，食欲不振。"番茄开胃的原理可从它的主要成分分析，它主要含有丰富的维生素C、苹果酸、柠檬酸等有机酸。由于番茄中含有的苹果酸、柠檬酸等有机酸，能帮助消化，调整肠胃功能等作用，故对慢性萎缩性胃炎，阴津不足，胃热口苦，食欲减退者，有辅助治疗作用。

（三）秋季需防燥伤胃阴

应多食雪梨、荸荠、茭白、百合、南瓜、银耳等滋阴润燥，养胃护肠的水果和蔬菜。避免食用辛辣厚味之品，如辣椒、芥末、白酒、羊肉、狗肉等，减少因秋燥伤及胃阴而引起胃火内盛等证。秋季推荐食用食物如下。

1. 荸荠

荸荠性寒、味甘，归肺、胃经，功效有化湿消食、清热生津、通便，有"地下雪梨"之美誉。荸荠能够帮助胃的消化，是消食除胀的良药；同时可以滋补胃阴，比较适合慢性萎缩性胃炎患者，能缓解其饥不欲食，渴不欲饮和上腹部胀满的症状。磷含量是所有茎类蔬菜中含量最高的，磷元素可以促进人体发育；同时可以促进体内的糖、脂肪、蛋白质三大物质的代谢，调节酸碱平衡。荸荠虽含大量的淀粉，但热量比白米饭低。

2. 百合

百合性平、味甘，能补中益气，理脾健胃，养阴润肺，止咳平喘，利大小便。百合含高钾低钠，果胶甚丰，能降低血浆胆固醇，降低血糖，增进大肠功能，促进排便通畅。鲜百合富含水分，可以解渴润燥，支气管炎患者食用百合有助于改善病情。百合中含有果胶及磷脂类物质，服用后可保护胃黏膜。

（四）冬季需防寒湿困脾

冬季宜食用一些具有温热散寒作用的食品，如羊肉、干姜、大料、肉桂、药酒、大葱等。避免凉饮、雪糕等中伤胃的食物。冬季推荐食用食物如下。

1. 羊肉

羊肉性温热，补气滋阴、暖中补虚、开胃健力，在《本草纲目》中被称为补元阳、益血气的温热补品。羊肉中含有丰富的脂肪、维生素、钙、磷、铁等,且胆固醇含量低,是滋补身体的较好食品。羊肉有补肾壮阳的作用,适合体虚畏寒的人食用。此外,羊肉肉质细嫩,容易消化吸收,多吃羊肉有助于提高身体免疫力。羊肉热量比牛肉要高,历来被当作秋冬御寒和进补的重要食品之一。

2. 肉桂

肉桂具有补元阳,暖脾胃,除积冷,通血脉的作用。在《名医别录》中记载肉桂可温中,对腹中寒冷、疼痛和呕吐等慢性胃炎症状,均具有调理作用。现代研究发现,肉桂具有兴奋肠管及健胃作用。

人之所以患病,就是因为人体有阴阳之偏实偏虚、脏腑气血之偏盛偏衰及五脏的生克制化异常等。药物之所以能纠偏治病,也正是因为药有寒、热、温、凉四性和酸、苦、甘、辛、咸五味。很多中药来源于食材,故有"药食同源"之说。这里列举部分药食同源之品及一些常用的保健饮片等供参考选用。

热性之品,如桃子、葡萄、榴莲、菠萝、桂圆、荔枝、芒果、橘子、葱、姜、辣椒、大蒜、肉桂、小茴香、羊肉、鸡肉、狗肉、鹿肉、枸杞子、红参、白参(参须)、黄芪、红茶;凉性之品,如绿豆、白菜、银耳、百合、冬瓜、荸荠、梨、柚子、橙子、柿子、鸭肉、龟、鳖、蟹、菊花、金银花、绞股蓝、决明子、西洋参、人参叶、绿茶等;而水果中的苹果,肉类中的猪肉等比较平和,可归于平性食物。

日常食疗常选用的补气之品,如小米、山药、薏苡仁、芡实、黄芪、党参、太子参等;行气之品,如萝卜、金橘、山楂、橘皮(陈皮)、梅花、玫瑰花、佛手、香橼等,大多数的蔬菜具有行气之功用;补血之品,如黄芪、当归、何首乌、龙眼肉、黑芝麻等;行血之品,如桃仁、丹参、三七、红花、山楂等;化湿之品如薏苡仁、白扁豆、橘皮、萝卜、海带、冬瓜、白菜等。

不论基于辨证,还是基于四时谈食疗,都是从不同角度而言,我们临证指导患者食疗,一定要综合考虑地域环境、季节气候及患者具体情况,做到三因制宜,切实与患者实际相符。

第三节　慢性胃炎的情志调护

中医学中的情志,即指喜、怒、忧、思、悲、惊、恐等的七种情绪。任何事物的变化,都有两重性,既能有利于人,也能有害于人。同样,人的情绪、情感的变化,亦有利有弊。正如《养性延命录》所说:"喜怒无常,过之为害。"《三因极一病证方论》则将喜、怒、忧、思、悲、恐、惊列为致病内因。

慢性胃炎的主要表现之一为"胃脘痛",精神刺激、情志波动是主因之一。《素问·六元正纪大论》便曰:"木郁之发,民病胃脘当心而痛。"《名医类案》卷六中载有胃脘痛类病案近 30 例,其中半数以上因情志剧烈波动而引发或复发,许多患者并有着性情急躁、多怒、善忧愁等气质特点。《临证指南医案》亦指出"情志不遂,肝木之气,逆行犯胃,呕吐隔胀……脘痛腹鸣。"外界的精神刺激,特别是郁怒,可引起肝疏泄功能的失常而变生诸证,恼怒伤肝,肝木横逆,胃气受扰,忧思伤脾,脾失健运,胃失和降,乃作胃痞、胃痛。现代医学也认为,精神压力和生活方式等因素是慢性胃炎发病的主要原因。消化科门诊中的胃肠病患者,有近 1/3 患者可能伴有心理障碍,其中以焦虑、抑郁为主,其他如惊恐障碍等也不少见。

一、从情志出发治疗慢性胃炎

有学者根据临床经验提出了心、胃相关理论,认为心神与胃肠功能之间具有密切的联系,特别是心主神(精神心理因素)的功能与胃肠(消化系统)主受纳、腐熟、运化水谷等功能之间的密切关系。人体的各种情志活动,都是心神活动的组成部分,即情志发于心而应于五脏,胃肠道的活动受心神的制约与调控。病理上,心神与脾胃亦相互影响。如果胃的受纳、腐熟与通降功能失常,则可导致心失所养出现心烦、失眠等;脾虚失运,气血亏乏;邪浊中阻,清气不升;肠腑燥结,神志昏乱;阳明火热,扰乱心志;经脉病变,神志失常。同样情绪波动则影响心,而思虑过度则劳其神,心神失调则伤其脾也碍其胃,导致脾胃纳运功能异常,出现纳呆、脘胀、便溏或便秘等症状。根据以上理论,对存在心烦易怒或精神抑郁、失眠多梦等症状的胃肠病患者从心论治,用调心安神和胃之法可以起到良好疗效。

另外,肝主疏泄,具有调畅情志的作用。而慢性胃炎的发生常与情志郁怒失调有关,脾胃的受纳运化,中焦气机的升降,有赖于肝的疏泄,病理上有木旺克土或土虚木乘。《素问·至真要大论》中"木郁之发,民病胃脘当心而痛"说明肝为起病之源,胃为得病之所。肝气易乘脾胃,即为慢性胃炎中常见肝胃不和之证型。疏肝健脾类中药对自主神经功能紊乱具有双向调节作用,能消除消化道局部炎症,促进胃排空、抑制胆汁反流、消除 Hp,因此疏肝健脾是慢性胃炎最基础的治则之一。还如慢性胃炎的更年期妇女,其患病的主要病因可能与情志不畅密切相关,其临床症状、发作与加重均与肝郁呈正相关,所以治肝安胃亦为治疗更年期妇女胃脘不适的常见原则。

二、结合心理疗法防治慢性胃炎

(一)参与心理评估及疏导

要注意慢性胃炎患者的精神状态,评估存在的身体不适感,包括心血管、肠胃道、呼吸道系统主诉不适和头痛、背脊痛、肌肉酸痛等。症状可涉及身体的任何部分或器官,伴有明显的焦虑、抑郁情绪。并往往因这些症状反复就医,而慢性胃炎并不能解释其所诉症状的性质、程度。症状的发生和持续与不愉快的生活事件、困难或冲突密切有关。

观察是否存在躯体化症状如表现焦虑、不安、紧张情绪,感到病情严重,常坐卧不安,缺乏安全感,整天提心吊胆,心烦意乱,对外界事物失去兴趣;观察是否伴有睡眠障碍和自主神经紊乱现象,如入睡困难、做噩梦、易惊醒、眩晕、心悸、胸部有紧压感或窒息感、食欲不振、便秘或腹泻、尿频、月经不调等。如果存在上述多种症状,则考虑是否存在焦虑症状,必要时及时就医,请心理医生参与治疗。

(二)倾听

医生和慢性胃炎患者家属,尽量满足患者的诉说愿望,细心倾听,能使其情绪得到最好的宣泄,心理需要得到满足。焦虑患者常喋喋不休,谈话内容涉及面较广,这时,我们应给予合理引导,认真倾听,让其感到满足和尊重。

(三)积极参与心理疏导,正确认识疾病

慢性胃炎患者可以说出所担心顾虑的问题,了解慢性胃炎的发生、发展、治疗方法及良好的预后,相信医生的诊断,树立战胜疾病的信心,积极配合治疗。家属和医生尽量缓解患者的不安心理,认真进行健康知识宣教,相对于疑病观念明显且有疑病性格的患者,予以认识矫正治疗。

(四)鼓励和暗示

医生与患者交代病情,要让患者知晓自己所存在的面对疾病的不良情绪,不良情绪可影响患者的自觉症状,影响治疗效果。在患者仅表现为躯体化症状明显时,要有纠正精神心理异常的意识与警觉,鼓励患者采取接纳和忍受症状的态度,有效提高生活质量,或通过某些活动或方式转移患者注意力。当患者表现信心不足,对治疗效果表现出怀疑时,适时地给予暗示,暗示医嘱用药的效果,帮患者从心理上树立信心。

参 考 文 献

陈贵婧,2016.八段锦在慢性胃炎伴焦虑抑郁患者护理中的作用[J].临床医学研究与实践,(1):98.
陈慧,陈碧贞,何炎琴,2014.加热十香止痛贴穴位贴敷治疗脾胃虚寒型慢性胃炎40例[J].福建中医药,(4):38,39.
陈玉龙,2015.慢性胃炎与功能性消化不良诊治的心身医学观[J].中华消化杂志,35(9):577-579.
刘颖,蒋德泉,王冰,2016.从中医体质浅谈慢性胃炎的辨证护理[J].光明中医,(20):3020,3021,3028.
吕美农,2002.从肝论治治更年期妇女慢性胃炎94例[J].实用中医内科杂志,(3):164.
缪卫华,崔恒德,王立新,等,2008.益气养阴法联合疏血通穴位注射治疗慢性萎缩性胃炎46例[J].吉林中医药,(12):887,888.
秦春玲,李军,1996.慢性胃炎的辨证施护[J].实用护理杂志,12(12):549,550.
阮鹏,2005.幽默疗法辅助治疗慢性萎缩性胃炎53例[J].世界华人消化杂志,(14):154~156.
石玉娥,2009.慢性胃炎的四时护理[J].内蒙古中医药,(10):113,114.
吴桂华,孙通华,崔艳霞,等,2010.穴位贴敷的临床实验研究概况[J].中国中医药现代远程教育,(12):265,266.
杨小梅,利惠珍,胡清顺,等,2012.慢性胃炎139例的中医证候特点及辨证施护[J].当代医学,(8):17~19.

第七章　当代名家慢性胃炎医案选

医案,又称诊籍、病案、方案、脉案等,是医生临证对患者疾病诊断、治疗过程、疗效分析、预后转归等的真实记录。清·潘骏猷在《续名医类案·序》中说"医之有案,如史之有传",可见医案在传承名医精华、发展中医学术上具有重要的意义。医案的重要性不仅能示人以规矩,而且能教人以巧,法变化之机,于学者有启迪示范之效,如能细心揣摩,举一反三,则临证能圆机活法,于医学有登堂入室之感。章太炎先生谓:"中医之成绩,医案最著。欲求前人之经验心得,医案最有线索可寻,循此钻研,事半功倍。"本章精选当代 12 位脾胃病大家治疗慢性胃炎医案,供大家分析、学习。

第一节　李玉奇医案

李玉奇,1917 年 8 月出生,辽宁中医药大学附属医院主任医师、教授,全国老中医药专家学术经验继承工作指导老师,首届"国医大师"。

李玉奇从医 70 余年,精通内、妇、儿科,尤其擅长治疗脾胃病,潜心研究达 40 余年,积累了丰富临床经验。在国内率先提出萎缩性胃炎以痈论治学说,打破历代医家多以"胃脘痛""胃痞"辨证施治的模式,并对该病发生发展的病因学分类和病势演变分期提出新的见解,总结出一整套新的辨证施治体系。萎缩性胃炎以痈论治,临床辨证分为三型,即虚寒型、郁热型、瘀血型,治疗以扶正固本、理脾益胃、救阴和血、祛腐生新为治,施方时力避辛燥和碱性药物。在上述治疗基础上伍用清热解毒之法,临床常用大量苦参、黄连、黄芩、蒲公英等,每每取得奇特的疗效。慢性胃炎临证常采用扶正补脾、去腐生新之法,针对萎缩性胃炎提出了基本方药:黄芪、党参、薏苡仁、甘草、白蔹、羊角屑、蚕沙、黄连、桃仁、丹参、莪术等加减。方中黄芪、党参、薏苡仁、甘草以扶正健脾;白蔹、羊角屑、蚕沙、黄连清热解毒化腐;桃仁、丹参、莪术祛瘀生新,全方共奏扶正补脾、去腐生新之功。其认识和思路为中医药干预萎缩性胃炎提供了新的借鉴和指导。

病案 1. 张某,女,45 岁。1995 年 9 月 30 日就诊。主诉:上腹痛反复发作 2 年余,加重月余。曾在他院诊断为慢性胃炎、慢性胆囊炎,服中、西药物尚佳。近月来疼痛连绵,剧则恶心、呕吐黄绿色苦水,痛在饭前,呕逆在饭后,冷热食物均感不适,舌红、舌乳头增生如杨梅,苔薄黄,脉沉弦。胃镜示胃内黄绿色潴留液中等量,胃窦部黏膜充血水肿,黏膜表面覆盖着被胆汁污染的黄色分泌物,幽门口见大量胆汁内流;胆囊B超示慢性胆囊炎。予蠲胃饮治之。处方:黄芪40 g,山药20 g,党参15 g,苦参15 g,柴胡15 g,橘核15 g,川楝子15 g,缩砂仁15 g,葛根10 g,炮姜10 g,白蔻仁10 g,黄连5 g,小茴香5 g。上方共取30剂,每剂水煎3次,混匀后分3次服完,每天早晚各1次。

45天后,诸症皆失。胃镜复查,胃内液澄清,胃窦部黏膜呈橘红色,幽门口无胆汁反流。

【按语】《素问•至真要大论》曰:"诸呕吐酸,暴注下迫,皆属于热。"故一般多认为呕吐因热而成,且与肝郁化火关系密切,亦有寒热虚实错杂并见者。1989年中国中西医结合学会消化系统疾病专业委员会制订的《慢性胃炎的中西医结合诊断、辨证和疗效标准试行方案》,把慢性胃炎分为五型:脾胃虚弱型(含虚寒)、肝胃不和型、脾胃湿热型、胃络瘀血型及胃阴不足型。以上五型均以通降理气,疏胆和胃辅以相应之药。而李玉奇却突破常规,提出中气大虚,胃失和降为该病病机的卓识。强调仿补中益气汤之意配合疏肝理气止痛、化湿和胃降浊的施治大法。方中重用黄芪40 g,伍党参、山药、葛根、柴胡大补脾气升阳;黄连、苦参清热和胃降逆;白蔻仁、砂仁化湿温中,行气止痛;茴香、炮姜散寒止痛;柴胡、橘核、川楝子疏理肝气、行气止痛。诸药配伍,寒温并用,升降同施,健脾、和胃、疏肝、行气兼顾,体现以"和为贵"思想,终获全效。

病案2. 于某,男,43岁。1995年9月20日初诊。主诉:胃脘部胀痛反复发作7年余,加重2月,每因受凉、情志不遂而发作或加剧。曾多次服中西药治疗效果不理想。现仍胃脘胀痛、嘈杂、泛酸、纳呆,近期消瘦明显,触诊剑下触痛明显,无肿块,舌暗红尖赤、舌体瘦薄少苔,脉沉弦。胃镜及胃黏膜活检示慢性萎缩性胃炎,胃窦部黏膜局部增生。李玉奇诊断为胃脘痛(虚寒化热型)。治以健脾清热,疏肝活血。处方:党参20 g,苦参10 g,姜黄10 g,白芥子15 g,郁金15 g,桃仁15 g,柴胡20 g,茴香5 g,黄连10 g,沉香5 g,甘草10 g,蚕沙10 g。取6剂,每剂水煎3次,混匀后3次口服完,每日早晚服1次,1天半服完1剂。

同时服李玉奇研制的"八五"国家科技攻关重大科技成果产品:阻癌胃泰(黄芪、莪术、白及、重楼等组成),每包20 g,每日2包,早晚服。

患者服完第1剂后,自觉胃脘部结节像冰块一样逐渐溶化,并顺小腹流下,自觉胃脘小腹部发凉,外敷热水袋,则溶化加速,无泄泻;6剂服完,食欲大增,自觉病去大半。

1995年12月14日第4次就诊,患者自觉胃脘部诸症状已基本痊愈,唯自觉两胁下仍有两点块状物未溶化完(自诉约一横指宽)。继服上药至38剂,服阻癌胃泰145包时,患者一切如常,体重增加,胃镜及胃黏膜活检示炎症、增生消失。

【按语】慢性萎缩性胃炎的病情多反复难愈,病程较长。李玉奇认为胃脘之疾,其成因不外虚实寒热、气滞血瘀;萎缩性胃炎的成因乃是上述成因最后演化的结果,亦即由郁变瘀,由瘀而变腐,由腐而成痈,在治疗上主张治本从病而治、治标从证而治。治本扶正补脾,去腐生新;治标知犯何逆,随证治之。药用党参、甘草健脾;柴胡、苦参、郁金疏肝;桃仁、姜黄、郁金活血化瘀消癥积;白芥子、茴香、沉香理气和胃止痛;黄连、蚕沙清热和胃。诸药配伍,共取健脾、清热、疏肝、化瘀之效;配合健脾清热、行气活血、化瘀散结之阻癌胃泰,取得了较好的疗效。

第二节 董建华医案

董建华,出生于 1918 年 12 月,中国工程院院士,著名中医临床家,中医教育家。从事中医事业 60 余载,精通中医内、妇、儿科,尤其擅长治疗温热病、脾胃病,学贯寒温两门,是著名的温病学家、脾胃病专家。

董建华主张胃主纳以"降"为顺,不降则"滞"。倡导"通降"是胃的生理特点,"壅滞"是胃的病理特点。若通降失常,则水反为湿,谷反为滞,形成气滞、血瘀、湿阻、食积、火郁等。治疗上要着眼于恢复胃的"通降"功能,即调气血,疏壅塞,消郁滞,用药以轻灵流畅见长。不同的病因用不同的通降之法。如属气滞者用理气通降法,属血瘀者用化瘀通降法,属热郁者用泄热通降法,属阴虚者用养阴通降法,属胃寒者用散寒通降法。对于慢性萎缩性胃炎,认为病机关键是虚、滞、热、瘀。治疗强调通补、通降、泻热、祛瘀。另外,由于胃病临床表现复杂,常虚实夹杂,寒热并存,深浅不一。治疗上强调审证求因,分辨标本虚实,抓主要矛盾,互相兼顾,不可顾此失彼,以使邪去正复,胃降脾升,中土平安,正气恢复。

病案 1. 刘某,女,57 岁。1990 年 1 月 15 日初诊。主诉:胃胀痞闷,呕吐苦水反复发作 3 年余。曾在某医院做胃镜检查,提示为浅表性胃炎、胆汁反流性胃炎。经中西药治疗,症状时轻时重。刻诊:胃脘胀闷不适,恶心呕吐,时有苦水,泛酸,嗳气,口干欲饮,大便干结,舌红、苔黄腻,脉弦滑。证属胆胃郁热,胃失和降,当以清胆泄热,和胃通降为法。处方:柴胡 10 g,黄芩 10 g,栀子 6 g,橘皮 6 g,竹茹 6 g,马尾连 6 g,吴茱萸1.5 g,佛手 10 g,香橼 10 g,白豆蔻 3 g,酒大黄 3 g。日 1 剂,水煎分 2 次温服。

连服 7 剂后症状明显好转,胃脘胀闷、恶心呕吐减轻,大便通畅。再以前方加减,服药 10 余剂,胃痞闷胀、呕吐苦水、泛酸基本清除。

病案 2. 洪某,男,38 岁。1985 年 3 月 7 日初诊。主诉:胃脘堵闷,隐痛反复发作2 年余。每因情志不遂、过食辛辣而症状加重。曾在某医院做胃镜检查,提示为胆汁反流性胃炎。刻诊:胃脘隐痛痞满,喜温喜按,时有泛酸,胃灼热,心烦,大便时干时软,舌质红、苔薄黄,脉弦细而滑。证属寒热错杂,胃失和降,治以寒热并施,苦辛通降。处方:

清半夏 10 g,黄芩 10 g,枳壳 10 g,香橼 10 g,大腹皮 10 g,马尾连 6 g,陈皮 6 g,佛手 6 g,瓜蒌 15 g,桂枝 5 g,生姜 2 片。

经服 6 剂后,症状好转,胃脘堵闷及隐痛减轻,再以前方加减,调治 20 余天,胃部症状及泛酸等均消除而获愈。

病案 3. 梁某,男,54 岁。1980 年 12 月 4 日初诊。主诉:胃脘痛 10 余年,加重 6 年。胃镜及病理示慢性萎缩性胃炎。胃脘隐痛,缠绵不休,胃酸低,纳食衰少,食则作胀,面色萎黄,形体消瘦。近来胃中灼热,口渴引饮,大便干结,舌红苔黄腻,脉弦。此乃胃痛日久,气滞化火,阴津内伤。先拟通腑泄热以祛邪,再予滋养胃阴以治本,津液来复,胃气下行,自有效验。处方:黄芩 10 g,黄连 3 g,酒大黄 3 g,全瓜蒌 15 g,枳壳 10 g,竹茹 5 g,石斛 10 g,香橼皮 10 g,佛手 6 g,白芍 10 g,甘草 6 g。6 剂。

二诊。腑气已通,痛缓,口渴大减,胃中亦舒。纳食渐振,舌红少苔。胃火已挫,津液未充,继以养阴通降法。处方:石斛 10 g,沙参 15 g,麦冬 10 g,乌梅 5 g,甘草 5 g,天花粉 10 g,芦根 15 g,香橼皮 10 g,香附 10 g,枳壳 10 g,酒大黄 5 g。12 剂。

三诊。胃中已无灼热感,痛胀亦除,仍口干口苦,大便时常干结,多食即觉胃中不适。守方加减调治 4 个月,胃痛未作,口和,纳食增加,面色转润,体渐丰腴。

胃为阳土,不论外邪内积,一有所阻,则气机郁闭,热自内生,此为有余之火。而燥热相结,转导失司,大便干结。通腑泄热,给邪以出路,取效最捷。在治疗过程中,凡遇大便干结,即伍用酒大黄,计 30 余次,其有缓下健胃之功,无攻伐败胃之弊。凡胃有郁火,酒大黄是董建华常用之品,认为酒大黄泄火解毒、活血行瘀、消积健胃、降浊止呕,疗效显著可靠。

病案 4. 路某,男,54 岁。1981 年 1 月 27 日初诊。主诉:胃病 30 余年,加重 3 年。胃镜及病理诊断示慢性萎缩性胃炎。胃病多年,屡经治疗,迄未见效。胃脘胀痛,纳食衰少,每餐 50~100 g,食则脘胀嗳气,胃中灼热,自觉有干燥感,口干少津,大便干结,倦怠无力。近来疼痛频作。此为久病入络,营络枯涩,胃阴已伤,胃失濡降。先予辛柔通络之剂,服 12 剂,痛势大减,精神为之一振。再以养阴通降缓图,予沙参 15 g,丹参 15 g,玉竹 20 g,麦冬 10 g,白芍 10 g,佛手 10 g,香橼皮 10 g,紫苏梗 10 g,荷梗 10 g,香附 10 g,半枝莲 20 g,陈皮 10 g,三七粉 3 g(冲)。12 剂。

复诊。痛止,口干、胃灼热均减,大便通畅,纳增,每日可食 500 g。药已中病,加减续进 28 剂,精神体力转佳,饮食正常,惟稍有口干而已。胃镜复查示原胃窦部米粒大小之隆起及点状糜烂已全部消除。仍守原意出入,调治两月。

胃为燥土,邪客之多热,易化燥伤阴;胃痛日久不愈,气郁化火,亦多灼伤胃阴。胃阴一亏,胃失濡润,则胃失和降,只有津液来复,胃气才能下行。宜用甘凉濡润,但又不可过用滋腻,佐以行气化滞之品最为灵通,否则胃阴未复,脾先受困。兼湿者,养阴化湿合用;兼脾虚便稀者,滋胃与运脾并举。

病案 5. 王某,男,24 岁。1980 年 12 月 4 日初诊。主诉:胃脘胀痛 2 年余,伴肠鸣腹泻,受寒或饮食生冷加重。近 1 月胃痛较剧,泛酸口苦,腹痛,大便清,怕冷喜暖,舌红苔黄,脉细滑。此为胃中有热,肠中有寒,寒热错杂,宜辛开苦降。处方:姜半夏 10 g,马尾连 6 g,黄芩 10 g,炮姜炭 5 g,党参 10 g,木香 6 g,炒白术 10 g,香附 10 g,延胡索 5 g,炒川楝子 10 g,焦山楂 10 g,焦神曲 10 g,焦麦芽 10 g。上方服 6 剂,胃痛止,腹痛亦减,大便转稠。守方加减调治月余,大便成形,胃痛未作。随访 4 个月,疗效巩固。

寒邪犯胃,胃阳被遏,气闭热自内生,但寒邪未尽,致使寒热错杂;或邪积在胃,从阳热化,复又传脾,从阴寒化,成上热下寒之证。纯用清热,则胃热未除而中寒更甚;一味温补则寒邪未散而胃火更炽。故宜寒热互用以和其阴阳,苦辛并进以调其升降。

病案 6. 王某,男,27 岁。1980 年 12 月 22 日初诊。主诉:胃脘痛 4 年余,反复发作。3 天前受寒,胃痛骤起,痛势较剧,泛酸,痛甚则恶心欲呕,喜暖喜按。曾做钡餐造影无异常发现。舌暗苔薄、脉弦。证属寒邪犯胃,胃阳被遏,胃失和降。拟温中散寒,宣通阳气。处方:高良姜 10 g,香附 10 g,陈皮 5 g,紫苏梗 10 g,香橼皮 10 g,佛手 5 g,炒川楝子 10 g,延胡索 5 g,煅瓦楞子 10 g,乌贼骨 10 g,马尾连 5 g。上方服 6 剂,胃痛即止。守方又进 6 剂,已不泛酸,饮食如常。随访 4 个月,胃病未作。

身受外寒或饮食生冷,则寒积于中,胃中阳气被遏而不宣通,血因寒凝而不畅行,正邪交争,胃痛暴作。素有胃病,复感寒邪,最多此证。此属实证,与辛甘通阳用于虚寒,两相对照。治宜温散宣通。

病案 7. 杨某,女,53 岁。胃脘疼痛月余,食后加重,嗳腐吞酸,纳谷不香,舌红、苔黄腻,脉弦滑。证属湿热中阻,胃失和降。处方:紫苏梗 12 g,藿香 12 g,桔梗 12 g,制香附 10 g,炒陈皮 10 g,蒲公英 15 g,虎杖 15 g,焦四仙*10 g。7 剂,每日 1 剂,水煎服。

药后胃脘痛减轻,嗳腐吞酸止。后用香砂养胃丸调理月余,胃痛未再复发。

病案 8. 刘某,女,28 岁。近日因情志不遂,胃脘胀痛,痛引两胁,每因恼怒痛发更甚,频频嗳气,舌红、苔黄,脉弦滑。证属木郁克土,胃失顺降。处方:柴胡 10 g,枳壳 10 g,青皮 6 g,陈皮 6 g,赤芍 10 g,白芍 10 g,黄连 3 g,吴茱萸 3 g,炒蒲黄 10 g,炒五灵脂 10 g。7 剂,每日 1 剂,水煎服。药后痛势已缓,但脘部仍胀闷不适。饮食不下,乃郁气未净,前方加砂仁 3 g,乌药 10 g,沉降下气,健脾和胃。7 剂尽,痛胀递减。3 个月后随访,胃痛未发。

病案 9. 于某,女,60 岁。心下痞满 5 年,纳后更甚,按之较舒,口干欲饮,舌淡红、苔

---

* 焦四仙:焦山楂、焦麦芽、焦神曲、焦槟榔。

少,脉沉细。胃镜检查为萎缩性胃炎。处方:太子参12 g,炙百合9 g,鸡内金10 g,佛手10 g,砂仁3 g,香橼皮10 g,台乌药10 g。7剂,每日1剂,水煎服。药后痞满略减,仍口干纳差,神疲少力,于上方中加沙参15 g,神曲12 g。调理3个月,诸症悉除。

病案 10. 刘某,男,50岁。脘部灼痛,嘈杂吞酸,口干,便燥,舌红、少苔,脉细数。证属阴津不足,胃络失养。处方:沙参12 g,石斛10 g,乌梅12 g,木瓜10 g,三七粉3 g(冲服),丹参15 g,佛手12 g,延胡索12 g,香橼皮15 g,当归12 g。7剂,每日1剂,水煎服。药后胃痛止,唯纳谷欠香,前方去延胡索,加生姜3片,陈皮12 g。7剂。1个月后随访胃部疾病未发。

病案 11. 张某,男,40岁。胃脘疼痛3年,喜温喜按,纳差,便稀,舌淡、苔白。证属脾胃虚寒,运化无力。处方:党参12 g,黄芪15 g,桂枝6 g,饴糖30 g(分冲),当归12 g,三七粉3 g(冲服),砂仁6 g,木香10 g。7剂,每日1剂,水煎服。

胃脘舒适,纳食略增,大便成形,舌淡红、苔薄白,脉沉细有力。前方去桂枝、饴糖,加白术12 g,山药15 g。7剂。药后诸症均减,继以归脾丸调理,以资巩固。

第三节 路志正医案

路志正,1920年12月出生,中国中医科学院主任医师、教授,为"首都国医名师",全国老中医药专家学术经验继承工作指导老师,国家级非物质文化遗产传统医药项目代表性传承人,首届"国医大师"。

从医70余载,精通中医理论,擅长中医内科、针灸科,对妇科、儿科、外科等亦很有造诣。重视脾胃理论,以调理脾胃、顾护脾胃生机为治疗核心。将调理脾胃以通调五脏之法运用于内科杂病的治疗,形成了"持中央、运四旁、怡情志、调升降、顾润燥、纳化常"为核心调理脾胃以治疗各种慢性及疑难病症的学术思想,在国内学术界产生广泛影响。尤其精于治疗脾胃病,重视中气,用药轻灵,提出"脾胃之症,始则热中,终传寒中"的学术观点,以及"脾胃贵运,运脾贵温"的治疗法则,立足温运,且不拘泥。临证注意脾胃并治、升降并用、虚实同调、消补合一、润燥适中、内外兼顾、兼顾痰、湿、浊、寒、热、食等病理因素。

病案 1. 刘某,女,46岁,售货员,1997年2月12日初诊。主诉:形体消瘦,间断性胃脘隐痛1年余。1年前因饮食不慎致胃脘隐痛,按之则舒,与冷热关系不明显,纳差,痞闷,胃灼热,不泛酸。曾在北京某医院就诊,胃镜示慢性萎缩性胃炎,经中西药治疗后胃痛不减,故来门诊治疗。刻诊:胃脘隐痛,脘闷不适,纳差,口干,胃灼热不泛酸,乏力,大便干,2日一行,小便正常,舌淡暗,苔微黄腻,脉细弦。诊断为胃脘痛。治以清热除湿,行气止痛。方以藿朴夏苓汤合金铃子散意加减。处方:藿香梗 10 g,荷梗(后下)10 g,杏仁(炒)10 g,薏苡仁(炒)10 g,清半夏 10 g,竹茹 12 g,吴茱萸 3 g,黄连 6 g,蒲公英 15 g,瓦楞子 15 g,醋莪术 10 g,醋延胡索 10 g,川楝子 9 g。7 剂。

二诊。药后胃脘隐痛明显减轻,胃灼热消失,口干欲饮,食后腹胀,呃逆,二便已调,舌质红,苔少,脉细弦。湿浊渐去,阴虚之象愈显。治以通补兼施,理气健脾。处方:太子参 12 g,炒白术 12 g,生山药 15 g,莲子肉 12 g,厚朴花 12 g,清半夏 10 g,淡茯苓 15 g,大腹皮 10 g,醋莪术 10 g,玫瑰花 15 g,广陈皮 10 g,醋延胡索 10 g,鸡内金 10 g。

三诊。进上方 10 剂,胃痛消失,纳食转佳,无腹胀,呃逆,仍感口干欲饮,舌质红,苔少,脉沉细。治以益气养阴,健脾和胃。处方:太子参 12 g,麦冬 10 g,石斛 10 g,玉竹 9 g,生山药 15 g,生谷芽 15 g,生麦芽 15 g,白芍 12 g,绿萼梅 15 g,玫瑰花 15 g,醋莪术 10 g,醋延胡索 10 g,甘草 4 g。

进 15 剂后,诸症消失。以后在上方基础上加减进退服药 98 剂,以巩固疗效。随访 1 年,反复劝其复查胃镜,胃镜示食道、胃未见明显异常。

病案 2. 贺某,男,69 岁,已婚,北京市人,退休职工,2012 年 12 月 4 日初诊。胃脘部发凉,口气秽浊,食欲尚可,眠差,梦多,晨起眼睑水肿,矢气少,大便溏薄,日 1 次,小便正常。望之面部满布褐斑,唇暗,舌体中质暗,苔薄腻微黄,脉缓中带有涩滞之象。2012 年 9 月 11 日胃镜示(胃窦)中度慢性萎缩性胃炎,颈腺增生中度,中度肠上皮化生,间质淋巴组织增生。治以温中健脾,疏肝和胃。拟理中汤化裁。处方:炒薏苡仁 30 g,茯苓 30 g,太子参 15 g,炒苍术 15 g,石见穿 15 g,怀牛膝 15 g,砂仁(后下)10 g,木香(后下)10 g,炒杏仁 9 g,炮姜 8 g,炒白术 12 g,泽泻 12 g,半夏曲 12 g,藿香梗(后下)12 g,紫苏梗 12 g,八月扎 12 g,炒枳实 12 g,当归 12 g,赤芍 12 g,炙甘草 6 g。28 剂。

二诊。药后睡眠改善,口气秽浊、胃脘发凉减轻,晨起面睑水肿,便溏,日 1 次,舌脉如前。少见效机,脾阳略复,水湿停滞现象突显,守法酌加运脾化湿之品。处方:生黄芪 15 g,炙黄芪 15 g,桂白芍(桂枝拌炒白芍)15 g,炒枳实 15 g,石见穿 15 g,炒苍术 15 g,炒白术 12 g,藿香梗(后下)12 g,紫苏梗(后下)12 g,当归 12 g,泽泻 12 g,建曲 12 g,茯苓 30 g,炒薏苡仁 30 g,炒谷芽 30 g,炒麦芽 30 g,炮姜 8 g,炙甘草 8 g,木香(后下)8 g,砂仁(后下)10 g,郁金 10 g,炒杏仁 9 g。28 剂。

三诊。药后胃脘发凉进一步减轻,大便前段成形,后段仍溏,日 1 次,纳可,寐安,晨起眼睑水肿。舌质暗、苔白微腻,脉沉细小弦。药后脾阳来复,虽气机渐展,但脉仍见小弦之象,易藿香梗、紫苏梗为茵陈,旨在疏肝解郁,利湿清热。处方:五指毛桃 30 g,炒薏苡仁 30 g,茯苓 30 g,炒山药 15 g,炒枳实 15 g,石见穿 15 g,西洋参(先)10 g,木香(后下)10 g,郁金 10 g,炒杏仁 9 g,炒白术 12 g,炒山楂 12 g,炒神曲 12 g,炒麦芽 12 g,茵陈

12 g,炮姜 8 g,砂仁 8 g,炙甘草 8 g。28 剂。

四诊。药后胃脘发凉渐失,纳眠可,大便已成形,日 1 次,精神状态转佳,面色转润,仍晨起眼睑水肿。舌体中舌质稍暗,苔薄白,脉沉细。处方:五指毛桃 30 g,茯苓 30 g,炒薏苡仁 30 g,生谷芽 30 g,生麦芽 30 g,炒山药 15 g,炒枳实 15 g,石见穿 15 g,西洋参(先)10 g,郁金 10 g,炙甘草 10 g,炒白术 12 g,醋延胡索 12 g,半夏曲 12 g,建曲 12 g,炮姜 8 g,砂仁 8 g,炒杏仁 9 g。28 剂。

五诊。胃凉、晨起眼睑水肿渐失。口中偶有异味,纳眠可,大便成形略软,日 1 次。面色较前明亮,脉渐和缓。胃镜复查:肠上皮化生现象明显改善。病理检查示(胃窦)浅表性轻度慢性炎;食道刷片找霉菌示阳性。诊断:真菌性食道炎,十二指肠霜斑样溃疡,慢性萎缩性胃炎伴糜烂。病理见霉菌阳性、霜斑样溃疡等湿热熏蒸症状,酌加桃仁、杏仁活血行气,半夏、黄连辛开苦降,黄连、乌梅配伍仿连梅汤之意以清热燥湿解毒。处方:五指毛桃 30 g,茯苓 30 g,石见穿 15 g,炒苍术 15 g,莲子肉 15 g,炒山药 15 g,干姜 10 g,砂仁(后下)10 g,木香(后下)10 g,西洋参(先)10 g,乌梅 10 g,炒白术 12 g,半夏曲 12 g,炒山楂 12 g,炒神曲 12 g,炒麦芽 12 g,炒桃仁 9 g,炒杏仁 9 g,黄连 8 g,炙甘草 6 g。生姜 1 片,大枣 2 枚为引。14 剂。

半年后随访,疗效稳定,大便成形。复查胃镜,发现肠上皮化生现象基本消失。

【按语】患者年龄已近古稀,多年胃病,萎缩性胃炎伴有中度肠化,有胃出血病史 3 次,见有胃凉、便溏,晨起眼睑虚浮之症,且面色、唇舌皆暗,辨证属中焦虚寒,失于温运,致使水湿不化,凝涩呈浊,瘀滞日久,影响气血运行,已呈现恶化之象。路志正认为,患者虽有胃出血,但也不要被西医诊断吓到,急以温中固本、化湿浊、和血络之法。而乃处以理中汤、参苓白术汤加味,温运中焦,黄芪、五指毛桃、茯苓、莲子、山药等健脾益气;茯苓、薏苡仁、茵陈、郁金清化湿浊,淡渗祛湿;半夏曲、炒山楂、炒神曲、炒麦芽、建曲、谷芽等导滞祛湿,其中生谷芽、生麦芽升发清阳,疏肝助脾运;脾统血,肝藏血,慢性脾胃病日久往往影响脾络、肝络,患者已见肠化生之气血壅滞,湿浊毒瘀阻滞现象,方中先后加入当归、赤芍、郁金、石见穿、延胡索、桃仁、杏仁等入血分,和血络,行瘀滞,该类药物药性平和柔润,有行血之功,无燥血伤阴之弊。又见肝之病,当先实脾,脾虚土湿则肝木被郁,木气不达,反来侮土,故见脾胃病,不忘疏肝、柔肝、护肝,务在先安未受邪之地。诸药合用,温运脾土,疏肝和胃,清化湿浊,恢复升降之枢轴功能,依法加减化裁数月,复查胃镜发现肠化生现象基本消失。

病案 3. 李某,男,58 岁,农民。1995 年 4 月 7 日初诊。主诉:胃脘胀饱 10 月余。患者素有胃病史 30 余年,1994 年 9 月胃镜检查示重度萎缩性胃炎伴中重度胃腺异型增生及肠上皮化生。曾多方求医无效。刻诊:近 10 个月以来胃脘胀饱,烧灼样疼痛加重,嘈杂厌食,进少量食物胀甚,嗳气干哕,形体极度消瘦,面色少华,神疲乏力,气短肢软,大便干结难解,生活不能自理,舌嫩红而光,脉细小数。证属气阴二伤。治以益气养阴,鼓脾气和胃。自拟参荷二梅汤。处方:西洋参10 g,芍药10 g,炙甘草10 g,鲜石斛10 g,乌梅10 g,生白术6 g,鸡内金6 g,生谷芽10 g,生麦芽10 g,绿萼梅6 g,荷叶6 g。30剂。

二诊。精神较前好转,胃脘烧灼隐痛亦较前有所缓解,嗳气,进食不慎泛恶,大便干结难解,舌嫩红,光舌,脉细小数。初诊方加竹茹、半夏各10 g和胃止呕,下气以消无形之痰结;加桃仁10 g,以行瘀润燥滑肠,因久病者必瘀。40剂。

三诊。自行前来复诊,精神明显好转,面稍有润色,胃部时有灼热感,时感心烦,睡眠欠佳,舌尖红甚,少苔,脉细小数。既见效,守二诊方加黄连3 g清心除烦。20剂。

四诊。因家事而生气,近1周时感两胁胀痛,嗳气,自认为是癌症,情绪化严重,舌偏红,少苔,脉细小弦。首先解开思想症结,安心治疗。初诊方加玫瑰花10 g,绿萼梅改为10 g以加强理气解郁之功。30剂。

五诊。时感疲乏气短,进食后稍胀,夜间时感口干,舌偏红,舌见薄苔,脉细。首次方加黄芪10 g增加补气之功;陈皮6 g和胃助消化以防阴柔呆滞之弊。调服2个月。

六诊。形体渐丰,能适当干些力所能及的农活,进食不慎时略有胀感。复查胃镜示胃窦炎伴轻度肠上皮化生。按首次方调服1月余,随访半年,病未复发。

【按语】萎缩性胃炎伴胃腺异型增生,其病因病机复杂,临床症状多变。国外有文献报告慢性萎缩性胃炎特别是伴有肠上皮化生或不典型增生者追踪:胃癌发生率可高达9%～10%。随着社会发展,生活节奏的加快,饮食结构的改变,年轻患者增加,因此治疗该病是当务之急。路志正崇尚脾胃学说,在治疗上紧扣该患者脾虚胃阴不足之本。临床用药轻灵,药味平和,不温不燥;尤其路志正自拟方苏朴饮、石斛梅花汤、参荷二梅汤的方剂,均以花、叶为轻灵疏达,开胃生津为用;对于损气、伤阴破血之品特别慎用。根据中医辨证与现代检查诊断相结合,有效地指导临床。

病案4. 王某,男,42岁。主诉:间断胃脘胀痛2年、加重1个月。患者平素工作压力较大、饮食不规律,2年前始见胃脘胀痛,程度较轻,未就诊治疗。1个月前自觉胃脘胀痛加重,2周前于某医院行胃镜检查示慢性萎缩性胃炎、Hp(一);病理回报胃窦黏膜轻中度肠上皮化生。刻诊:胃脘胀痛,餐后尤甚,纳呆,早饱明显,兼见嗳气,偶见胃脘部灼热感,无反酸、恶心、呕吐等症。大便2～3日1行,便溏,质偏黏,时有排便不尽感及排便不畅感,小便调。眠安。口干不欲饮,日饮水量1 500 mL,时有自汗,头昏沉。舌质淡红,边有齿痕、中间数个浅裂,苔薄白少津,脉细小数。辨证为胃气阴两虚。治以养胃阴、益脾气、升清以降浊。处方:太子参15 g,怀山药12 g,生白术12 g,炒扁豆12 g,石斛12 g,天花粉6 g(包煎),乌梅9 g,葛根9 g,佛手15 g,香橼15 g,绿萼梅12 g,甘松12 g,草豆蔻12 g,川楝子10 g(打碎),炒麦芽15 g,炒谷芽15 g,炙甘草6 g。连服3个月。

患者服药后胃脘胀满、疼痛的症状明显改善,胃内灼热感减轻,嗳气减少,大便较前成形,且排便畅快,口干和自汗症状也有所缓解,服药 3 个月,停药后又遵路志正饮食、起居调摄生活,1 年后复查胃镜,未再提示肠上皮化生。

【按语】该方由参苓白术散合沙参麦冬汤化裁而来,其中太子参、怀山药、生白术、炒扁豆,补益且性平;佛手、香橼、绿萼梅、甘松,调理中焦气机,且温而不热、香而不燥;石斛、天花粉甘凉以养胃阴;乌梅酸甘化阴养胃生津;葛根一味鼓舞胃气;在众多调气药中草豆蔻偏于香燥,但入于大队甘凉药物中又起到刚柔相济的作用,又由于其芳香健脾、开郁行气,配合其他药物取动静结合之意。全方胃脾同调,药味搭配精巧,体现了其临证诊病圆机活法,用药清轻灵动的诊病特色。从医案中可以看到,路志正在治疗慢性萎缩性胃炎时不仅善抓主证,更重视辨别寒热虚实,力求明确病因病机;遣方用药轻灵活泼,依证加减化裁,圆机活法,常脾胃同调;同时应用药食相配、身心同治等综合疗法,为临床辨治慢性萎缩性胃炎提供了清晰的思路,更为中医优势病种慢性萎缩性胃炎科学研究的开展奠定了良好的基础。

第四节　张镜人医案

　　张镜人,1923 年 6 月出生于岐黄世家,沪上张氏内科流派第 12 代传人,上海市第一人民医院主任医师、教授,首届全国老中医药专家学术经验继承工作指导老师,曾获首届上海市医学荣誉奖、首届"上海市名中医"称号,2009 年获得首届"国医大师"称号。承继家业,未及弱冠,便独立应诊于沪上,行医六十余载。香港《文汇报》1992 年专题介绍张镜人教授,冠以"沪上中医第一人,堪称上海现代中医业奠基人"。

　　张镜人教授主张"宏观以辨证,微观以借鉴",在 20 世纪 60 年代即根据慢性胃炎的胃镜下表现提出慢性浅表性胃炎的病机关键为"热",20 世纪 70 年代即提出分阶段辨证治疗慢性胃炎,认为慢性浅表性胃炎的核心病机为"气滞热郁",治疗当以"清热和胃"为主,萎缩性胃炎的病机基础为"气虚血瘀",治疗宜"调气活血"为主,伴有肠腺化生或异型增生者,应兼以解毒散结通络为治。在辨病分阶段论治的基础上,进一步提出清热和胃、疏肝和胃、益气养胃、养阴益胃、清化瘀热、调气活血、寒温相配、升降并调、化湿和中、消导悦胃等治胃炎(胃病)十法,数法合参,灵活施治,治疗慢性胃炎效果卓著,享誉国内外。其首创的"调气活血法"治疗萎缩性胃炎,尤其是对胃黏膜腺体萎缩疗效显著,打破了"胃黏膜腺体萎缩不可逆转"的观点,为中医药治疗萎缩性胃炎及防治胃癌开创了新思路。相关成果先后获国家中医药管理局中医药重大科技成果甲级奖、国家科技进步奖三等奖。

　　病案 1. 徐某,女,26 岁。1981 年 8 月 31 日初诊。主诉:胃脘胀痛 2 年。胃痛史

2年余。平素饮食不节，饥饱失常，时感胃脘隐痛，食后腹胀，嘈杂灼热，嗳气频频，泛恶口干，形瘦乏力，面色少华。经查胃镜，并做病理检查，提示重度慢性浅表性胃炎。苔薄、舌质红，脉细。诊断为胃脘痛（慢性浅表性胃炎），证属郁热伤阴，胃失和降。治以清热养阴，和胃降逆。处方：南沙参9g，川石斛12g，炒赤芍9g，白芍9g，铁树叶30g，平地木15g，旋覆花9g（包），代赭石15g（先），制香附9g，八月扎15，大腹皮15g，九香虫5g，炒山楂9g，炒六曲9g，佛手片5g。7剂。

上方随证加减服至1月余，脘痛消失，仅感胀满不适，至4月后诸恙均平，面色转红润，体重亦增，纳谷较馨，复查胃镜，病理报告炎症明显减轻，转为中、轻度。改服清胃冲剂（院内制剂）口服，以资巩固。

【按语】慢性胃炎，中医学见于"胃脘痛""腹胀"等门。因热致病，历代医家早有论说，如《素问·至真要大论》指出："少阳之胜，热客于胃。"《张聿青医案》中记载："木郁土中，中脘作痛，胃脘之间时有烘热之象，脉细关弦，肝经之气火冲侮胃土。"今观该病多由木郁化火，横逆犯胃所致。治疗当以调气清热和胃为主。患者平素饮食不节，伤及脾胃，土虚木乘而致胃痛，气郁化火则胃脘灼热，口干欲饮，胃阴受烁故舌红，治宜清热养阴和胃为主。方中铁树叶、平地木以清泄胃热，沙参、石斛养阴和胃，参以香附、八月扎、旋覆花、代赭石疏肝解郁，和胃降逆。铁树叶性凉，味甘，《本草纲目拾遗》谓铁树叶"平肝，统治一切肝气痛"，又谓"治一切胃及气痛。"《中药大辞典》以为"功能散瘀"。平地木，又名紫金牛，性平，味苦，能治"心胃气痛"，二味相配，可平肝理气，清热和胃，对于脘痛灼热，病理炎症之改善，常获显效。

病案2. 高某，男，67岁。1991年5月8日初诊。主诉：胃脘灼热、疼痛，反复发作1月余。胃病史3年余。平时喜食辛辣。近月来饮食不慎，脘痛反复发作，伴有胃灼热感，有时痞满不适，经西药治疗症状未能改善。舌质红，体胖，苔薄黄，舌下静脉瘀紫，脉弦细。1991年4月某医院胃镜示疣状胃炎，浅表性胃炎。病理示胃黏膜轻中度慢性炎症，局灶肠化伴中度不典型增生。诊断为胃脘痛（疣状胃炎），证属肝郁气滞，郁热犯胃，久则胃络瘀阻，治以清热理气，和胃安中兼以行瘀。处方：软柴胡6g，黄芩9g，连翘9g，芙蓉叶15g，赤芍9g，白芍9g，炙甘草3g，丹参9g，制香附9g，炙延胡索9g，徐长卿15g，平地木15g，白花蛇舌草30g，白英15g，菝葜15g，香谷芽12g，知母9g。14剂。

药后胃脘灼热、疼痛逐渐减轻，上方稍有出入，续服2月余，症状明显改善，原方增入太子参、山药、白术益气健脾之品，巩固疗效，病情稳定。于1991年9月30日某医院胃镜复查为慢性浅表性胃炎（未见疣状隆起），病理示黏膜中度慢性炎（肠化及不典型增生消失）。

【按语】疣状胃炎，俗称痘疮样胃炎，由胃黏膜炎性增生所引起。参阅古代文献，认为胃病属寒者居多，《景岳全书·心腹痛》指出："胃脘痛证，多有因食，因寒，因气不顺者……因寒者十居八九,因热者十惟一二",然而从胃炎的病机分析,未必尽然,早在《黄帝内经》有"少阳之胜,热客于胃""火郁之发,胃痛呕逆"之说。皇甫中在《明医指掌》一书中提出"胃脘湿热痛"的论点。该案的辨证当从热着手,一是因热而引起胃黏膜的炎症,如恣食辛辣,情志不遂,气滞郁久而化热,肝热挟胆火上乘,蕴热炽盛,内扰于胃;二是其临床表现以热象居多,如胃脘灼热疼痛,口干,舌红等症,故辨证属热无疑,治胃方中以清热为主,选用黄芩、连翘、知母、芙蓉叶等清热和胃,热去则胃安也,治疗3月余,胃镜及病理复查疣状隆起及不典型增生均消失,收到满意的疗效,可见抓住"胃热"的辨证,控制了胃黏膜炎症的进展,是治愈疾病的根本。《本草便读》称知母"清阳明独胜之热",芙蓉叶性平气凉,散热疗疮最为有效,故对胃黏膜糜烂者每多选用之。

病案3. 孙某,男,33岁。2005年6月2日初诊。主诉:中脘及胸骨后灼热、疼痛2月。中脘及胸骨后灼热、疼痛2月余,嗳气,泛酸,有时嘈杂。舌红,苔黄,脉弦。2005年5月20日胃镜检查示反流性食管炎(A)级,慢性浅表性胃炎伴胆汁反流,Hp(−),5月23日病理检查示慢性浅表性胃炎。诊断为胃脘痛(胃食管反流病),证属肝胆疏泄失司,郁热犯胃,胃失和降。治拟清热理气,和胃降逆。处方:旋覆花(包)9 g,代赭石30 g(先),炒黄芩9 g,制半夏9 g,连翘9 g,芙蓉叶9 g,知母9 g,赤芍9 g,白芍9 g,炙甘草6 g,乌贼骨20 g(先),煅瓦楞子15 g(先),白螺蛳壳9 g(先),香橼皮9 g,铁树叶15 g,白花蛇舌草30 g,香谷芽9 g。水煎服,每日1剂,7剂。忌辛辣、甜食,戒酒。

二诊(2005年7月20日)。服上药后,胸骨后灼热疼痛、泛酸、嗳气略减,舌红,苔黄,脉弦。肝胆失疏,胃经蕴热,气机壅滞,升降失司,再拟清热理气,和胃降逆止酸。处方:旋覆花(包)9 g,代赭石(先)30 g,黄芩9 g,制半夏9 g,连翘9 g,知母9 g,赤芍9 g,白芍9 g,炙甘草6 g,乌贼骨20 g,象贝母9 g,白螺蛳壳9 g,枳壳9 g,广郁金9 g,铁树叶15 g,白花蛇舌草30 g,香谷芽9 g。14剂。

三诊(2005年8月27日)。服上药后诸症均感好转,有时仍感嘈杂,泛酸明显减少,口干引饮,舌红少润,苔黄,脉弦。此为胃酸得制,胃气稍和,郁热内留,阴液受烁,治拟上法,兼佐健脾养阴生津。处方:炒白术9 g,山药9 g,扁豆9 g,川石斛15 g,炒黄芩9 g,旋覆花(包)9 g,代赭石(先)30 g,连翘9 g,知母9 g,赤芍9 g,白芍9 g,炙甘草6 g,乌贼骨20 g,象贝母9 g,香附9 g,铁树叶15 g,白花蛇舌草30 g,香谷芽9 g。14剂。

药后患者中脘灼热、嘈杂、嗳气等症状改善明显,继续服药治疗,后又改用清胃冲剂治疗,予以巩固。随访3月余,病情好转,长期服用清胃冲剂清热、理气、降逆和胃,因病情稳定,患者推迟胃镜检查。

【按语】 胃居中焦,与脾以膜相连。脾气宜升,胃气宜降,脾性喜燥,胃性喜润,两者相辅相成,犹如称物之"衡",平则不病,不平则病。不平之病机,主要是升降的失调,燥润的不适,然需指出脾胃升降的生理活动,全赖肝胆的疏泄功能,肝胆疏泄失司,木郁化热,郁热犯胃,胃酸内扰,兼有食滞、湿热,均会导致胃气上逆,出现中脘灼热、嘈杂等症,治疗宜顺脾胃之生理，从气滞热郁辨治，以降逆和胃为主，佐以疏肝利胆，宜旋覆代赭汤加味。据临床体会，酸多往往主热，泛吐清水往往主寒，胃镜中所见胆汁反流入胃，久则损伤黏膜，导致炎症加重，黄稠的胆汁亦属热象，故该案治拟重在清热、制酸，方中旋覆花、代赭石降胃气；黄芪、连翘、知母、铁树叶、白花蛇舌草清郁热；香附、广郁金、赤芍、白芍疏肝胆；乌贼骨、象贝母、白螺蛳壳制胃酸，诸药相合，共奏其效，同竞其功。

病案 4. 冯某，女，59 岁。1983 年 11 月 30 日初诊。主诉：脘痛反复发作，近日加剧。胃病 10 余年，胃脘隐痛，缠绵不愈，口苦，嗳气频作，纳谷呆滞。中上腹轻度压痛，舌质红，苔薄腻。1983 年 11 月 17 日曾在某医院做胃镜检查发现胃窦大弯侧有一黄豆大小息肉，当即电灼。胃窦黏膜粗糙，呈细颗粒状增生，胃体黏膜较薄，见黏膜下网状血管和静脉显现，诊断为胃脘痛（慢性萎缩性胃炎）。此为肝失条达而气郁，胃失和降而气逆，久病入络而瘀阻，证属肝胃不和，兼夹瘀热。治以调肝和胃，清化瘀热。处方：软柴胡 6 g，炒黄芩 9 g，生白术 9 g，赤芍 9 g，白芍 9 g，清炙甘草 3 g，铁树叶 15 g，平地木 15 g，八月扎 15 g，旋覆花（包）9 g，代赭石 15 g，香附 9 g，佛手片 6 g，炒枳壳 6 g，半枝莲 30 g，炙乌梅 5 g，白花蛇舌草 30 g，香谷芽 12 g。14 剂。

二诊（1984 年 8 月 16 日）。间断服药，胃脘胀满隐痛已减，嗳气亦平，纳谷增进，但食后 2 小时有嘈杂感，脉细弦，舌苔薄。此为肝胃渐调，脾弱气虚，再予疏肝和胃，健脾安中。处方：软柴胡 6 g，炒黄芩 9 g，生白术 9 g，淮山药 9 g，香扁豆 9 g，制香附 9 g，佛手片 6 g，赤芍 9 g，白芍 9 g，清炙甘草 3 g，铁树叶 15 g，平地木 15 g，八月扎 15 g，炒枳壳 6 g，白花蛇舌草 30 g，香谷芽 12 g。14 剂。

患者坚持服药 1 年，胃脘胀痛大减，唯饮食不慎时仍稍见胀痛，平时食纳已馨，精神亦振。1984 年 12 月 6 日在某医院胃镜复查诊断为浅表性胃窦炎、萎缩性胃体炎。症状缓解，胃镜及黏膜病理变化观察均见好转。

【按语】《杂病源流犀烛》曰："胃病，邪干胃脘病也……惟肝气相乘为尤甚，以木性暴且正克也。"从该案临床表现的脘痛，胀满、口苦、嗳气等症状分析，均属肝胆郁热犯胃，久痛入络之征，故取四逆散合旋覆代赭石汤疏肝和胃、升降并调，再增入黄芩、赤芍、平地木、白花蛇舌草清热消肿，活血化瘀。尝见《本草纲目拾遗》载铁树叶有"平肝，统治一切肝气痛"的功能，因默志之，并常采用以配白芍、甘草，治肝气相乘而引起的胃脘疼痛，颇获灵验，赵学敏之说，洵不诬也。

病案 5. 钱某，男，43 岁。1990 年 8 月 4 日初诊。主诉：中脘反复隐痛，食后更剧。胃病史 20 余年，近半年来中脘反复隐痛，胀满，进食后更剧，纳少，体重减轻，曾服三九胃泰颗粒、枸橼酸铋钾片等药，未见改善。面色少华，中上腹轻压痛，舌质暗红，舌根黄腻，舌下静脉瘀紫，脉细弦。1990 年 6 月 15 日某医院胃镜检查示慢性萎缩性胃炎，病理示重度萎缩性胃炎、重度肠腺化生、中度不典型增生。胃液分析在正常范围内。诊断为胃脘痛(慢性萎缩性胃炎伴重度肠化、中度不典型增生),证属肝胃不和,湿热中阻,脾运少健,胃络瘀阻。治以调气活血,和胃安中,清化湿热。处方:炒白术 9 g,柴胡 9 g,黄芩 9 g,赤芍 9 g,白芍 9 g,丹参 9 g,陈佩兰梗 9 g,炙延胡索 9 g,九香虫 6 g,刺猬皮 9 g,徐长卿 15 g,平地木 15 g,八月扎 12 g,白花蛇舌草 30 g,白英 15 g,香谷芽 12 g。7 剂。

患者因胃脘疼痛入院,经中药治疗,脘痛明显好转,胃纳亦增,苔腻已化,继以上方去陈佩兰梗、刺猬皮,加入太子参、山药,续服 14 剂,病情好转而出院。

门诊随访,仍以调气活血法巩固治疗,后又服用中成药(萎胃安冲剂)调治,吞服血竭粉胶囊,持续治疗十月余,病情稳定,便溏亦结,体重增加 4 kg,症状无反复,于 1991 年 7 月 16 日某医院复查胃镜示胃窦炎(轻度),病理示萎缩性胃炎(轻中度)、中度肠化(无不典型增生)。随访至今,病情稳定。

【按语】叶桂《临证指南医案·胃脘痛》载:"初病在经,久痛入络,以经主气,络主血,则可知其治气治血之当也……辛香理气,辛柔和血之法,实为对待必然之理。"大多治胃之法责之于气,而久病毋忘从血辨治,方中用丹参、赤芍、血竭活血和营,丹参一味功同四物,配血竭、赤芍更倍活血之功。血竭味甘、咸,性平,具活血化瘀,消肿止痛之能;赤芍凉血活血,和营通络,血流通畅使热无所依,又能改善胃黏膜血流,促使胃黏膜腺体修复。由于慢性萎缩性胃炎病程较长,每多从浅表性胃炎发展而成,气滞热郁日久,导致络脉损伤,加之病情迁延,伤戕中气,气血俱累,煦濡不周,逐引起胃黏膜腺体萎缩,瘀热郁久还可导致肠化及不典型增生的病理改变,临床体会,以白花蛇舌草、白英、菝葜等清瘀热、消痈肿、祛热毒,对逆转肠化、不典型增生,确有实效。

病案 6. 许某,女,66 岁。2004 年 7 月 10 日初诊。主诉:中脘胀满、嘈杂加剧 2 个月。患者有慢性胃炎病史 6 年余,胃脘不适时轻时重。近 2 个月来中脘胀满,嘈杂加重。舌暗红,边有瘀点,舌下静脉曲张,苔薄腻,脉细。诊断为痞满(慢性萎缩性胃炎),证属肝气犯胃,气滞郁久,胃络瘀阻。治以调气活血,和胃安中。处方:孩儿参 9 g,白术 9 g,山药 9 g,黄芩 9 g,制半夏 9 g,八月扎 15 g,香附 9 g,丹参 9 g,赤芍 9 g,白芍 9 g,炙甘草 6 g,徐长卿 15 g,白花蛇舌草 30 g,香谷芽 9 g,紫苏梗 9 g,玉蝴蝶 6 g。水煎服,每日 1 剂,14 剂。调情志,忌辛辣、生冷、油炸食物。

二诊(2004 年 7 月 29 日)。中脘嘈杂较减,但食后仍感胃脘饱胀。舌暗,舌下静脉曲张,苔薄,脉濡细。7 月 23 日胃镜示慢性萎缩性胃炎 Hp(-)。病理示慢性轻度萎缩性胃炎伴轻中度肠化,有活动。治守上法。处方:白术 9 g,山药 9 g,黄芩 9 g,制半夏 9 g,赤芍 9 g,白芍 9 g,炙甘草 6 g,丹参 9 g,八月扎 15 g,地骷髅 9 g,玉蝴蝶 6 g,佛手片 6 g,徐长卿 15 g,白花蛇舌草 30 g,蛇果草 15 g,香谷芽 9 g。14 剂。

三诊(2004 年 8 月 17 日)。药后脘胀稍有好转,嘈杂,略有嗳气。舌暗,边有瘀点,舌下静脉曲张,苔薄,脉濡细。治守上法。处方:白术 9 g,山药 9 g,黄芩 9 g,赤芍 9 g,

白芍 9 g,炙甘草 6 g,八月扎 15 g,地骷髅 9 g,玉蝴蝶 6 g,佛手片 6 g,徐长卿 15 g,白花蛇舌草 30 g,蛇果草 15 g,香谷芽 9 g,旋覆花(包)9 g,代赭石(先)30 g,香附 9 g,扁豆 9 g。30 剂。

四诊(2004 年 10 月 12 日)。中脘胀满嘈杂均减,偶有嗳气、胸闷、心悸。舌暗,边有瘀点,舌下静脉曲张,苔薄,脉濡细。脾胃虚弱,胃气失降,心气失宣,络脉瘀滞。治守上法,佐宣通心脉。处方:孩儿参 9 g,白术 9 g,山药 9 g,赤芍 9 g,白芍 9 g,炙甘草 6 g,八月扎 15 g,地骷髅 9 g,玉蝴蝶 6 g,丹参 9 g,旋覆花(包)9 g,代赭石(先)30 g,枳壳 9 g,生蒲黄(包)9 g,炙远志 6 g,广郁金 9 g,徐长卿 15 g,白花蛇舌草 30 g,蛇果草 15 g,香谷芽 9 g。14 剂。

经中药治疗病情稳定,症状基本改善。2006 年 2 月 24 日复查胃镜示浅表萎缩性胃炎,Hp(－)。病理示浅表性胃炎伴轻度急性活动。

【按语】萎缩性胃炎的病程长,以脾胃虚弱,胃络瘀阻,气机失调为主,所以立调气活血,清热理气的治疗准则,该案舌象血瘀证的症候明显,舌暗,边有瘀点,舌下静脉曲张,用药以活血药丹参、赤芍等贯穿全过程,再辅以对症处理的药物组合,先后使痞满、嘈杂、嗳气等症均有改善,坚持服药半年左右,复查胃镜,胃黏膜腺体萎缩已被逆转,肠化生亦已消失,取得较好的疗效。

病案 7. 高某,女,50 岁。2004 年 4 月 9 日初诊。主诉:中上腹痞满 2 月余,伴嗳气。患者中上腹痞满 2 月余伴嗳气,大便易溏,乏力,胃纳差,有时脘痛引及右胁下。舌红,舌下静脉曲张,苔薄腻,脉细。2004 年 3 月 3 日胃镜及活检病理示中度萎缩性胃炎伴中度肠化。诊断为痞满、胁痛(慢性萎缩性胃炎伴中度肠化),此为脾胃气虚,运化失健,升降失调,胃络瘀阻,肝胆疏泄失司。治以调气活血,和胃安中,佐以清热利胆。处方:炒白术 9 g,柴胡 9 g,黄芩 9 g,金钱草 15 g,赤芍 9 g,白芍 9 g,炙甘草 6 g,八月扎 15 g,地骷髅 9 g,广郁金 9 g,丹参 9 g,旋覆花(包)9 g,代赭石(先)30 g,徐长卿 15 g,白花蛇舌草 30 g,蛇果草 15 g,香谷芽 9 g,香附 9 g,紫苏梗 9 g,玉蝴蝶 6 g。14 剂。水煎服,日一剂,早晚分服。忌辛辣、生冷、油腻。

二诊(2004 年 4 月 23 日)。药后嗳气明显好转,中脘仍感胀满,右胁下略感不适,便溏。舌红,舌下静脉曲张,苔薄黄,脉细。此为脾胃气虚,胆胃不和,气机少畅,胃络瘀阻,兼有郁热。守上法加减。处方:白术 9 g,黄芩 9 g,柴胡 9 g,金钱草 15 g,赤芍 9 g,白芍 9 g,炙甘草 6 g,八月扎 15 g,地骷髅 9 g,香附 9 g,玉蝴蝶 6 g,枳壳 9 g,防风炭 9 g,徐长卿 15 g,白花蛇舌草 30 g,蛇果草 15 g,香谷芽 9 g,广郁金 9 g。14 剂。

三诊(2004 年 5 月 11 日)。中脘胀满,右胁下尚舒,嗳气亦少,便形不实。舌红,舌下静脉曲张,苔薄黄,脉细。此为肝胆郁热渐清,脾胃升降欠畅,脾运少健,胃络瘀热交阻。再拟前法加减。处方:孩儿参 9 g,白术 9 g,山药 9 g,柴胡 9 g,黄芩 9 g,赤芍 9 g,白芍 9 g,炙甘草 6 g,八月扎 15 g,香附 9 g,玉蝴蝶 6 g,地骷髅 9 g,丹参 9 g,防风炭 9 g,

徐长卿 15 g,白花蛇舌草 30 g,蛇果草 15 g,香谷芽 9 g,广郁金 9 g。30 剂。

四诊(2004 年 6 月 18 日)。中脘胀满较减,便形较结,胃纳略增。舌红,舌下静脉曲张,苔薄黄,脉细。治守前法。处方:孩儿参 9 g,白术 9 g,山药 9 g,柴胡 9 g,黄芩 9 g,赤芍 9 g,白芍 9 g,炙甘草 6 g,香附 9 g,玉蝴蝶 6 g,地骷髅 9 g,丹参 9 g,防风炭 9 g,徐长卿 15 g,白花蛇舌草 30 g,蛇果草 15 g,香谷芽 9 g。30 剂。

患者经 3 月余治疗,中脘胀满、右胁下不适、嗳气等症均见减轻,胃纳亦增,近来便形渐结,临床症状明显好转,故宜原方加减巩固治疗。12 月下旬外院胃镜复查,病理示胃窦慢性中度浅表性胃炎伴轻度肠化。

【按语】痞满有虚实之分,该案患者以脾虚为本,气滞为标,既要补脾益气助运,又要疏调肝胆、胃肠气机,才能使痞满得以缓解。对中度肠化,着重在瘀毒、瘀热的清化,以调气活血、清化瘀热贯穿始终,白花蛇舌草、蛇果草、丹参、赤芍等相配,并要求坚持服药,持之以恒。该患者坚持服药 3 月余,症状改善。8 月余复查胃镜,病理提示萎缩、肠化均已好转。

第五节　李振华医案

李振华,1924 年 11 月出生,河南中医学院主任医师、教授,首届全国老中医药专家学术经验继承工作指导老师,首届"国医大师"。

对脾胃病的治疗,倡导"脾本虚证,无实证,胃多实证;脾虚是气虚,甚则阳虚,脾无阴虚而胃有阴虚;脾病多湿,健脾要祛湿,利湿即所以健脾;治脾胃必须紧密联系肝"等理论,认为"脾虚、胃滞、肝郁是脾胃病的主要病机"。在用药上主张以甘、平、温、轻灵之药性为主,常以甘温、淡渗之方药作基础,随证加减。对大辛大热之生姜、附子,苦寒泻下之芒硝、大黄及滋阴腻补之品宜慎用和勿过用,以免损伤气阴。对脾胃虚证,亦当注意运用行补、通补的原则,不可大剂量峻补、壅补。在补药之中,酌加理气醒脾和胃之品。在用药的剂量上,亦当轻灵为宜,宁可再剂,不可重剂。他认为香砂六君子汤药味虽然不多,但非常符合脾胃病"脾宜健,肝宜疏,胃宜和"的治疗原则,并以此方为基础加减化裁,增加了疏肝的药物如枳壳、郁金;以及协调肝、脾的桂枝、白芍,创立了香砂温中汤作为基础方应用于临床。

病案 1.患者,女,43 岁,银行职员。1985 年 9 月 20 日初诊。主诉:胃脘痞满反复发作 4 年。自述因工作繁忙,饮食无规律,加之情志不畅,致胃脘胀满反复发作。经服多种西药、中成药仅取一时之效。胃镜检查提示慢性浅表萎缩性胃炎伴肠化。现胃脘胀满,隐痛时作,连及两胁,每日勉强进食约 100 g,食不知味,疲乏无力,常因劳累及情志不畅而加重。望之面色萎黄,形体消瘦。舌质淡,体胖大,边有齿痕,苔薄白而润,脉弦细无力。诊断为脾虚肝郁,胃失和降之痞满。依据脉证,系由烦劳及饮食失宜,损伤脾胃,使脾失健运,肝气郁结,胃气壅塞所致。治以健脾疏肝,和胃降逆。方以自拟经验方香砂温中汤加减。处方:党参15g,白术20g,茯苓15g,陈皮10g,半夏10g,木香10g,砂仁6g,香附12g,枳壳10g,川芎10g,炙甘草5g。10剂,水煎服,每日1剂。

二诊(1985年9月30日)。服药后脘胁胀满减轻,胃脘隐痛发作间隔时间延长,食量增加。效不更方,继服15剂。

三诊(1985年10月15日)。诸证明显减轻,纳食知味。继以上方稍事加减,调治半年,患者脘胁胀满及胃痛未发作,余证悉平。胃镜复查示慢性浅表性胃炎。

【按语】该案患者为饮食所伤,损及脾胃,脾虚运化失司,胃弱失其和降,则致胀满、胃痛、纳差等症;脾虚日久,"土虚无以荣木",加之情志所伤,使肝脏疏泄失常,则胀痛连及两胁;气虚血亏,形体失养,则面色萎黄,消瘦乏力;舌脉均为脾虚肝郁之象。其证总属脾虚、肝郁、胃滞。香砂温中汤方中以党参、白术、茯苓、炙甘草取四君子汤义,补中益气、健脾养胃,立足补虚;辅以陈皮、半夏、枳壳助胃之降,行胃之滞;木香、砂仁助脾之运,疏脾之郁;香附、川芎一为气中血药,一为血中气药,以理气和血,疏肝解郁,取"治肝则可安胃"。诸药相合,共奏健脾益气、疏肝解郁、和胃降逆之功,药证相符,则取效彰著。

该案胃黏膜萎缩,特别是伴肠化者,亦称癌前病变,属难治之证。方药有效,需坚持服药。据李振华近20年研治此病观察,凡坚持服药,均未出现癌变,一般需服药半年至一年以上,绝大部分患者可以治愈。

病案2. 患者,男,54岁,干部。1987年4月3日初诊。主诉:反复胃满腹胀10年余。自述10年前因情志不畅出现胃满腹胀。以后常因饮食失宜或情志不畅使病症加重。1986年4月经胃镜检查及病理活检示慢性萎缩性胃炎伴轻度肠上皮化生。多年来经常出现胃满腹胀,时轻时重,嗳气频作,喜温喜按,饮食减少,食后胀满,下午及夜间尤甚,大便溏,日行1次或2次,四肢倦怠乏力。望之形体消瘦,面色无华,皮肤干燥,舌质淡,苔薄白,舌体胖大,边有齿痕,脉弦细无力。诊断其为肝郁脾虚,中阳不足,胃失和降之痞满。依据脉证,系由情志不舒,肝气郁滞,横乘脾胃,复因饮食所伤,使脾气益虚,胃气益滞,而致该证。治以疏肝理气,温中健脾,降气和胃,除胀消痞。方拟香砂温中汤加减。处方:党参12g,白术10g,茯苓10g,陈皮10g,半夏10g,香附10g,砂仁8g,厚朴10g,乌药19g,丁香5g,干姜10g,山楂15g,神曲12g,麦芽12g,炙甘草3g。15剂,水煎服。嘱饮食适宜,忌食辛辣油腻生冷及不宜消化之物。

二诊(1987年4月28日)。胃满腹胀明显减轻,已无嗳气,饮食增加,形体较前有力,大便正常。舌质淡红,舌体肥大,脉细弦。脾有健运之机,肝有疏理之象,胃有通降之况,脾、肝、胃同治,补疏通并行,病机已有好转。为防过用疏理耗伤正气,上方去丁香、厚朴,党参改为 15 g,继服 20 剂。

三诊(1987 年 5 月 18 日)。胃满腹胀基本消失,纳食复常,形体有力,脾、肝、胃之虚滞病机已大为改善,唯其病程较久,在上方基础上,随其脉证略调整治疗至年底,诸症消失,体重增加,面色红润。经胃镜及胃黏膜病理活检示慢性浅表性胃炎。

【按语】李振华认为该病病因乃情志失调、饮食所伤,导致肝郁脾虚,中阳不足,胃失和降。取香砂温中汤加减治之,方中党参、白术、茯苓、干姜、炙甘草温中健脾益气;香附、乌药疏肝理气解郁;陈皮、半夏、砂仁、厚朴、丁香降气和胃消痞;山楂、神曲、麦芽消食化积开胃。全方针对肝郁、脾虚、胃滞的病机特点,集疏肝、健脾、和胃、消积、降气等药于一炉,通中有补,补中寓行,使脾虚得健,肝郁得疏,胃滞得和,而收佳效。

病案 3. 张某,男,51 岁,2005 年 7 月 9 日初诊。主诉:胃脘胀满已近 2 年半,常因劳累而发病。自诉因长期教课、辅导学生、批改作业,常至深夜进食,自感身心疲惫,入睡困难。2003 年 1 月始感胃脘胀满,食量下降,持续至 8 月症状较前加重,自购复方鸡内金片、西沙必利等药断续服用,病情时轻时重。2003 年 12 月 24 日至河南中医学院第一附属医院就诊,电子胃镜诊断为慢性浅表性、萎缩性胃炎,给予中药汤剂(具体药物不详)及西药阿莫西林、硫糖铝、西沙必利口服,症状减轻而停药。2005 年 5 月,因准备学生高考而倍加忙碌,致病情再度复发,继服以上药物效果不显。现胃脘胀满,时有隐痛,食后上腹部不适感加重,食欲不振,胃脘得温则舒,周身乏力,望之精神疲惫,面色不华,形体瘦弱。察其舌质淡,舌体胖大,舌苔白腻,诊脉沉弦。辨证为脾虚肝郁,胃失和降,中阳不振,痰湿阻滞之胃痞,系由思虑伤脾、肝胃不和、脾虚肝郁所致。治以健脾温阳、疏肝和胃、燥湿化痰。方拟香砂温中汤加减。处方:白术 10 g,茯苓 12 g,陈皮 10 g,旱半夏 10 g,香附 10 g,砂仁 12 g,厚朴 20 g,西茴 10 g,乌药 10 g,桂枝 5 g,白芍 10 g,枳壳 10 g,木香 6 g,沉香 3 g,泽泻 15 g,炒薏苡仁 25 g,吴茱萸 6 g,刘寄奴 15 g,甘草 3 g。水煎服,每日 1 剂。

二诊(2005 年 7 月 30 日)。服药 20 剂,胃脘隐痛消失,脘腹胀满及周身乏力较前减轻,纳差好转,大便每日 1 次,不成形。为脾气渐充,纳化渐至有常,故脘腹胀满好转,胃脘隐痛消失;脾气渐充于脏腑四肢,故周身乏力好转。上方加焦三仙*各 10 g,莱菔子 15 g,以增和胃促运、下气宽中之力。

三诊(2005 年 9 月 30 日)。服药 30 剂,患者腹胀及周身乏力较前大减,饮食大增,偶有胃脘隐痛,畏食生冷,病情得以控制并持续好转,胃镜复查结果显示为浅表性胃炎。

【按语】该案因长期饮食、思虑、劳倦致脾虚、肝郁、胃滞为病机特点,治宜健脾、疏肝、和胃为主要治则。李振华以自拟加味香砂温中汤治之,药用白术、茯苓、炒薏苡仁补气健脾,燥湿渗湿;陈皮、旱半夏、甘草运脾和胃,燥湿化痰;香附、木香、枳壳、厚朴疏肝

---

* 焦三仙:即焦山楂、焦麦芽、焦神曲,下同。

解郁,除痞调中;沉香、乌药辛香温通、行气止痛;桂枝温经通阳,配白芍而有缓急止痛之效;西茴、吴茱萸散寒止痛、理气和胃;砂仁醒脾和胃,化湿行气;刘寄奴苦泄温通,行散止痛。诸药为伍,共为疏肝解郁、健脾温中、和胃化湿之剂。此外,在该案治疗中尚寓健脾有利于祛湿。燥湿有助于健脾之义,体现了行补、通补的原则。

病案4. 王某,女,40岁,2005年6月18日初诊。主诉:胃脘胀满6年余,常因情志不畅、饮食失宜而加重。自诉胃脘部胀满不适6年余,伴食欲下降、食量减少等症,平素自服复方铝酸铋片、健胃消食片等药,病症有所好转。延至2004年4月底,至省人民医院电子胃镜检查提示慢性萎缩性胃炎,口服胶体次枸橼酸铋、阿莫西林、胃蛋白酶,病情减轻。停服药物月余后,病情再次加重,继服上药效果不佳。现胃脘痞满怕凉,畏进凉食,纳差乏力,大便秘结,劳累、心情不舒或饮食稍有不慎则病症加重。望之面色少华,神情倦怠,舌质淡,体稍胖大,边有齿痕,苔稍白腻,脉沉细弦。诊断为脾虚肝郁、胃失和降、中阳不振之胃痞。据症凭脉,系由烦劳思虑及饮食失调、损伤脾胃,使脾失健运、肝气郁结、胃气壅塞所致。治以健脾疏肝,温运中焦,消食和胃。方拟香砂温中汤加减。处方:白术10g,茯苓12g,陈皮10g,旱半夏10g,香附10g,木香6g,厚朴10g,乌药10g,枳壳10g,沉香3g,郁金10g,刘寄奴15g,桂枝5g,白芍10g,西茴10g,砂仁6g,焦三仙12g,甘草3g。水煎服,每日1剂。

二诊(2005年7月9日)。服药20剂,大便每日1次,质软,排便通畅,胃脘胀满及食欲有所好转,感口干。此为脾胃有健运之象,积滞渐化,大肠转导之职复常。口干为方药稍嫌温燥,故加知母12g滋阴润燥,以防阴伤;莱菔子15g下气宽中,加强全方消痞除胀之功。

三诊(2005年8月9日)。继服30剂,胃脘胀满、口干消失,食欲增强,饮食好转,为脾复健运、胃复和降之象。食凉菜、水果时仍感胃脘不适,为脾虚尚未完全复常,中焦仍有寒象,故遵原治则,上方加太子参15g,西茴加量为12g,以增益气健脾、温中祛寒之功。

药尽患者自述症状均已消失,复查胃镜提示为慢性浅表性胃炎,嘱服香砂六君子丸、逍遥丸、理中丸,每日各服1次,以资巩固。

【按语】香砂温中汤方中以白术、茯苓健脾益气,以促运化;脾虚失运每致痰湿凝聚,故加陈皮、旱半夏、甘草取二陈汤燥湿化痰,理气和中之义;香附、厚朴、乌药、木香、枳壳疏肝理气,调中除痞;乌药、沉香行气散寒,温降调中;气滞日久,经络必致不畅,故用郁金、刘寄奴苦泄行散,活血通络,且取刘寄奴芳香醒脾开胃,消食化积之功;桂枝温运脾阳,化痰饮,合白芍一散一收,使桂枝辛散而不致伤阴;西茴理气和胃,温中祛寒;砂仁、焦三仙醒脾开胃,消食化积。诸药共奏疏肝理气、健脾温中、通降和胃之功。

病案5. 王某,女,58岁,退休工人。1990年5月18日初诊。患者自述有5年的胃

治疗篇

病史,3年前外院经胃镜检查确诊萎缩性胃炎,各医院多方治疗,症状时轻时重,反复发作,近日加重,遂来中医科就诊要求服中药。患者形体消瘦,面色萎黄,胃脘痞满不舒,有时隐痛,饥不欲食,勉强食后胃脘胀满益甚,伴有口干舌燥,倦怠乏力,心慌气短,舌质红光无苔,脉细数。辨证属胃阴虚,胃失濡润和降。治宜酸甘化阴,益气和胃。处方:太子参15g,麦冬10g,五味子10g,白术15g,石斛15g,北沙参15g,杭白芍15g,乌梅10g,山药15g,枸杞子10g,谷芽15g,竹茹10g,甘草10g。每日1剂,水煎服。

服药9剂,胃脘痞满、隐痛、饥不欲食、口干舌燥明显好转,精神好,欲思食,自觉病减去大半,继服上方1个月,诸症消失,食欲增加,活动较前有力,舌质转红润,已生薄白苔,为巩固疗效,将上方化裁改配丸剂,又服2个月,症状和体征完全消失,食欲正常,体重增加2kg,5个月随访无复发。

【按语】该案脉证合参,当为胃病日久,气阴双亏。故予生脉饮气阴双补,和胃生津。因考虑胃津耗伤较明显,故又配伍乌梅、北沙参、石斛酸甘相合而生津化阴,同时又能收敛心肺之气,以疗心慌气短等心肺阴亏、阴不敛阳、心气浮越之证。脾胃气阴亏虚,日久穷必及肾。白术、山药、枸杞子脾肾同调,尤其山药一药而具补脾养胃、益肺固肾、养阴生津之功。芍药、甘草酸甘化阴,敛阴和血,解痞止痛。竹茹为和降胃气之良品,谷芽快脾胃、益消化、下滞气、和中州。全方甘寒相配,酸甘相合,升降相因,轻灵清透,补而不腻,行而不散,润而不凉,通而不泻,故疗效卓著。药进9剂,诸症大减,后稍事调理,竟收全功,堪称匠心独运。

病案6. 曹某,女,41岁。主诉:间断性胃脘胀痛、嗳气1月。患者1月前因家庭变故后出现胃脘胀痛、嗳气等症状,经多方服药,效果欠佳,后在当地医院查胃镜示慢性萎缩性胃炎,病理示慢性萎缩性胃炎(胃窦)。初诊时症见胃脘胀满、疼痛,心情不佳时加重,且连及两胁阵发性胀闷疼痛,胸闷,嗳气,心烦急躁,不思饮食,周身困乏无力,口苦,舌质淡,苔薄白,脉弦。中医诊断:胃痛(肝胃不和型)。治以疏肝健脾,理气和胃。方选逍遥散加减。处方:柴胡9g,香附15g,当归15g,白芍15g,白术20g,茯苓20g,砂仁6g,枳壳15g,柿蒂20g,炒栀子5g,炙甘草3g。6剂,水煎服,日1剂,早晚温服。

二诊。胃脘胀痛、嗳气减轻,饮食增加,仍诉口苦,加金钱草15g。6剂,水煎服,日1剂,分2次温服。

三诊。患者诉口苦减轻,余症状大减,故守原方,6剂,继续服用,后以逍遥丸巩固治疗。

【按语】该案患者因心情不畅导致肝气郁结,克犯胃腑,胃失和降,气机阻滞于中焦,故胃脘胀痛,连及两胁、胸闷等;胃的受纳、腐熟功能受到影响,故纳差;胃气不降,反而上升,则嗳气;肝气乘脾,脾虚不运,精微不布,故周身困乏无力;肝郁化火,扰及心神,故心烦急躁。李振华认为该患者乃属肝胃不和之证,肝郁、脾虚、胃滞三种病机均存在。由于存在明显的情志因素,情绪不畅,故治疗上以肝郁为主,兼健脾、和胃,肝之气机和畅,则脾升胃降、脾运胃纳如常。故方中重用治肝之药,柴胡、香附、当归、白芍、炙甘草疏肝养肝,白术、茯苓健脾,砂仁、枳壳、柿蒂和胃降逆,炒栀子清心除烦,全方共奏疏肝、健脾、和胃之效。二诊,患者仍有口苦,故加金钱草以利肝胆湿热。症减后续服逍遥丸巩固治疗,同时配合舒畅情志,使邪去体安。

第六节 徐景藩医案

　　徐景藩,1928 年 1 月出生,江苏省中医院主任医师、教授,全国老中医药专家学术经验继承工作指导老师,江苏省名中医,首届"国医大师"。

　　徐景藩从事临床、教学 60 余年,在脾胃病诊治领域独擅专长。治疗胃病强调当顺应胃的生理功能和特点:主纳,能磨谷;体阳用阴,多气多血;上清下浊,主降宜和。临床辨证强调辨别脏腑病位、病性,重视气血辨证,分清寒热虚实。诊查时重视腹诊,重视腹部分部的重要意义。他认为一胃三脘,上脘多气,气病为主,气滞作痛多见;下脘浊阴居多,血病为主,多见血瘀之证;中脘多气多血,气病血病兼见,多气血同病。他论治萎缩性胃炎癌前病变,重在辨证,按临床所见,以中虚气滞、肝胃不和、胃阴不足三类证候为多,临证可兼夹湿阻、食滞、寒邪、郁热、瘀血等。三型论治萎缩性胃炎癌前病变,可执简驭繁,易于掌握。在治疗手段方面,他主张综合治疗,在服用汤药的过程中,时常佐以针灸、足疗及外治法等手段。在用药方面,他倡导"多药伤胃""胃喜清补"观点,重视调节脾胃升降。

　　病案 1. 患者,女,58 岁。1994 年 5 月 11 日初诊。主诉:上腹痞胀 3 年,加重伴呃逆、嗳气 2 个月。患者 3 年来上腹部痞胀不适,食后尤甚,甚则隐痛、嘈杂。屡经诊治,症状时轻时重。近 2 个月来胃脘痞胀尤甚,引及两胁,尤以嗳气、呃逆间作,白昼连声不已,食欲不振,口苦而干,但饮水不多,大便干结难解。经多次诊查,谓慢性胃炎,服药效果不显,仍然终日嗳气,影响生活,性情急躁,心烦欠寐。舌质微红,苔薄黄腻,舌根尤为厚腻,脉小弦。查体:剑突下轻度压痛,胃镜检查示慢性浅表性胃炎(中度),胃窦小弯黏膜糜烂、充血。临床分析:患者主症为胃脘痞胀,食后尤甚而嗳气连声,病位主要在胃,诊断为胃痞。病史较久,虚实夹杂。观其嗳气、呃逆连声,主要是胃气上逆不降,治当和胃行气降逆为主。口苦而干,舌质微红、舌苔黄腻,饮水不多,恐胃中兼有湿热,热重于湿。气滞兼热,热扰胃气,和降失司,故需清其胃热,降其胃逆,消其胃痞,和其胃气。治宜苦以清降,稍佐化湿,并参以辛通。方选半夏泻心汤加减。处方:姜半夏 10 g,黄芩 10 g,黄连 3 g,橘皮 10 g,姜竹茹 10 g,刀豆壳 30 g,柿蒂 15 g,浙贝母 10 g,麸炒薏苡仁 30 g,蒲公英 20 g,干姜 3 g,太子参 15 g,甘草 3 g。每日 1 剂,煎 2 次,频频饮服。

服 2 剂后,嗳气、呃逆即见减少,5 剂后嗳气、呃逆基本控制,心下痞胀亦已减轻,食欲好转,饮食亦渐增,口苦明显改善,大便亦较通畅。

鉴于病情已经明显好转,舌苔黄腻已退大半,又拟一方以清养和胃。处方:太子参 15 g,麦冬 15 g,炒白芍 10 g,黄芩 6 g,浙贝母 10 g,蒲公英 15 g,陈皮 6 g,法半夏 6 g,醋鸡内金 6 g,白及 5 g,甘草 3 g,谷芽 30 g。每日 1 剂。

14 剂后症状消失,改为每 2~3 日服 1 剂,以巩固疗效。

前后共治疗 3 个月,症状消失,腹无压痛,舌苔脉象亦全部正常。复查胃镜示轻度浅表性胃炎,胃窦小弯部未见糜烂。药停后安,随访 1 年,症状未复发。

【按语】 该案患者脘痞、嗳气、呃逆,并有口苦、食欲不振等症,按其上腹剑突下轻度压痛,似张机所述"心下痞"。嗳气、呃逆并见,均由于胃气上逆,古称"噫"。兼有口苦,苔薄黄腻,舌苔微红,大便干结等症,证属胃中有热。此热乃由气滞所生,治法宜苦辛通降,宣通气机,降其胃气,清其胃热。方以半夏泻心汤加减,方中黄芩、黄连、蒲公英、浙贝母均属清热药;半夏、橘皮、竹茹、刀豆壳、柿蒂降胃气之上逆;薏苡仁化湿渗利散结;太子参清养胃气;干姜辛通;甘草清热而调和诸药。频频饮服,使效果更好发挥。经治后症已改善,调整处方,以太子参、麦冬以养胃气、胃津,配白芍、甘草以酸甘化阴,续用黄芩、蒲公英、浙贝母清胃热,陈皮、法半夏、醋鸡内金、谷芽理气和胃以助运化,更加白及护膜,善后调治。

病案 2. 刘某,女,53 岁。2003 年 10 月 18 日初诊。主诉:上腹隐痛 1 年余,伴口苦。患者 1 年多来常感上腹隐痛,痛无规律,胃脘痞胀,食后尤甚,口苦嘈杂,时有泛酸,初起未予诊治,嗣后症情渐剧,甚则终日不缓,于 2003 年 3 月查胃镜示胆汁反流性胃炎,中度萎缩性胃炎,服雷尼替丁、胃苏冲剂等药未效。刻诊:胃脘隐痛痞胀,得嗳则舒,胃中嘈杂、泛酸,晨起吐苦水,口干口苦,纳呆不振,情绪不畅则诸症加重。查体:形体偏瘦,面色萎黄,舌红、苔薄黄,脉细弦,腹软,中脘轻压痛,肝脾不肿大。肝胆、脾胃互为表里,肝主疏泄,脾主运化,胃主和降,胆随胃降,情志不畅,肝胆失疏,气机郁结,脾失健运,胃失和降,胆液逆胃,故见胃脘疼痛、作胀、纳呆食少、吐苦水等症;气机不畅,郁而化热,故见口干口苦、嘈杂不适。治拟疏肝利胆,和胃降逆。处方:柴胡 10 g,枳壳 10 g,青皮 6 g,法半夏 10 g,广郁金 10 g,黄芩 6 g,刀豆壳 30 g,柿蒂 15 g,代赭石 15 g(先),石见穿 15 g,白芍 15 g,甘草 3 g。水煎服,每日 1 剂。

二诊。服上方 7 剂,胃痛稍减,脘中仍嘈,口苦咽干。胆热未清,治从原法出入。初诊方加桑叶 10 g,牡丹皮 10 g,煅瓦楞子 30 g,以清泄肝胆制酸。

三诊。服药 14 剂,胃中嘈杂、口苦消失,但食欲不振,腹鸣矢气,大便易溏。此乃肝脾失调,当培土泄木,疏利通降。处方:太子参 15 g,炒白术 10 g,茯苓 15 g,山药 15 g,白芍 15 g,柴胡 10 g,枳壳 10 g,佛手 10 g,鸡内金 10 g,谷芽 30 g,麦芽 30 g,炙甘草 3 g。服用 7 剂,诸症缓解。以后隔日 1 剂,巩固疗效。

2004年3月复查胃镜示浅表性胃炎,胆汁反流消失。

【按语】胆汁反流常因胆道功能障碍、幽门括约肌关闭不全,碱性胆液由十二指肠反流入胃,损伤胃黏膜,引起慢性炎症。若胆液反复刺激,日久可致胃黏膜固有腺体减少而产生萎缩性胃炎。据其临床表现,可归属于中医学"胃脘痛""痞满""嘈杂""泛酸"等范畴,其病机总属脾胃升降失调所致,与肝、胆关系尤为密切。《灵枢·四时气》曰:"邪在胆,逆在胃,胆液泄则口苦,胃气逆则呕苦。"针对胆汁反流,徐景藩认为应从疏降入手。疏即疏泄肝胆,调畅气机;降即理气和胃,降其气逆。方中以柴胡为君,轻清升散,伍枳壳、白芍、甘草,取四逆散之意,疏肝解郁,配郁金以增疏肝利胆之功;黄芩苦寒,善清少阳,与柴胡相配,一散一清,疏清肝胆,也寓小柴胡和解少阳之意;青皮、法半夏、刀豆壳、枳壳、柿蒂、代赭理气和胃降逆;石见穿行瘀通利,防久病入络,血行不畅。服药7剂,胃痛虽缓,然口苦咽干未减,徐景藩又加桑叶、牡丹皮以加强清泄胆胃之热,煅瓦楞子制酸行瘀。再服14剂,诸症消失,然见食欲不振、便溏等症,此时从培土泄木,缓图其本,终收全功。

病案3. 张某,女,54岁。2005年11月12日初诊。主诉:脘胁疼痛1年半,近发5月余。患者起病1年半,今夏以来,不慎多食,以致脘胁痞胀、隐痛不适反复,嘈杂泛酸,纳呆食少,咽中不适,自服中西药物,未能缓解,10月28日南京鼓楼医院查胃镜示慢性浅表性胃炎(活动性),Hp(++),B超示慢性胆囊炎,胆囊结石0.3 cm×0.4 cm,予三联根除Hp后症状不减,反见加重,遂求治中医。患者形体偏瘦,面色萎黄,舌苔薄白腻,舌质淡红,脉细弦。查体:腹软,右上腹及中脘均有压痛,肝脾不肿大。平素情绪急躁。患者饮食不节,戕伤中土,胆囊结石,胆腑湿热,气机郁结,胆胃不和,胃气上逆,故见脘胁痞胀、隐痛、嘈杂泛酸等症。治当疏肝利胆,理气和胃。处方:紫苏梗10 g,制香附10 g,枳壳10 g,郁金10 g,鸡内金10 g,金钱草30 g,海金沙15 g,白芍15 g,佛手10 g,炒陈皮6 g,法半夏10 g,茯苓15 g,陈香橼10 g,焦山楂15 g。水煎服,每日1剂。

二诊。服药14剂后,脘胁胀痛减轻,嘈杂不著,偶有泛酸。予前方加煅瓦楞子30 g制酸行瘀止痛。上方加减,继服1月,诸症消失。嘱患者饮食清淡,调畅情志,中药隔日1剂,坚持治疗。

2006年5月复查B超,胆壁毛糙,未见结石。随访1年,诸症尚平。

【按语】徐景藩曾统计2 000多例患者,原有胃病,兼胆病者占35%,其中属于肝胃不和证的胃病兼有胆病者占71%;已确诊胆病者,经胃镜或X线钡餐检查兼有慢性胃炎、溃疡病者占40%。由此可见,胆胃同病甚为常见。该案为典型的胆胃同病,既有胃炎活动,Hp感染,又兼胆囊结石。患者平素情绪急躁,肝胆失疏,胆胃不和。治当胆胃兼顾,疏肝利胆,理气和胃。方中以紫苏梗、制香附、枳壳、白芍、佛手、陈香橼疏肝理气,和胃止痛;郁金、鸡内金、金钱草、海金沙为四金汤,功擅清利肝胆排石;配合陈皮、半夏、茯苓和胃健脾化湿,以杜生湿之源,为该案用药之精要;焦山楂助运消坚。全方用药虽属平常,但抓住病机之关键,胆胃同治,坚持1月,症情痊愈。加之患者配合,饮食情志调节,复查B超,结石消失,实乃意外。

病案4. 患者,男,62岁,工人。2004年1月6日初诊。主诉:胃脘胀痛间作3年余。患者3年来常感胃脘胀痛,食后尤甚,得嗳则舒,初起未予重视,渐致反复发作,遂于2003年9月26日行胃镜检查示慢性中度萎缩性胃炎(胃窦小弯前壁)伴中度肠化及轻中度异型增生,虽经中西医多方治疗,见效甚微,情绪低落,心情焦虑,慕名来诊。现症胃脘隐痛且胀,痛时伴灼热感,嘈杂,口干饮水不多,食少神倦,夜眠不佳,大便日行一次,溏而不实。查体:形瘦神疲,中脘轻度压痛,舌质红苔薄净,脉细。辨证:胃阴不足,阴虚生热,胃失濡润,故胃脘隐痛,灼痛作胀;口干然不欲饮水,食少神倦,大便易溏,脾之气阴亦虚,健运失职所致;舌红脉细,属气阴不足之象。治以养胃清热,理气散结。处方:麦冬15 g,北沙参10 g,川石斛10 g,炙鸡内金10 g,白芍15 g,乌梅10 g,炙甘草5 g,石见穿15 g,木蝴蝶6 g,炒枳壳10 g,白残花10 g,佛手片10 g,白花蛇舌草15 g,生薏苡仁30 g。每日1剂,分2次煎服。

药后胃脘痞胀隐痛减轻,饮食稍增,口干胃中灼热感亦减轻。原方加减治疗,在上方加入炒山药15 g,炒白术15 g以健脾助运。

叠进3个月后,诸症均已消失。为巩固疗效,又坚持每天用生薏苡仁50 g,麦冬10 g,陈皮3 g煎水代茶服用3个月,患者于2004年6月30日复查胃镜示轻度浅表性胃炎,随访2年未复发。

【按语】该案萎缩性胃炎证属胃阴不足,脾之气阴亦虚兼郁热气滞。在治疗上,徐景藩采用酸敛与甘缓化阴之法,使养阴而不滋腻,生津而不碍胃。药用沙参、麦冬、石斛等甘凉养阴生津清热,并与芍药、乌梅、甘草等甘酸相合,养阴敛气,气阴兼顾,且柔肝制木,缓急止痛;枳壳、佛手理气而不伤阴;木蝴蝶理气护膜;白残花理气泄热;鸡内金健胃消积,对胃腑之疾常可配用,增强其腐熟水谷之功能;石见穿苦辛,平,清热而无苦寒之弊,且能醒胃助食,理气通降;白花蛇舌草有清热解毒,抗癌之功,属辨病治疗;薏苡仁散结消癥,对异型增生、胃息肉等疾病有良效,同时亦有抗癌防癌之功。二诊时加用炒白术、炒山药以助健运,顾护脾胃,而能长期治疗。此外,徐景藩认为治疗过程中应重视心理疏导,消除患者的"恐癌"心理,方有利于康复。

病案5. 张某,女,60岁,南京人,办事员。2005年3月17日初诊。2005年3月9日胃镜查见萎缩性胃炎,肠化(++),胆汁反流,Hp(-)。刻诊:胸脘痞胀不适,时有灼热感,口苦而干,大便2日1行,舌暗红少苔,脉细弦。此为胃阴不足,气滞郁热,拟以养胃理气泄热。处方:麦冬15 g,白芍15 g,甘草5 g,木蝴蝶6 g,橘皮络16 g,黄连1.5 g,刀豆壳30 g,竹茹10 g,鸡内金10 g,佛手10 g,石见穿15 g,谷芽30 g,麦芽30 g,薏苡仁30 g,蒺藜12 g。

二诊(2005年4月11日)。胸脘痞闷、灼热感已改善,口干,夜间尤甚,大便通畅,舌微红,苔少,久病性情急躁,经常头昏,夜寐欠佳,有动脉硬化。治参原法再进。处方:麦冬15g,石斛10g,白芍10g,甘草3g,蒺藜12g,木蝴蝶6g,鸡内金10g,佛手10g,合欢皮10g,麦芽30g,仙鹤草15g,建曲15g,刀豆壳20g。

【按语】该案胃镜示慢性萎缩性胃炎伴肠化,胆汁反流,有胸骨后烧灼感、胸闷,可能还有胃食管反流。患者久病心情急躁,肝气郁滞,疏泄失职,气郁化热,木横克土,故胸脘痞胀、有灼热感、口苦,胃热阴伤,津不上承则口干,舌红少苔、脉细乃胃阴不足之症,因此辨证为胃阴不足,气滞郁热证,拟法养胃理气,泄热。方中用麦冬、白芍养阴柔肝敛肝、橘皮络、蒺藜、佛手片、合欢皮、木蝴蝶疏肝理气,黄连清肝胃郁热,鸡内金、建曲、麦芽消食助运,刀豆壳、竹茹和胃降逆,石见穿活血化瘀。药后症状明显改善,在原方中加入仙鹤草治疗萎缩性胃炎。该案系肝胃不和证、胃阴不足证的复合证型同时兼有郁热证,辨证基础上加用了和胃降胆、活血化瘀药物,症状缓解非常明显,反映了徐景藩治疗胆汁反流性胃炎用药特点。

病案6. 撒某,男,60岁,工人。患者素患胃脘痛已10余年,本次因解黑便而住院。查纤维胃镜示慢性萎缩性胃炎伴肠上皮化生、浅表性十二指肠炎。血Hp抗体阳性。大便隐血(十十)。入院后经冲服三七粉、白及粉及汤药芩连平胃散加减以清化湿热、和胃止血等治疗,黑便消失,大便隐血转阴。但入院40余天胃脘痛未除,并见苔黑似酱。1992年12月2日请徐景藩诊之。刻诊:胃脘隐痛,纳少乏味,口干欲饮,两便尚调。舌质红,苔黑黄黏腻,如罩霉酱,脉弦数。证属中虚夹有湿热。治从清化湿热、理气和中。处方:冬瓜子30g,佩兰10g,黄连3g,薏苡仁20g,地榆10g,陈皮10g,法半夏10g,炙鸡内金10g,佛手6g,白术10g,怀山药15g,生甘草3g。每日1剂。

二诊(1992年12月16日)。药后脘痛不显,胃纳渐振,口中已和,黑黄腻苔渐退。治守原方,略事增减,共服20余剂,诸症缓解而出院。

【按语】《舌鉴辨正》谓"霉酱色者,有黄赤兼黑之状,乃脏腑体热,而加有宿食",说明霉酱苔主病湿热久郁。该案虚实夹杂,中虚为本,湿热为标。湿热蕴蒸,上泛于舌则化生黑黄腻苔,状似霉酱。徐景藩从标为主而治之,着重以清化和中为法,俾中焦湿热去而脾运得健,则垢苔自消。冬瓜子习用作清肺化痰排脓之药,而徐景藩独具慧眼,认为冬瓜子能清胃肠湿热、泄肠腑热毒,并能开胃,常用其治疗湿热中阻证的慢性胃炎。方中冬瓜子合黄连、地榆清热燥湿解毒,取佩兰、薏苡仁、半夏化湿浊,陈皮、佛手理气和中,鸡内金、白术、山药、甘草健脾养胃,并防苦寒伤中。

病案7. 高某,男,52岁,工人。近2~3年常口苦,胃脘痞胀,时而呕吐黄水,头昏冒眩,肢体震颤,行动不便。近因前症加剧而入院。查纤维胃镜结果为慢性萎缩性胃炎伴胆汁反流,间质性十二指肠炎。胃钡透示胃下垂(胃小弯角切迹在髂脊下4cm)。经吴茱萸汤合半夏泻心汤意化裁治疗 10 余天,症情依然,自感胃脘有重物压迫。舌淡紫、苔薄白,脉弦滑。患者原有帕金森病病史。1992 年 11 月 18 日请徐景藩诊治。证属痰饮聚中。治以化饮理气和胃。处方:制半夏 10 g,陈皮 6 g,茯苓 12 g,干姜 3 g,白术 10 g,泽泻 15 g,刀豆壳 12 g,柿蒂 10 g,石见穿 15 g,鸡内金 10 g,谷芽 12 g,麦芽 12 g,降香 8 g,甘草 5 g。

二诊(1992 年 12 月 9 日)。服上方 20 余剂,呕吐、昏眩改善,震颤有所减轻;然胸闷,胃脘痞窒、自感有重物压迫,胃中辘辘有声,纳呆便溏。舌质暗紫、苔薄白,脉弦滑。此属痰饮留胃,胃气不和,胃络瘀阻。治拟化痰理气、行瘀和胃。方拟以血府逐瘀汤合二陈汤化裁。处方:炙柴胡 6 g,杭白芍 20 g,炒川芎 10 g,红花 6 g,桃仁 10 g,怀牛膝 10 g,制半夏 10 g,陈皮 5 g,枳壳 12 g,桔梗 5 g,谷芽 12 g,麦芽 12 g,鸡内金 10 g,焦山楂 12 g,焦神曲 12 g。

进上方 10 余剂,胃脘痞窒、胸闷及压迫感均改善,胃中辘辘有声减轻,纳食渐振,两便调。病情好转而出院。续带前方 7 剂巩固之。

【按语】喻嘉言称"上脘多气,下脘多血,中脘多气多血"。徐景藩认为由于脾恶湿,脾病多湿,胃脘下部(胃窦)痰饮水湿常易停聚,而见冒眩作吐,胃中辘辘有声等症。饮停胃脘,久病则气滞血瘀、胃络失和;痰瘀交结、中焦枢纽不利,故而胃脘痞窒,如有重物压迫其间。唐容川谓"瘀血在中焦……血府逐瘀汤主治"。徐景藩则师其意,巧取血府逐瘀汤合二陈汤加减以治脘痞自感有重物压迫,颇具新意。

第七节　周仲瑛医案

周仲瑛,1928 年 6 月出生,南京中医药大学主任医师、教授,江苏省名中医,全国老中医药专家学术经验继承工作指导老师,国家级非物质文化遗产传统医药项目"中医诊法"代表性传承人,首届"国医大师"。

周仲瑛担任教材《中医内科学》及其参考书第五版副主编、第七版主编;创建内科学总论和辨证施治纲要,确立以脏腑为辨证核心和内科疾病系统分类的基础;为中医内科急症学做了大量开拓性工作,构建了中医内科急症学学科体系。

学验宏富,医技精湛,临证屡起沉疴,疗效卓著。临证擅长于辨证论治的灵活运用,强调把病机作为理论联系实际的纽带和通向论治的桥梁,提倡辨证应首重病机,并以脏腑病机为核心。在大量临床实践的基础上,提出"审证求机论""知常达变论""药随证转论""复合施治论"等理论观点,治疗疑难病提出"疑病多郁、难病多毒、怪病多痰、久病多瘀、急为风火、湿热缠绵、多因复合、病实体虚、多脏相关"等疑难杂症辨治十纲,从多个方面对疑难杂病的中医辨治规律进行了系统概括。在慢性胃炎的诊治方面,亦积累了丰富经验,临证重视脾胃生理,善用小方复合,用药轻灵。

病案 1. 成某,女,51 岁。1997 年 3 月 1 日就诊。胃痛 10 年,胃脘疼痛,夜半为重,食后为舒,胃中时有火辣感,脘部怕冷,饮食喜温,口干、口苦,嗳气,稍有泛酸。情志不畅则胃痛加重,大便尚调,舌质偏暗,苔黄腻,脉细。胃镜示慢性萎缩性胃炎。证属寒热互结,肝胃不和。治以辛开苦降,调肝和胃。处方:川黄连 3 g,炒黄芩 6 g,法半夏 10 g,淡干姜 5 g,潞党参 10 g,吴茱萸 2 g,肉桂(后下)3 g,紫苏梗 10 g,香附 10 g,高良姜 5 g,延胡索 10 g,制乌贼骨(先)15 g,厚朴 5 g。14 剂。

二诊。胃痛大减,脘部怕冷,时感胃胀,嗳气,腹中有振水音,泛吐清沫,大便溏,1 日 2 次。苔白腻,脉细。胃中留饮,脾阳不足,治以温振脾阳,消饮除胀,原方加制附片(先)6 g,川厚朴 6 g。7 剂。

之后该患者于 2002 年 6 月 11 日再次因胃痛就诊。胃痛发作半个月,用空调受凉后引起,胃冷喜温,周身怕冷,头额有汗,面浮怕风,大便不爽,口渗清水。苔薄黄腻,质淡,脉细。证属脾胃虚寒,中阳不运。处方:桂枝 10 g,肉桂(后下)3 g,炒白芍 10 g,炙甘草 3 g,制香附 10 g,高良姜 6 g,炮姜 5 g,潞党参 10 g,炒苍术 10 g,炒白术 10 g,炒枳实 15 g,煨益智仁 10 g,乌药 10 g,制附片(先)10 g,吴茱萸 3 g,藿香 10 g,紫苏梗 10 g,厚朴 5 g,法半夏 10 g。14 剂。

【按语】该案系肝胃不和,木郁土滞,脾胃升降不利,气机郁滞,阻而胃痛,脘部怕冷,饮食喜温,过食辛热,久郁化热,从而寒热错杂,互结于胃。治疗以辛开苦降,调肝和胃为大法,寒热并进,调阳和阴,疏肝理气,中焦气滞得通,周游无碍,则胃痛可减。患者初诊胃痛时作,胃中时有火辣感,脘部怕冷,提示寒热错杂,《临证指南医案》中提及"辛可通阳,苦能清降""苦寒能清热除湿,辛通能开气宣浊"。故该案治以辛开苦降,用药宜寒热并用,如黄连、黄芩、半夏、干姜等,取半夏泻心汤之意;脘部怕冷,饮食喜温,口干口苦,情绪不畅时胃痛加重,提示寒邪客于肝胃,肝气疏泄不及,治宜辛温之品,良附丸、吴茱萸、肉桂温胃疏肝,行气止痛;延胡索、紫苏梗、厚朴辛散疏肝,理气和胃;胃痛,食后缓解,提示胃中虚弱,佐以潞党参补中;稍有泛酸,予左金丸、乌贼骨制酸止痛。二诊后痛减,脘部怕冷、胃胀等不适为显,考虑胃中留饮,脾阳不振,原方基础上予以制附片温振脾阳,川厚朴燥湿下气除胀。药后诸症均缓,原方加减巩固。之后患者 2002 年再次就诊,症见胃冷明显,考虑脾胃虚寒,中阳不运,方取小建中汤、四逆散、良附丸、枳术汤化裁温脾暖胃,建中助运。

病案 2. 张某,女,53 岁。1998 年 7 月 6 日就诊。脘部痞胀,稍有嗳气,嘈杂不著,口干唇燥,口不苦,纳可,大便日行,舌质暗,苔薄腻罩黄,脉细。胃镜示慢性萎缩性胃炎。证属湿热中阻,津气两伤,胃失和降。治以清热除湿,散结消痞。处方:太子参 10 g,川石斛 10 g,大麦冬 10 g,黄连 3 g,炒黄芩 10 g,法半夏 10 g,厚朴花 3 g,枳壳 10 g,制香附 10 g,佛手 5 g,八月扎 10 g,全瓜蒌 12 g,枸杞子 10 g。14 剂。

二诊。脘痞缓解,汗出烘热,嗳气不多,大便日行,舌质暗,苔薄腻,脉细。守原法巩固,初诊方加功劳叶 10 g。14 剂。

三诊。诸症几平,唯临睡或有胀感,薄黄苔已退,脉同前,守法巩固。

【按语】该案患者脾胃运纳失司,气郁日久,热邪内蕴,困阻脾胃成痞,气机不运,不能运化承津上行故而口干唇燥。治以清热除湿,散结消痞。方从泻心汤、连朴饮化裁。患者脘部痞满,嗳气,口干,结合苔、脉,辨证属湿热中阻,津气两伤,胃失和降。黄连、黄芩清热燥湿,苦降泄热和中,又因黄连苦寒,用量较少;厚朴、半夏、枳壳理气燥湿降逆,患者口干,津伤明显,予太子参、麦冬、石斛甘凉濡润,养阴清热;欲调气散结消痞,又恐枳实行气力宏,故以枳壳代之行气除胀,并伍香附、佛手、八月扎理气不伤阴之品调气,共奏行气消痞之功。二诊诸症有缓,唯汗出烘热明显,考虑阴伤虚热,予功劳叶清虚热收敛止汗。守法巩固。

痞满以脾胃升降失司为基本病机,治疗以行气除痞为主,一般预后良好。痞满虽收效较易,但常反复发作,甚而形成慢性迁延之势。久痞由气及血,或成痰瘀,故临证选择行气药时,一选柔和之品慎防伤阴,二选兼有化痰行瘀之效的药物,如佛手、厚朴花、扁豆花、八月扎等,此为痞满不重不久之选,若病久难愈,常考虑选用软坚化痰活血力峻之莪术、三棱、山慈菇、土鳖虫等药物。正如《类证治裁》中论述:"痰夹瘀血,成窠囊,作痞,脉沉涩,日久不愈,……宜从血郁治。"

病案3. 陈某,女,58岁。2004年11月29日就诊。胃部隐痛3年,时轻时重,餐后明显,自觉胃脘部怕冷,嗳气,时有嘈杂、泛酸,甚则汗出,大便少行,甚则1周1次,舌质暗红,苔薄黄,中部有裂纹,脉细弱。胃镜示慢性萎缩性胃炎伴肠化,Hp阴性。证属胃弱气滞,津气两伤。治以温补脾胃,益阴行气。处方:太子参10 g,生白术10 g,枳实10 g,炙甘草3 g,炒白芍10 g,大麦冬10 g,法半夏10 g,厚朴花5 g,全瓜蒌10 g,黄连3 g,吴茱萸2 g,延胡索10 g,佛手5 g,炒麦芽10 g。14剂。

二诊。胃痛减而未止,食后明显,偶有胃胀。治以原方基础上酌加理气消导之品,制香附10 g,焦山楂10 g,焦神曲10 g。

三诊。病情基本告止,偶有反复,原方加减巩固。

【按语】该案系脾胃虚弱,无以温煦,推动乏力,气机不行,胃络滞阻,气血阴津乏源,故而疼痛隐隐,时作时休。治疗以酸甘温润。患者胃隐痛时作,脘部怕冷,脉细弱,提示脾胃虚弱,方以理中丸加减温中健脾益胃;苔薄黄,中部有裂纹,提示阴津不足,药用白芍、麦冬等酸味药配伍甘凉濡润之品以敛阴养阴;考虑大便偏干,予生白术、全瓜蒌健脾益气,润肠通便;嗳气、泛酸时作,中焦气滞,胃阴不足者"忌刚用柔",辛香燥热之品不宜多用,宜予理气不伤阴之佛手、厚朴花理气下气,左金丸疏肝和胃止痛;胃痛食后明显,予麦芽消谷兼疏肝。二诊胃痛有减,但食后痛作,偶有胃胀,故原方基础上加用香附理气和胃,焦山楂、焦神曲消食健胃。续方收效。

病案4. 黄某,女,47岁。2006年4月27日初诊。胃痛多年,嘈杂不适,餐后胃胀,伴有恶心,时有便意,大便量少,舌有火辣感,舌质红,舌苔薄黄腻,脉细。先后胃镜检查3次,胃窦均有溃疡,近复查为慢性浅表性胃炎,Hp(++)。证属肝胃不和,热郁气滞。治拟泄肝和胃、理气止痛。处方:黄连3g,吴茱萸4g,蒲公英15g,藿香梗10g,紫苏梗10g,制香附10g,炒延胡索10g,炒枳壳10g,炒白芍10g,制乌贼骨20g,煅瓦楞子20g,浙贝母10g,仙鹤草15g,失笑散10g(包),炙甘草3g。14剂。

二诊(2006年5月12日)。药后胃痛、嘈杂减轻,胃胀好转,但黎明尚有痛感,大便量少,每日3次,舌苔黄,舌质暗,脉细。初诊方加莪术10g,理气活血止痛;加广木香5g,理气运脾。14剂。

三诊(2006年5月26日)。胃痛显减,偶有胃嘈杂,得食则安,苔薄黄腻,质暗红,脉细。二诊方加太子参10g,健脾益气;加丹参12g,活血止痛。14剂。

【按语】该案患者胃痛多年,根据其伴发症状胃脘嘈杂、舌体火辣,辨证为胃热气滞,肝胃不和。餐后胃胀,大便量少为胃气郁滞,通降失司之证。治拟泄肝和胃,清泻郁热。方拟左金丸加蒲公英泄肝清胃;藿香梗、紫苏梗、制香附、炒延胡索、炒枳壳理气和胃止痛;乌贝散加煅瓦楞子制酸和胃,无论虚实,对胃脘嘈杂、泛酸诸症有良效。久病入络,舌质暗,故加失笑散、仙鹤草、莪术、丹参等理气活血止痛之品。胃嘈杂得食则安,脉细,系久病胃虚,故加太子参以清养。宗上法服药6周,胃痛显减。该案终属肝胃不和之胃痛,但有肝郁化火、胃热气滞之证,故治疗抓住泄肝以安胃之要法,不用柴胡之刚燥疏肝,而用白芍之酸甘柔肝,配合藿香梗、紫苏梗、制香附、炒延胡索、炒枳壳等药理气和胃止痛。若一味予以疏肝,恐辛香之品反而耗气助热伤阴。审证求机是论治的关键,而审证求机的核心是求病理因素,在审证求机中做到知常达变、园机活法,才能真正掌握中医辨证治疗胃痛的实质和灵魂。

病案5. 王某,女,45岁。2007年6月21日初诊。间有胃痛,约2年,痛势不重,常餐后欲吐,用手探吐,吐后为舒,但食纳良好,大便偏干,口舌有热感,欲食冷食,舌质暗,苔薄黄腻,脉细滑。胃镜示慢性萎缩性胃炎,Hp阳性。证属湿热中阻,胃失和降。治以降逆止呕。处方:旋覆花(包)5g,代赭石(先)20g,法半夏10g(后下),竹茹6g,陈皮6g,芦根15g,川石斛10g,白蔻仁3g,炒枳壳10g,厚朴花6g,熟大黄5g。7剂。

二诊。呕吐稍轻,右上腹隐痛,嗳气不多,不泛酸,大便偏干,舌质暗,苔薄黄,脉细。再进降气理气通导之品,以前方变通。初诊方改熟大黄6g,加公丁香10g,制香附10g。14剂。

三诊。间有胃痛,不重,餐后不舒,欲吐,大便偏干,苔薄黄,脉小弦滑。佐调气润肠。上方加全瓜蒌12g,炒莱菔子10g,太子参10g。7剂。

四诊。呕吐基本告止,间有反复,不著,原方继进调适。

【按语】该案患者脾胃虚弱,纳谷不消,因虚致实,胃气不降,上逆作吐。治疗以降逆止呕为主,兼以和胃,治标以控制病情。方从旋覆代赭汤、橘皮竹茹汤、半夏厚朴汤化裁。患者食后欲吐,吐后为舒,纳谷尚可,提示胃气尚充,遵"胃气以下行为顺"的生理特性,予旋覆花、代赭石、法半夏、竹茹、陈皮理气降逆,芳香醒脾;口舌有热感,喜冷食,提示湿热困中,竹茹、芦根、石斛清热生津,兼以止呕,白蔻仁、枳壳、厚朴花行气和中,并予大黄通腑下气。二、三诊呕吐减而未止,大便仍干,腑气不畅,浊气内阻,加丁香降逆止吐,增大黄用量并加全瓜蒌清浊通腑,莱菔子、太子参调气润肠,继进收效。该案处方选用精巧,选药较少,且以芳香醒脾为主,避开质浊味厚之品,止呕之效事半功倍;该案中巧妙运用下法,胃肠并连,共主运化之职。若呕吐偏于实证,兼有大便秘者,可配伍应用下法,既可通腑泻下,又可减上逆之势。《神农本草经》中论大黄"苦寒,无毒,主留饮宿食,荡涤肠胃,推陈致新,通利水谷,调中化食,安和五脏,平胃下气。"可见,大黄不仅是通腑要药,亦为降胃良选。

病案 6. 王某,女,62岁,江苏宿迁人。2004年12月29日初诊。2004年6月起莫名出现腹泻,日行3~5次,持续1月后反见便秘,2~3日一行,并出现食欲逐渐下降,食欲不振而纳谷量少。曾做胃镜检查发现有慢性胃炎,多处求治,服用中、西药物治疗而罔效。刻诊:纳呆明显,自觉胸脘痞闷,夜晚加重,腹无痛胀。大便日行1次,呈糊状,形瘦,2个月体重下降3.5 kg,舌左边常痛,痛处有火辣感,舌质红,苔薄黄微腻,脉细弦。辨证为胃虚气滞、湿阻热郁。处方:太子参10 g,黄连3 g,法半夏10 g,焦白术10 g,炒枳壳6 g,焦山楂10 g,焦神曲10 g,炒谷芽10 g,炒麦芽10 g,玫瑰花5 g,白残花5 g,炮姜2.5 g,广木香5 g,砂仁(后下)3 g。7剂。

二诊(2005年1月5日)。药后胸闷好转,食纳复苏,食量有增,舌面仍有疼痛,大便正常,唇干,苔黄质红偏暗,脉细弦。药用初诊方加川石斛6 g,厚朴花5 g。7剂。

三诊(2005年1月12日)。服上药后,纳谷基本复常,唯见胃中渗清液泛吐,嗳气不多,大便偏干。药用初诊方加厚朴花6 g,佩兰10 g,改炒枳壳9 g。14剂,以资巩固。

【按语】胃痞为临床常见之证,周仲瑛认为该病虽有气滞、热郁、湿阻、寒凝、中虚等多端,或夹痰、或夹食,但其基本病机总属胃气壅滞,邪实为滞,正虚亦能为滞。治疗常以"通降"为原则,通则胃气才能降和,不致滞而为痞为胀为满。至于调气通降之法临证之际须细细分之,如寒热虚实并见者,以"温、清、通、补"合法,但宜分清主次。该案方中仅选用半夏泻心汤中的人参、半夏、黄连、干姜4味,辛开苦降之意已备,并以太子参之柔缓易人参恐其偏温之性,小量炮姜易干姜嫌其过于辛热,力求用药轻灵;又用枳术丸加玫瑰花、木香、砂仁、山楂、神曲、谷芽、麦芽等以理气运脾、和中醒脾;白残花一味能助黄连以清利湿热。

病案 7. 徐某,女,60岁。2004年11月19日初诊。慢性胃炎病史10余年,多次查胃镜提示慢性胃炎伴肠上皮化生、不典型增生,Hp阳性。刻诊:脘痞胀不舒,时轻时重,纳谷量少,餐后如窒,嗳气则舒,胃冷,喜食温,泛酸不多,大便干结,数日一行,服药不通,口干喜热,舌质偏红,苔薄黄,脉细弱。辨证为胃弱气滞,津气两伤,和降失司。处方:太子参 10 g,麦冬 10 g,炒白芍 10 g,炒枳实 15 g,生白术 10 g,法半夏 10 g,黄连 2.5 g,吴茱萸 2 g,炒谷芽 10 g,炒麦芽 10 g,玫瑰花 5 g,砂仁(后下)3 g,炙鸡内金 10 g。7 剂。

二诊(2004 年 11 月 26 日)。药后胃部有如饥感,欲食,食后则舒,大便偏薄,日行一次,余无所苦,苔少,质暗红,脉细。药用上述原方加川石斛 6 g。14 剂。

三诊(2004 年 12 月 10 日)。食少运迟,胀感较前减不能尽,嗳气不多,口干,大便偏干,舌质光红,无苔,脉细。药用初诊方去吴茱萸;加川石斛 9 g,北沙参 10 g,蒲公英 10 g。14 剂。

四诊(2004 年 12 月 24 日)。胃胀减轻,胃灼热不显,口干,饮水不多,舌质光红,少苔,脉细兼滑。药用初诊方去吴茱萸;加川石斛 10 g,北沙参 10 g,蒲公英 10 g,炒六曲 10 g。14 剂。

五诊(2005 年 1 月 7 日)。胃痞缓解,间有泛酸,食纳复苏,纳可,口干,大便略干,舌质红,苔黄少,脉细滑。药用初诊方加全瓜蒌 12 g,北沙参 10 g,蒲公英 10 g,炒六曲 10 g。14 剂。同时嘱患者,该病虽然症状改善,但治疗仍须巩固,争取促进其胃的不良病理改变得以逆转。

【按语】该案为"慢性胃炎伴肠上皮化生、不典型增生,Hp 阳性"患者,病史长达 10 余年,表现为胃痞,其胃虚以胃津气两伤、并出现热象为特点。该证寒、热、虚、实错杂,多证并呈,治疗颇为棘手。周仲瑛在初诊时选用太子参、麦冬、白芍以酸甘以化阴,枳实、白术、半夏、砂仁、玫瑰、鸡内金等以健运脾胃,通利腑气,更选少量黄连、蒲公英组成左金丸,取黄连之苦寒以清泻胃热、吴茱萸之辛热以开郁结,全方酸、甘、辛、苦、寒、热并用。药仅 7 剂患者腑气已通,胃气得顺,竟能知饥、便畅;三、四诊时寒象已尽,以津伤虚热为主,故去吴茱萸,加石斛、沙参、蒲公英,胃胀得以逐渐缓解;至五诊时胃痞胀诸证均基本消失,守法巩固。周仲瑛在该案 5 次诊治过程中,用药加减得当,祛邪顾正步步为营,有章有法。

案 6 与案 7 虽同为胃痞,胃虚气滞,但案 6 兼有湿阻热郁,案 7 则为阴津久伤化火,治疗侧重各不相同。案 6 石斛之用与弃用,自是头头是道;而案 7 不仅用较大剂量的石斛,还配合麦冬、沙参、白芍使用。值得一提的是,周仲瑛每于胃病喜用黄连和吴茱萸,考左金丸原方黄连、吴茱萸之比是 6:1,用于肝火犯胃证,而周仲瑛在案 6 用黄连弃吴茱萸,案 7 由 2.5:2 到去吴茱萸,显示两者的剂量大小和剂量之比需要依证不同而灵活掌握。

第八节 杨春波医案

杨春波,1934 年 1 月出生,福建中医药大学附属第二医院主任医师、教授,全国老

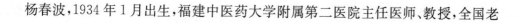

中医药专家学术经验继承工作指导老师,福建省名中医,第三届"国医名师"。

从事医疗、教学、科研 60 余年,对脾胃学说、温病学有较深研究,擅长内科,尤精于消化系统、发热性疾病的诊治。杨春波为我国脾胃病湿热理论的倡导者,在全国率先开展脾胃湿热证的现代科学研究,对脾胃病,特别是消化系统疾病的脾胃湿热证,具有独到的治疗经验。并且杨春波提出脾胃湿热证具有一定的生物学基础,主要呈亢进性、失调性和代偿性的综合病理反应。

脾胃湿热证是临床常见的脾胃实证。脾胃湿热证需清化舒络,清热祛湿是治疗脾胃湿热证的总则。湿热证临床有湿热并重、湿重于热和热重于湿的不同,故临证要根据湿热的偏颇,有偏重的予以施治。兼见气虚、血虚、阳虚、阴虚者,或因脾虚失运,导致湿阻热生者,应分清主次缓急,而立先泻、先补,或补泻间用、或补泻兼施。脾胃湿热证亦是慢性胃炎最常见的实证之一,深入研究并阐释了其生物学基础和临床特点。针对其难以速愈、反复发作的特点,创制了清化胃饮等治疗慢性胃炎脾胃湿热证。

病案 1. 钟某,男,30 岁。2004 年 6 月 24 日初诊。患者患胃病 10 年,平时反复胃脘疼痛。曾在院外行胃镜检查,诊断为慢性胃炎、十二指肠球部溃疡。刻诊:饥时胃痛,少腹灼热,得食则舒,知饥纳可,寐差,每夜睡 6～7 小时,多梦,咽痒,口干渴,少痰,二便正常,舌质红,苔黄腻,咽红,脉细缓。中医诊断为胃痛(脾胃湿热证)。西医诊断为慢性胃炎、十二指肠球部溃疡。患者素体脾胃虚弱,运化失常,导致湿阻热生,湿热中阻,气机郁滞,故出现胃脘疼痛。治法:急则治标,先予理脾清化,调气舒络,散瘀安神。方拟清化饮加减。处方:茵陈 10 g,生扁豆 12 g,黄连 3 g,生龙骨 15 g,生牡蛎 15 g,薏苡仁 15 g,琥珀 3 g,赤芍 9 g,茯苓 15 g,厚朴花 6 g,佩兰叶 9 g,白蔻仁 4.5 g,马勃 4.5 g。7 剂。新癀片每日 5 片,溶于 200 mL 凉开水中,漱咽,每日 3 次。

二诊(2004 年 7 月 1 日)。咽痒已除。饥时胃脘稍痛,寐多梦,知饥纳少,二便正常,舌质红,苔薄黄腻,脉细缓。守初诊方去马勃,连服 24 剂。

三诊(2004 年 7 月 23 日)。胃痛时发时止,知饥纳可,夜寐多梦,小便正常,大便时不成形,小腹闷胀不舒,舌质红,苔薄黄腻,脉细。此乃脾胃湿热,下注大肠。治疗在理脾清化的基础上佐以清敛。二诊方加仙鹤草 20 g,地榆炭 12 g,增减服用 34 剂。

四诊(2005 年 1 月 14 日)。饥时胃痛复作,得食稍舒,知饥纳少,寐可多梦,时大便不成形,日二行,小便正常,舌质红暗,苔薄黄腻,脉细缓。2005 年 1 月 6 日胃镜示胃十二指肠球部复合性溃疡 A2,即胃窦小弯侧、大弯侧多发性溃疡,0.4 cm×0.6 cm;十二指肠球部 0.4 cm。病理示窦小弯黏膜间质中量慢性炎症及少量炎症细胞浸润;窦大弯中度慢性萎缩性胃炎,腺上皮轻中度肠化,慢性胃溃疡改变。治拟理脾清化,调气散瘀。处方:茵陈 10 g,生扁豆 12 g,黄连 3 g,龙骨 15 g,牡蛎 15 g,薏苡仁 15 g,赤芍 9 g,厚朴花 6 g,佩兰叶 9 g,白蔻仁 4.5 g,仙鹤草 20 g,莪术 10 g,苍术 10 g,地榆炭 9 g。10 剂。

五诊(2005 年 1 月 28 日)。胃痛好转,知饥,纳寐尚可,多梦,大便已成形,小便正

慢性胃炎的中西医结合治疗

常,舌质红,苔黄腻,脉细缓。守四诊方去仙鹤草、苍术、地榆炭,加琥珀 3 g,改薏苡仁 20 g。10 剂。

六诊(2005 年 2 月 16 日)。时胃脘闷痛,知饥,纳寐尚可,大便不成形,2～3 日一行,小便正常。舌淡红,苔黄少腻,脉细缓。守五诊方去龙骨、牡蛎、琥珀、茯苓,加仙鹤草 20 g,地榆炭 9 g。14 剂。

七诊(2005 年 3 月 21 日)。药后胃脘痛少,有时胃脘不舒,知饥纳可,口苦,寐可多梦,大便不成形,2 日一行,肠鸣,小便正常,舌质红,苔黄腻,脉细缓。复查^{14}C(－)。六诊方去生扁豆,加龙骨 10 g,牡蛎 10 g,琥珀 3 g,茯苓 15 g,苍术 10 g,防风 3 g。10 剂。

八诊(2005 年 4 月 8 日)。胃脘痛基本缓解,偶尔胃脘不舒,口不干苦,知饥纳可,胸闷喜叹,寐可多梦,每夜睡 7～8 小时,时头晕,畏冷,肢冷,大便 1～2 日一行,小便正常,舌质红,苔薄根腻,脉细缓。治拟益气清化,散瘀安神。处方:绞股蓝 15 g,生黄芪 9 g,龙骨 10 g,牡蛎 10 g,琥珀 3 g,茯苓 15 g,茵陈 9 g,生扁豆 12 g,生薏苡仁 15 g,赤芍 10 g,厚朴花 6 g,佩兰叶 9 g,白豆蔻 4.5 g,莪术 10 g。

服药 10 剂后诸证减,胃痛缓解。2005 年 4 月 22 日复查胃镜示浅表性胃炎,Hp(＋/－)。病理示中度浅表性胃炎。继予八诊方加减治疗半个月以巩固疗效。

【按语】清化胃饮为杨春波的自拟方,由茵陈、白扁豆、黄连、薏苡仁、茯苓、白豆蔻、赤芍、厚朴等药物组成。方中茵陈、黄连清热化湿,白扁豆、薏苡仁、茯苓淡渗利湿健脾,白豆蔻、厚朴行气燥湿,赤芍清热凉血活血。诸药合用,共奏理脾清化,调气舒络的功效。临证用于治疗脾胃病湿热证效果显著。该案患者胃痛 10 年,素体脾虚,运化失常,导致湿阻热生,湿热中阻,气机郁滞,故见胃脘疼痛,苔黄腻。四诊合参,中医诊断为胃痛,证属脾胃湿热证。针对病因病机,先予理脾清化,调气舒络,散瘀安神,在清化胃饮的基础上加龙骨、牡蛎、琥珀,使胃痛减轻,夜寐好转而获初效。之后,出现大便不成形,乃为湿热下注大肠所致,用清化饮加地榆、仙鹤草以加强清热收敛之功。胃痛基本缓解,舌质红,苔薄根腻,说明湿邪渐退,此时应予补泻兼施,用清化饮加绞股蓝、黄芪,增强健脾益气之力以固本,使脾健湿除,热清瘀化而善其后。

此外,脾胃湿热证或兼外感时,常见咽痛、咽痒或咽红,杨春波认为咽为胃之外窍,两者常相互影响,因此非常重视对咽炎的治疗。口服清热解毒药虽能治疗咽炎,但该类药多苦寒,易伤脾碍胃,故常用外治法局部治疗,予新癀片每日 5 片,溶于 200 mL 凉开水中漱咽,以清热解毒利咽而不伤脾胃,临床效果显著。

病案 2. 江某,女,40 岁。2002 年 5 月 15 日初诊。胃脘部闷胀,时痛引右胁,不知饥,纳差,嗳气频作,口苦干喜温饮,寐差多梦,性急易怒,小便淡黄,大便偏软,月经正常,舌尖红,质淡红暗,苔黄腻,脉细弦缓。胃镜示慢性浅表性胃炎。病理示胃窦大弯活动性炎症,重度,Hp(＋)。中医诊断:胃痞。西医诊断:慢性浅表性胃炎。证属湿热肝郁,胃失和降,上扰心神。治以清热祛湿,疏肝和胃,佐以安神。方用杨氏清化胃饮合四逆散加减。处方：茵陈蒿 10 g，佩兰 10 g，半夏 10 g，柴胡 6 g，赤芍 10 g，白扁豆 10 g，茯苓 15 g，合欢皮 10 g，麦芽 15 g，谷芽 15 g，薏苡仁 15 g，厚朴 6 g，琥珀 4.5 g，白豆蔻 4.5 g，黄连 3 g。每日 1 剂，水煎服，配服保和丸 6 g，每日 2 次，餐前温开水送服。7 剂。

二诊。药后胃脘仅纳后闷胀，嗳气已平，知饥欲食，寐好时梦，小便淡黄，大便成形，舌质淡红，苔薄黄腻，脉细弦缓。守初诊方，去半夏、麦芽、谷芽、合欢皮，琥珀改为 3 g，茯苓 10 g，保和丸易胃乐宁 1 片，每日 3 次，餐前温开水送服。14 剂。

三诊。因伤冷食，胃脘胀痛，嗳气又作，知饥纳可，寐安，苔见黄腻，脉细弦缓。方以清化胃饮加味。处方：茵陈蒿 9 g，半夏 9 g，藿香 9 g，厚朴 9 g，赤芍 9 g，黄连 3 g，白豆蔻 4.5 g，薏苡仁 12 g。胃乐宁续药。10 剂。

四诊。诸症悉除，知饥纳可，舌质淡红，苔转薄黄根少腻，脉细缓。胃镜示轻度浅表性胃炎，Hp(−)。改以健脾清化，理气舒络为法，选参苓白术散加减调理善后。

【按语】该案患者为慢性浅表性胃炎伴 Hp 感染，以脾胃湿热、肝郁气逆为主证，杨春波以理脾清化、疏肝和胃为主论治，用杨氏清化胃饮加减。方中茵陈蒿、白扁豆、黄连、薏苡仁、白豆蔻、佩兰清热祛湿；柴胡、厚朴、赤芍疏肝理气舒络；继以健脾清热为主善后。共治 45 天，病显轻，症悉除。该案证属湿热肝郁，胃失和降，上扰心神。用杨氏清化饮为主加减治疗，历经 4 个月而获愈。

第九节　李乾构医案

李乾构，出生于 1937 年 12 月，北京中医医院主任医师、教授，全国老中医药专家学术经验继承工作指导老师，首届"全国名中医"。

李乾构临证重视脾胃，倡导"百病皆由脾胃虚而生"。胃肠疾病的发生是在脾虚气滞的基础上发生的，始终以脾胃为中心，认为脾胃损伤、气机失调、升降失司为诸病发病根本。主张治疗胃肠疾病必须健脾益胃，"脾胃病治之以甘"，重调和气血、重视恢复脾升胃降功能，临证多以四君子汤类方为基础方。他把引起胃病的病因概括为寒邪客胃、肝气犯胃、饮食伤胃、湿热阻胃、瘀血停胃、痰饮凝胃、蛔虫扰胃、脾胃虚损八个方面；并提出了疏肝和胃、散寒温胃、泻热清胃、消食泻胃、补虚暖胃、滋阴润胃、化瘀通胃、芳化胃浊、清化活胃、疏通胃气、开降顺胃、补中益气、化痰调胃、驱蛔安胃、止血护胃的治胃病十五法。他认为萎缩性胃炎证候虽杂，总不离"虚"和"瘀"二字，治疗应攻补兼施。

病案 1. 张某，女，36 岁。2010 年 7 月 8 日初诊。主诉：上腹隐痛间作 1 年。患者 1 年前无明显诱因出现上腹隐痛，饥饿、受凉后加重，未做系统诊治。现症见上腹隐痛，多空腹发病，餐后缓解，喜揉喜按，伴见腹胀嗳气，反酸，胃灼热，平素倦怠乏力，喜暖畏寒,四末不温,大便每日 1～2 次,成形软便,眠差易醒。舌淡红苔白,脉沉细。中医诊断:胃脘痛,证属脾胃虚寒。治法:健脾温中,理气止痛。处方:党参 10 g,白术 10 g,茯苓 10 g,炙甘草 5 g,桂枝 10 g,白芍 20 g,延胡索 15 g,木香 10 g,枳实 10 g,莱菔子 30 g,旋覆花 10 g,代赭石 10 g,三七粉 3 g(冲)。

二诊(2010 年 8 月 31 日)。刻诊:上腹痛减轻,手足转温,纳眠可。仍诉上腹胀满,得嗳气矢气则舒,舌淡红苔白,脉沉细。处方:党参 10 g,白术 10 g,茯苓 10 g,炙甘草 5 g,桂枝 10 g,白芍 20 g,延胡索 15 g,干姜 5 g,枳实 10 g,莱菔子 30 g,旋覆花 10 g,代赭石 10 g,三七粉 3 g(冲),降香 10 g。

【按语】李乾构认为胃痛的基本病机是脾胃虚弱,但该类患者往往"虚不受补",纯补、大补,运化不及,反易致中满,更增其病。故采用补中健运之法,使补而不滞。故治以补气健脾、和胃降逆。方用四君子汤加理气降逆之枳实、莱菔子、旋覆花、代赭石、降香。另外,上腹满胀者,医者习惯用旋覆花、代赭石降胃气,但对于脾胃虚寒腹胀,当在健脾温中的基础上使用,如党参、干姜。否则易犯虚虚之戒,把脾虚气滞证误治为脾虚下陷证。若脾气虚同时出现四末不温、畏寒喜暖等虚寒症状时,唯有补益脾胃,使中气健旺,运化方能正常,宜在前方的基础上加桂枝汤或黄芪建中汤甘温益气、缓急止痛。

病案 2. 患者,女,42 岁。2012 年 8 月 6 日初诊。主诉:胃胀痛反复发作 3 年,加重 1 个月。患者 3 年来反复胃胀痛,时轻时重,多因情志不遂及进食生冷后加重,未予重视。近 1 个月患者生气后胃胀痛加剧,餐后明显,早饱,嗳气,无反酸、胃灼热,偶恶心,无呕吐,性情急躁,时有口苦,大便干,量少,每日一行,饮食正常,睡眠可,舌质暗淡,苔白腻,脉细弦。体格检查未见异常。胃镜示慢性浅表性胃炎。中医诊断为胃脘痛,证属脾虚气滞。治以健脾理气。方拟以六君子汤加减。处方:党参 10 g,生白术 30 g,茯苓 15 g,炙甘草 10 g,姜半夏 9 g,木香 10 g,延胡索 15 g,厚朴 10 g,合欢花 15 g,三七粉 3 g(冲服)。7 剂。

二诊(2012 年 8 月 13 日)。服初诊方后,矢气多,胃胀痛明显减轻,仍觉嗳气频作,舌质淡暗,苔白腻,脉弦细。患者经治疗胃胀明显减轻,但嗳气未解,乃脾虚有湿,挟痰上扰所致,治疗在六君子汤健脾理气化湿的基础上加旋覆花 10 g,代赭石 10 g,以降逆化痰燥湿。14 剂。

三诊(2012 年 8 月 27 日)。药后胃已不胀,纳香,嗳气明显减轻,大便干,每日一行,舌苔薄白,脉细。患者经治疗胃部饱胀疼痛消失,但久病之后脾胃虚弱未全恢复,予香砂和胃丸调治 1 个月巩固疗效。

病案 3. 陈某,男,67 岁。2004 年 11 月 27 日初诊。主诉:胃脘胀痛 2 年,加重 1 个月。患者 2 年来胃部饱胀疼痛反复发作,1 个月前因饮食不慎,胃部饱胀疼痛加重。现症见胃脘胀痛,餐后加重,纳食尚可,时时嗳气,无胃灼热泛酸,大小便正常,体乏无力,夜间入睡困难,易醒,醒后难以入睡。舌质略红,苔薄白,脉细弦。纤维胃镜检查诊断为慢性萎缩性胃炎。病理示胃窦部黏膜腺体萎缩,轻度肠上皮化生。中医诊断为胃痞。证属脾胃虚弱,气血瘀阻。治以健脾益胃,理气活血。处方:党参10 g,丹参10 g,莪术15 g,白术15 g,茯苓10 g,炙甘草3 g,柴胡10 g,郁金10 g,酒白芍20 g,延胡索15 g,鸡内金10 g,陈皮10 g,半夏曲10 g,枳壳10 g,炒枣仁20 g,夜交藤30 g。7剂。

二诊。服初诊方7剂,胃脘胀痛明显减轻,入睡顺利,但夜半仍易醒,纳食渐馨,怕进食冷物,舌质暗红,苔薄白,脉细滑。前方去柴胡、郁金,加桂枝10 g,生黄芪20 g。7剂。

三诊。胃脘胀痛基本消失,多食时仍觉胃部不适,精神体力好转,睡眠较前安稳,不易惊醒,舌脉如前。效不更方,前方加减治疗半年。复查胃镜提示慢性浅表性胃炎,病理活检提示中度炎症。后改服胃复春片和人参健脾丸巩固疗效。

病案 4. 患者,某女,69岁。2002年4月13日初诊。胃胀痛1年,饭后加重,伴嗳气,纳差,大便干,日1次。平时易生气。舌暗淡,苔薄白,脉弦细。中医诊断为胃痛。证属肝胃不和。治以疏肝和胃,理气止痛。处方:党参20 g,生白术30 g,生甘草5 g,陈皮10 g,半夏曲10 g,厚朴10 g,赤芍10 g,白芍10 g,延胡索10 g,炒三仙*30 g,炒莱菔子30 g,酒大黄3 g,虎杖15 g。

复诊。14剂后胃痛消失,但觉胃胀,饭后明显。上方加降香10 g,旋覆花10 g,代赭石10 g,去鸡内金、酒大黄,服药7剂后症状消失。

【按语】该案病证属于中医学"胃痛""痞满"等范畴。李乾构认为,该病病机为本虚标实,其本是由于脾胃虚弱,其标或由于外寒袭胃,或由于肝郁气滞,或由于饮食内停,或由于痰湿停滞,或由于气滞血瘀所致,症见胃痛、胃胀,喜暖喜按等。胃痛加乌药、金铃子散;胃寒加桂枝、荜茇、干姜、炮附子;胃胀加枳实、厚朴、炒莱菔子;反酸加吴茱萸、黄连、乌贼骨、煅瓦楞子;舌苔厚腻加虎杖、茵陈;食欲不振,加木香、砂仁、鸡内金、炒三仙;胃部重坠、中气下陷,加黄芪、升麻、柴胡、枳壳。

第十节 周学文医案

周学文,1938年1月生,辽宁中医药大学附属医院主任医师、教授,辽宁省名中医,全国老中医药专家学术经验继承工作指导老师,第三届"国医大师"。

---

* 炒三仙:炒山楂、炒神曲、炒麦芽。下同。

师古而不泥古，融汇当代新知，业医 50 余载，躬身一线，擅长内科，尤精脾胃。在长期的临证过程中，逐渐建立了自己的较为完善的理论体系、治疗体系，并在消化性溃疡、萎缩性胃炎、胆汁反流性胃炎、溃疡性结肠炎、胃食管反流病及肝胆病等内科疑难病、常见病的治疗上取得了较满意的疗效。

周学文提出了"病由毒起，热由毒生"的毒热病因学和"以痈论治"的学术思想，将外科"消""托""补"引入溃疡病、糜烂性胃炎的治疗；他认为"肝胆疏泄失常、脾失健运、胆汁不循常道，反流入胃"是胆汁反流性胃炎的病机关键，倡导"胆水胃逆，胃络损伤"学说，主张肝脾并调，胆胃同治治疗胆汁反流性胃炎；他认为萎缩性胃炎的病机以脾胃虚弱、升降失常为本，热毒侵袭、肝胃郁热为标，久病入络、气血瘀滞为变。治疗上以健脾和胃、调畅气机为基本的治疗大法。

病案 1. 吕某，男，34 岁，干部。1989 年 11 月 17 日初诊。主诉：胃脘胀满疼痛 2 年余。近因饮酒诱发而就医。刻诊：胃脘持续性灼热疼痛，胀闷不适，食则痛胀尤甚，口苦口干，纳差便结，舌红，苔黄腻，脉弦滑。胃镜示大量胆汁反流，黏液池*黄染，胃窦部黏膜充血糜烂，十二指肠球部陈旧性溃疡瘢痕。诊断为胆汁反流性胃炎，陈旧性十二指肠球部溃疡。证属胆邪犯胃，胃失和降，湿热蕴结。治以清胆泄热和胃。处方：丹皮 10 g，栀子 10 g，黄连 10 g，苦参 10 g，蒲公英 20 g，白及 10 g，浙贝母 10 g，延胡索 20 g，鸡内金 20 g，陈皮 10 g。

6 剂后，胃脘灼热疼痛大减，胀闷口苦明显好转，原方加大腹皮 10 g。

共加减续服 30 余剂，主证基本消失，舌苔由黄厚转为薄黄，唯仍有纳差，乏力，此乃热邪已去，胃气尚未完全恢复，守方去黄连、延胡索、苦参，加黄芪 20 g，茯苓 20 g，神曲 30 g，麦芽 30 g。以善其后。嘱其注意饮食调护。复查胃镜示未见胆汁反流、胃窦部炎症明显好转。证情稳定。

【按语】胆汁反流性胃炎属于中医学"胆瘅""呕胆""胃脘痛"等范畴，其病在胃，其因在胆，《灵枢·四时气第十九》"邪在胆，逆在胃，胆液泄，则口苦，胃气逆，则呕苦，故曰呕胆"，临床以"口苦，呕苦，痞满，胃脘疼痛"为其主证。周学文依据此病"肝胆之火移入于胃"（《医宗金鉴·己任篇》）之病机特点，倡用清胆和胃之牡丹皮、栀子、黄连、鸡内金等，以清胆之热，和胃之逆；并结合胃黏膜局部的充血、水肿、糜烂病灶，运用苦参、蒲公英、白及、浙贝母等消炎护膜之品，以消除因胆汁反流而致的胃黏膜急性炎症反应。这既体现了宏观辨证，又重视了微观局部病变的治疗，验之临床，每取俘鼓之效。

病案 2. 王某，女，50 岁。2009 年 3 月 4 日初诊。主诉：胃中灼热、胀满不适反复 1 年，加重半月。1 年前无明显诱因出现胃中灼热、胀满，进食后加重，间断服用多潘立

---

* 黏液池，即进行胃镜检查时所见的胃内黏液的通俗说法。

酮,仍时有反复,3月前在某省人民医院检查胃镜示胆汁反流性胃炎,Hp(-)。半月前生气后上症反复,自用多潘立酮治疗无好转来诊。刻诊:胃脘灼热胀满不适,时伴有胃痛,进食后加重,口苦、嗳气,自觉身体困重,乏力,脐下自觉有一包块,食纳尚可,小便正常,大便略干,舌红、苔黄腻,脉弦滑。腹部彩超检查未见异常。诊断为胃痞之肝胃郁热证,病情系由情志不畅,肝气郁滞,胆汁疏泄失常,上逆犯胃,损伤胃络而致。治以疏肝泻热、利胆和胃。处方:柴胡10 g,青皮10 g,川楝子10 g,延胡索10 g,浙贝母10 g,海螵蛸10 g,苍术10 g,厚朴10 g,当归10 g,白芍10 g,莱菔子10 g,苦参6 g,黄连6 g。3剂,每2天1剂,水煎服。嘱畅情志,生气勿进食。

二诊(2009年3月11日)。胃脘灼热胀满明显减轻,无胃痛,口苦,大便略干,舌红、苔黄,脉弦略滑。初见疗效,仍有腑气不通,前方加瓜蒌10 g以承顺胃气下行。6剂,用法同前。

三诊(2009年3月23日)。胃脘灼热胀满不明显,多食后有加重,脐下无自觉包块,无胃痛及口苦,二便调,仍身体困重,乏力,舌红、苔白,脉略弦滑。肝郁已解,脾虚未复,酌加益气健脾消食之品。处方:黄芪10 g,浙贝母10 g,海螵蛸10 g,白及10 g,苍术10 g,厚朴10 g,砂仁(后下)10 g,白豆蔻10 g,鸡内金10 g,焦三仙10 g,莱菔子10 g,茯苓10 g,白术10 g,苦参6 g,胡黄连6 g,甘草6 g。9剂,用法同前。

四诊(2009年4月10日)。服药后诸症减轻,继服前方9剂。

复查X线胃肠钡剂透视未见异常。随访至今未见复发。

【按语】该案初诊肝郁湿热之象明显,故用柴胡、青皮疏肝解郁;川楝子、延胡索泻热止痛;黄连、苦参清热利湿而利胆;浙贝母、海螵蛸解郁泄热、收湿敛疮而和胃;当归、白芍柔肝而理脾;苍术、厚朴、莱菔子行气除满而承顺胃气下行。二诊诸症减轻,唯腑气不通,故加瓜蒌润肠通便以承顺胃气下行,胃气下降则胆气不逆。三诊肝郁解,湿热之邪衰其大半,故柴胡、青皮中病即止,并去当归、白芍、川楝子、延胡索,加黄芪、白术、甘草补脾益气以治发病之源;白及、砂仁、白豆蔻、鸡内金、焦三仙护膜消食而和胃;茯苓利湿;胡黄连清余热以善后。四诊效不更方,以图愈病。

病案3. 邵某,男,43岁。2008年12月5日初诊。主诉:胃痛反复发作1年。1年前每于食生冷后胃中隐痛时作,后又出现腹泻,身体日渐消瘦,在当地服中药治疗效果不明显而慕名来诊。刻诊:胃脘部隐隐作痛,痛时喜按,轻微胃灼热,泛酸苦水,不思食,大便溏薄,略觉腹痛,小便正常,手脚欠温,面色无华,形体消瘦,舌淡、苔白,脉沉濡。胃肠X线钡剂透视示胆汁反流性胃炎、胃窦炎、肠易激综合征。诊断为胃脘痛之脾胃虚弱证。此为饮食不节,损伤脾胃,中气不足,气机升降失司,胆汁上逆犯胃,脾虚湿胜所致。治以健脾益气为主,辅以渗湿止泻。处方:黄芪10 g,茯苓10 g,白术10 g,陈皮10 g,防风10 g,白芍10 g,浙贝母10 g,海螵蛸10 g,扁豆10 g,木香10 g,干姜5 g,太子参6 g,胡黄连6 g,甘草6 g。3剂,每2天1剂,水煎服。

二诊(2008 年 12 月 12 日)。胃痛缓解,食纳渐佳,轻微胃灼热,泛酸苦水,便溏,手足渐温,舌脉同前。初见成效,但仍有泛酸苦水,是胆邪犯胃表现,故加苦参 6 g 以清胆和胃。6 剂,用法同前。

三诊(2008 年 12 月 24 日)。期间曾饮酒 1 次,胃中略有灼热,觉脘腹胀满,无泛酸苦水,食纳尚可,大便不稀,手足常温,面色略有光泽,脉濡。加白豆蔻 10 g,香橼 10 g 行气除胀以取气行湿化之意。12 剂,用法同前。

后体重增加,诸症消失,未再反复。

【按语】该案由饮食不节,损伤脾胃致中气不足,气机升降失司,胆邪逆胃,脾虚湿胜所致。初诊方中黄芪、太子参、白术补脾益气;茯苓、扁豆渗湿健脾;陈皮、防风、白芍柔肝理脾,祛湿止泻;浙贝母、海螵蛸护膜和胃;木香、胡黄连厚肠止利;甘草、干姜辛甘化阳,以复中焦阳气,中焦阳气得振,则四肢得温,甘草之剂量大于干姜,旨在既扶脾阳,又不伤营阴,正如《伤寒心悟》中所说"甘草之量大于干姜,旨在复脾胃之阳",与太子参、白术相合亦有理中汤之意。用胡黄连而不用黄连,嫌黄连苦寒太过;辅以芍药甘草汤酸甘化阴,以防温燥之品耗伤阴液。二诊胃痛缓解,食纳渐佳,手足渐温,说明脾胃阳气渐复,轻微胃灼热,泛酸苦水是胆火犯胃表现,依据胆汁反流性胃炎"胆邪逆胃,胃络损伤"之病机特点,治疗辅以清胆和胃之品苦参,并抑制胆汁反流。苦参虽苦寒,但在大队益气味甘药物中,亦无害胃之弊,《名医别录》云:"养肝胆气,安五脏……平胃气,令人嗜食。"三诊时患者饮食不节,因饮酒致胃中略有灼热感,略觉脘腹胀满,但无胃痛,无泛酸苦水,食纳尚可,大便已不稀,因酒性湿热,阻滞气机,致脘腹胀满,但毕竟脾胃虚寒为本,故治疗应慎用清利湿热之品,增用行气除胀之品白豆蔻、香橼以行气化湿,以取气行湿化之意,并嘱勿饮酒。

病案 4. 候某,女,64 岁。2014 年 6 月 25 日初诊。主诉:胃胀 10 余年,加重 1 月余。患者 10 余年来反复胃脘胀满,隐痛,均未经检查治疗,病情时轻时重。1 月前因饮食过饱之后,胃胀加重,空腹时胃脘隐痛,于当地查胃镜诊断为萎缩性胃炎,服用多种西药,症状未见明显缓解。刻诊:胃脘胀满隐痛,连及两胁,食后胃胀,嗳气得舒,口苦口臭,纳差消瘦,失眠抑郁,大便秘结,舌红,苔黄厚,脉弦滑。胃镜示慢性中度萎缩性胃炎,食道憩室,Hp(+)。中医诊断为胃痞(脾胃湿热)。西医诊断为慢性萎缩性胃炎。患者既往有多年胃胀病史,此次因饮食所伤而发病,湿热内蕴,胶结于脾胃,兼有肝郁气滞而致上述诸症。治以清热解毒、健脾燥湿、行气导滞。处方:黄芪 10 g,黄连 6 g,苦参 6 g,薏苡仁 10 g,砂仁 10 g,陈皮 10 g,柴胡 10 g,浙贝母 10 g,乌贼骨 10 g,苍术 10 g,厚朴 10 g,野菊花 10 g,谷精草 10 g,生甘草 6 g。6 剂,水煎服,2 日 1 剂。

二诊(2014 年 7 月 4 日)。服药后症减,已无明显胃痛,仍有胃胀,大便干,舌红,苔黄,脉弦滑。患者湿热渐消,仍有气滞。初诊方加莱菔子 10 g,肉苁蓉 10 g,火麻仁 10 g。6 剂,水煎服,2 日 1 剂。

三诊(2014年7月27日)。服药后症状大减,因生气胃胀加重,大便稍干,舌红,苔薄黄,脉弦。改以首方加夏枯草10g,瓜蒌10g,莱菔子15g。6剂,水煎服,2日1剂。嘱其调畅情志,不要有太多恐惧心理,无事不必复诊,回当地定期复查胃镜。

病案5. 白某,男,42岁。2013年9月18日初诊。主诉:胃胀2年。患者胃胀痛反复发作2年,时轻时重,每因情志刺激而加重。现胃脘胀满,伴反酸,胃灼热,痞塞不舒,嗳气频作,两胁胀痛,大便溏,夜眠安。既往有饮酒史、乙型肝炎病史。舌红,苔薄白,脉弦。胃镜示慢性萎缩性胃炎。中医诊断为胃痞(肝胃不和)。西医诊断为慢性萎缩性胃炎。患者既往有多年饮酒史,此次因情志所伤而发病,肝失疏泄,使脾不得升,胃不得降,中焦气滞而致上述诸症。治以疏肝和胃,行气导滞。处方:柴胡10g,黄连6g,陈皮10g,青皮10g,延胡索10g,川楝子10g,白芍10g,苍术10g,厚朴10g,橘络10g,浙贝母10g,乌贼骨10g,茯苓10g,白术10g,甘草6g。6剂,水煎服,2日1剂。

二诊(2013年10月14日)。服药后症减,已无明显胃痛胃胀,无两胁胀痛,仍有嗳气脘痞,大便干,舌淡红,苔薄白,脉弦。患者肝郁已减,胃气稍有壅滞。初诊方去延胡索、川楝子,加鸡内金10g,神曲10g,炒麦芽10g。6剂,水煎服,2日1剂。嘱其调畅情志,定期复查。

病案6. 吴某,女,66岁。2012年12月24日初诊。主诉:胃胀1年。患者1年前出现胃痛呕吐,于当地住院治疗,胃镜示食管炎、萎缩性胃炎伴肠化、十二指肠球炎。平时经常服用多种中西药治疗,胃胀时轻时重,偶有胃痛,多在夜间发作,反酸,胃灼热,纳差消瘦,神疲乏力,口淡无味,大便时溏时干,夜眠不安。舌暗红,苔薄白,脉弦细。胃镜示食管憩室,萎缩性胃炎伴肠化。中医诊断为胃痞(气虚血瘀)。西医诊断为慢性萎缩性胃炎。患者既往有多年饮酒史,湿热困脾,日久入络,致气滞血瘀,胃络不通而致上述诸症。治以健脾和胃、行气活血。处方:黄芪6g,茯苓10g,白术10g,浙贝母10g,乌贼骨10g,白及10g,锻瓦楞子10g,三七粉3g,白花蛇舌草10g,鸡内金10g,神曲10g,炒麦芽10g,甘草6g。6剂,水煎服,2日1剂。

二诊(2013年1月11日)。服药后症减,已无明显胃痛胃胀,仍有打嗝,嗳气脘痞,大便正常,舌红,苔薄白,脉弦。患者症状缓解,前方加紫苏梗10g,赤芍10g。6剂,水煎服,2日1剂。嘱其调畅情志,定期复查。

三诊(2014年9月14日)。患者服药后症状基本缓解,一直未复发。1个月前出现胃痛,反酸,故来复诊。症见舌红,苔黄,脉弦细。胃镜示萎缩性胃炎、糜烂性胃炎。改以柴胡10g,黄连10g,苦参10g,陈皮10g,茯苓10g,白花蛇舌草10g,薏苡仁10g,白及10g,炒麦芽10g,鸡内金10g,神曲10g。6剂,水煎服,2日1剂。

第十一节 蔡 淦 医 案

蔡淦,1938 年 8 月出生,上海中医药大学附属曙光医院主任医师、教授,首届上海市名中医,全国老中医药专家学术经验继承工作指导老师,首届"全国名中医"。

蔡淦师从沪上名家童少伯、程门雪、张伯臾、黄文东等,行医、执教近 60 载,学验俱丰,临证擅长诊治脾胃病及内科杂病。他认为慢性胃炎病机基础是脾胃气虚,多夹湿热或郁热为患,脾虚肝郁是临床最多见的证型。慢性萎缩性胃炎常见有肠化、异型增生改变,为脾虚夹气滞痰凝瘀血为患,变生郁热,酿为热毒,耗伤营阴,胃膜失养所致。治疗倡导"治中焦如衡""久病入络"等,主张虚实兼顾、寒热得宜、升降并治、刚柔相济、气血同调,重视身心调养,强调治疗脾胃病应随疾病演变,根据脾病和胃病的具体情况不同,抓住主要矛盾,兼顾次要矛盾,不宜用药偏执一端。对阴火理论有独到见解,认为脾胃病最常见的阴火实质即"湿热"病邪,脾虚是湿热产生之源。治宜健脾补中之法,健脾益气,佐以甘寒或甘苦,或辛通开泄,以清化湿热。

病案 1. 张某,女,50 岁。2008 年 11 月 14 日初诊。主诉:中脘胀闷反复发作 3 年,加重 1 年。刻诊:中脘胀闷,时有隐痛,伴有两胁作胀,嗳气频作,大便溏结不调,纳少,口中黏腻,时有口干,面色萎黄,舌体胖大,舌红、苔薄黄腻,脉小弦。2008 年 10 月 30 日胃镜示慢性浅表-萎缩性胃炎伴糜烂。病理示胃窦炎症(＋＋),活动性(＋),肠化(＋),Hp(＋)。证属脾虚肝郁,湿热内蕴。治以健脾疏肝,清热化湿。处方:太子参 10 g,白术 10 g,茯苓 15 g,甘草 6 g,陈皮 6 g,半夏 10 g,木香 6 g,砂仁(后下)3 g,白蔻仁(后下)3 g,川黄连 3 g,连翘 12 g,延胡索 15 g,郁金 10 g,煅瓦楞子 60 g,海螵蛸 30 g,苍术 10 g,黄芩 10 g,莪术 15 g,炒谷芽 30 g,炒麦芽 30 g。7 剂。每日 1 剂,水煎,早晚分服。

二诊(2008 年 11 月 21 日)。胁胀、嗳气均除,大便通畅,中脘时有胀痛,口干、口腻,纳谷不馨,舌红、苔黄腻而干,脉小弦。初诊方加草果 10 g,苍术改为 15 g,以加强清热化湿。

三诊(2008 年 12 月 5 日)。中脘胀痛减轻,口干、口腻已除,纳谷不馨,舌、脉同前。二诊方去莪术、草果,加枳壳 15 g。

四诊(2008 年 12 月 19 日)。中脘略胀,余症皆除。2009 年 2 月 10 日胃镜示慢性浅表萎缩性胃炎,无糜烂。病理示胃窦炎症(＋＋),活动性(＋),肠化(－),萎缩(－),Hp(－)。

【按语】该案属疾病初期,患者肝失疏泄,逆犯脾胃,胃失通降,不通则痛;脾失升清,运化失健,湿浊中阻,郁久化热,诸症丛生。药用太子参、白术、茯苓、生甘草健脾;半夏、陈皮、苍术燥湿化痰；木香、砂仁、白蔻仁理气畅中；煅瓦楞子、海螵蛸制酸止痛；谷芽、麦芽健脾开胃；郁金、延胡索调理气血，并加强理气之功；陈皮、苍术、木香、砂仁、白蔻仁配伍黄连、连翘、黄芩清热燥湿，寒温并用，清热化湿，固护脾土。全方配伍特点：健脾益气的同时佐以疏肝理气，调补兼施，补而不滞。

病案 2. 张某，男，60岁。2007年10月29日初诊。主诉：中脘胀闷反复发作5年。刻诊：中脘作胀，偶有隐痛，胁肋胀痛，嗳气、泛酸，口黏口渴，大便3～4日一行，舌暗舌胖大、苔薄黄腻，脉沉弦。2007年10月7日胃镜检查示慢性萎缩性胃炎。病理示慢性炎症（＋＋＋），活动性（＋＋＋），萎缩（＋＋），肠化（＋），Hp（－）。证属脾虚肝乘，瘀热内蕴，肠失濡润。治以健脾疏肝，清热化瘀，佐以润肠。处方：太子参10g，白术10g，茯苓15g，甘草6g，陈皮6g，半夏10g，木香6g，砂仁（后下）3g，白蔻仁（后下）3g，川黄连3g，连翘12g，延胡索15g，郁金10g，煅瓦楞子60g，莪术15g，蒲公英30g，桃仁10g，杏仁10g，火麻仁15g，枳实15g，柴胡9g。7剂。每日1剂，水煎，早晚分服。

二诊（2007年11月5日）。诸症均减。舌红、苔薄，脉小弦。初诊方改火麻仁为30g。

三诊（2007年11月19日）。中脘稍有胀痛，余症均除，舌红、苔薄黄腻，脉小弦。继用二诊方。

四诊（2007年12月3日）。偶有中脘胀闷，余症未作。2008年8月21日胃镜示慢性浅表-萎缩性胃炎，无糜烂。病理示胃窦炎症（＋＋），活动性（＋），肠化（＋），萎缩（＋），Hp（＋）。续予三诊方加减治疗。

【按语】该案属疾病中期，患者胃病经年，肝郁脾虚日久，气虚血瘀，日久化热，瘀热内蕴，耗伤津液则肠失濡润。药用柴胡、枳实疏肝，合陈皮、木香、砂仁、白蔻仁理气畅中；郁金、延胡索、莪术、桃仁、杏仁活血化瘀兼以理气；黄连、连翘、蒲公英清热解毒；火麻仁润肠通便。全方肝脾并治，气血兼施，补中有泻，动静结合；可使痰瘀得清，气机调畅，正气渐复。

病案 3. 蒋某，女，55岁。2006年4月12日初诊。主诉：中脘胀闷、隐痛伴嗳气、泛酸反复发作7年。刻诊：中脘胀闷、疼痛，牵及背部，伴嗳气、泛酸、口干、咽梗，大便不成形，舌暗、苔光剥根薄腻，脉弦细。2006年4月3日胃镜示慢性萎缩性胃炎、十二指肠球炎。病理示肠化（＋＋＋），萎缩（＋＋＋），异型增生（＋＋）。证属脾虚瘀热内蕴，耗气伤阴。治以健脾清热化瘀，益气养阴。处方：太子参15g，炒白术9g，茯苓15g，甘草6g，半夏9g，陈皮6g，木香6g，砂仁（后下）3g，白蔻仁（后下）3g，川黄连3g，连翘12g，延胡索15g，郁金9g，石见穿15g，藤梨根30g，水红花子15g，石斛15g，莪术15g，木蝴蝶6g，桔梗6g。7剂。每日1剂，水煎，早晚分服。

二诊（2006年4月19日）。脘胀、隐痛稍减，余症同前。初诊方加柴胡9g，砂仁、白蔻仁各增至 6 g,以加强理气。

三诊(2006 年 5 月 7 日)。诸症悉除。继用二诊方。

其后,以三诊方为基础随症加减,服药 2 年。2008 年 5 月 21 日胃镜示充血渗出性反流性全胃炎以胃窦为主(中度);病理示肠化(＋),萎缩(＋),炎症(＋)。

【按语】该案为疾病后期,患者胃病日久,脾胃虚弱,运化失健,气虚推动无力,痰瘀内阻,郁久化热蕴毒,灼伤胃阴。处方重用太子参健脾益气,配伍炒白术、茯苓、生甘草、石斛益气养阴;半夏、陈皮、木香、砂仁、白蔻仁理气化痰;延胡索、郁金活血止痛;黄连、连翘、藤梨根、石见穿配水红花子、莪术,清热解毒、活血化瘀。此外,木蝴蝶疏肝下气,桔梗升提,以调畅气机,并能利咽。综观全方,虚实同理,气血兼施,升降并调,刚柔相济,补元气,泻阴火,则脾胃自安。

病案 4. 樊某,男,64 岁。2012 年 11 月 14 日初诊。主诉:中脘胀闷反复发作 2 年,加剧 3 月。刻诊:中脘胀闷,进食后加重,嗳气频作,纳谷不佳,口气重,无泛酸,大便调,苔薄黄腻,舌红,脉小弦。胃镜示慢性萎缩性胃炎。病理示慢性炎症(＋＋),萎缩(＋＋＋),肠化(＋)。诊断为胃痞。证属脾虚肝郁,湿热内蕴,痰瘀互结。治宜健脾疏肝,清热化湿,化痰散瘀。处方:太子参 10 g,炒白术 10 g,茯苓 15 g,生甘草 6 g,制半夏 9 g,陈皮 6 g,木香 9 g,砂仁 3 g(后下),白蔻仁 3 g(后下),黄连 3 g,连翘 12 g,延胡索 15 g,郁金 9 g,煅瓦楞子 60 g,海螵蛸 30 g,苍术 9 g,山药 15 g,薏苡仁 15 g,浙贝母 6 g,佩兰 18 g,枳壳 9 g,莪术 6 g,藤梨根 30 g,石见穿 15 g。14 剂,每日 1 剂,水煎服。

二诊(2012 年 11 月 27 日)。中脘胀闷、口气均减轻,但进食后仍胀闷,苔薄黄腻,舌红,脉小弦。守初诊方加路路通 10 g,水红花子 15 g,14 剂。每日 1 剂,水煎服。

三诊(2012 年 12 月 11 日)。中脘胀闷明显改善,纳谷渐香,无口气,矢气时作,苔薄腻,舌淡,脉小弦。守二诊方去枳壳、佩兰。14 剂,每日 1 剂,水煎服。

四诊(2012 年 12 月 24 日)。诸症悉减,苔薄,舌淡,脉弦。继续予以守三诊方调治。

2013 年 1 月胃镜示慢性萎缩性胃炎,病理示慢性炎症(＋),萎缩(＋＋),肠化(－)。

【按语】《脾胃论·饮食劳倦所伤始为热中论》云:"若饮食失节,寒温不适,则脾胃乃伤,喜怒忧恐,损伤元气……火与元气不两立,一胜则一负。"该案患者脾胃元气虚弱,土虚木贼,湿热内蕴,蕴而化痰,气机不畅,气滞而血瘀,痰瘀热互阻,即为阴火。故补其元气,降其阴火。方中以太子参、炒白术、茯苓、山药、生甘草益气健脾,以资脾胃虚弱之元气。慢性萎缩性胃炎的病情迁延日久,脾胃虚弱,该类患者不宜峻补,更宜平补,故以太子参平补脾胃,补气生津养阴。木香、郁金、延胡索行气疏肝,通畅气机,其中郁金、延胡索相须为用,二药均能既入气分,又走血分,气血并治。佩兰、砂仁、白蔻仁化湿行气;薏苡仁、苍术化湿醒脾;半夏、陈皮、浙贝母化痰理气;黄连、连翘清热解毒;海螵蛸、煅瓦楞子抑酸和胃;枳壳、路路通等行气活血;莪术、水红花子以散结消瘀;藤梨根、石见穿以

治疗篇

消肿散结。处方遵李杲补脾胃、泻阴火之意,补助虚弱之脾胃,清散痰瘀热之阴火,气血兼顾,中焦可安。

病案 5. 孔某,男,59 岁。2012 年 8 月 20 日初诊。主诉:纳差 1 个月。患者近 1 个月来出现纳差,时有腹胀,喜饮冷水,时感恶心、口腻、口苦、口淡,二便调,夜寐安;舌质偏暗,舌苔黄腻,脉弦滑。患者有饮酒史 30 余年,每日饮白酒 400～500 mL。2012 年 5 月 B 超示酒精性肝病。2012 年 6 月胃镜病理示慢性非萎缩性胃炎。中医诊断为湿阻。证属脾虚,痰湿热互阻。治以健脾化湿,清热和胃。处方:太子参 10 g,苍术 15 g,白术 15 g,茯苓 15 g,制半夏 10 g,厚朴 6 g,陈皮 6 g,黄芩 9 g,黄连 3 g,干姜 3 g,炒竹茹 6 g,佩兰 9 g,生薏苡仁 15 g,木香 6 g,砂仁(后下)3 g,炒谷芽 30 g,生麦芽 30 g,生甘草 6 g。7 剂,每日 1 剂,水煎分 2 次服。嘱患者改变不良生活方式,勿饮酒。

二诊。胃纳稍增,口苦、口腻减轻,时有腹胀,苔薄黄腻,脉弦滑。守初诊方加枳壳 15 g,继服 7 剂。

三诊。诸症悉减,苔薄黄。二诊方去苍术、厚朴,继服 14 剂,诸症基本消失。

【按语】患者饮酒过度,损伤脾胃,脾失健运,生湿成痰,郁而化热,湿热阻于中焦,气机郁阻不通,脾升胃降失常,脾虚与湿热内阻之象同时出现,故症见纳差、腹胀、喜饮冷水、恶心、口腻、口苦、口淡,舌苔黄腻、脉弦滑亦为湿热内蕴之外候。治疗当予健脾与清热化湿相须为用。药用香砂六君子汤益气健脾,理气畅中;平胃散燥湿运脾;半夏泻心汤和胃降逆;生薏苡仁健脾渗湿;佩兰芳香化浊,启脾开胃,增进食欲;谷芽、麦芽健脾开胃;竹茹甘凉清降,下气消痰,清热止呕。诸药合用,共奏健脾化湿、清热和胃之功。

第十二节 李佃贵医案

李佃贵,1950 年 7 月生,河北省中医院主任医师、教授,全国老中医药专家学术经验继承工作指导老师,河北省名中医,第三届"国医大师"。

李佃贵创"浊毒理论",认为"浊毒"是慢性萎缩性胃炎的主要病机之一。由于饮食不节,情志不畅,或脾胃素虚等因素导致脾失健运,胃失和降,气机壅滞,功能失调,水反为湿,谷反为滞,日久则气滞、血瘀、湿阻、浊聚、蕴热,热郁日久成毒,终致浊毒内蕴。浊毒既是一种病理产物,亦是导致疾病的致病因素。浊毒内蕴日久,血不养经,气不布津,胃络受损,失其濡养,渐致腺体萎缩,黏膜变薄,肉腐血败,日久成萎,最终形成慢性萎缩性胃炎、肠上皮化生、异性增生等病理变化,终至胃癌的恶性循环。

李佃贵在"浊毒学说"的理论指导下,制定出以"化浊解毒法"为基础调理脾胃之性,顺应脾升胃降、肝主疏泄生理功能的萎缩性胃炎癌前病变诊治体系。治疗以化浊解毒为主,辨证辅以运脾和胃、疏肝理气、和胃降逆、活血化瘀、清胃制酸等法防止萎缩性胃炎癌变,消除肠化、增生、截断癌变。

病案 1. 患者,男,48 岁。2011 年 5 月 16 日初诊。主诉:间断胃脘堵闷、隐痛 3 年,加重伴胃灼热、泛酸 1 个月。刻诊:胃脘痞闷、隐痛,饭后尤甚,伴有泛酸、胃灼热,时有嗳气,病情每因情志欠佳而加重,口腔溃疡反复发作,口干口苦,心烦易怒,不思饮食,入睡困难,大便质黏偏干,排便不爽,二三日一行,舌暗红,苔黄腻,脉弦滑数。胃镜示慢性萎缩性胃窦炎伴胆汁反流。病理示中度慢性萎缩性胃炎(胃角、胃窦)伴重度肠上皮化生,部分呈息肉样增生,肠上皮不典型增生Ⅰ～Ⅱ级。证属痞满。治以化浊解毒,疏肝理气和胃。处方:藿香 15 g,佩兰 15 g,滑石 15 g,茵陈 15 g,黄连 9 g,龙胆草 15 g,砂仁 12 g,枳实 15 g,厚朴 15 g,当归 15 g,白芍 25 g,郁金 15 g,柴胡 12 g,延胡索 15 g,合欢花 15 g,海螵蛸 20 g,瓦楞子 20 g,全蝎 9 g,蜈蚣 2 条。21 剂。

二诊。胃脘痞闷、嗳气有所减轻,隐痛及胃灼热改善不显著,仍口干,口腔溃疡面减小,胃纳增,夜寐转好,大便偏稀,排出通畅,舌红,苔薄黄腻,脉弦滑。初诊方去滑石、龙胆草,加鸡内金 15 g,香附 15 g,乌梅 12 g。继服 2 周,并嘱患者调情志,节饮食。

三诊。胃脘痞闷较前明显减轻,隐痛及胃灼热缓解,口腔溃疡已愈,胃纳可,夜寐安,情绪可,大便质可,日一行,舌苔较前变薄,病情明显减轻。继二诊方去海螵蛸、瓦楞子,加三七粉 3 g,紫苏 15 g,川芎 12 g。继服 2 周。

之后患者每 2 周复诊一次,前后共服药 1 年余。于 2012 年 9 月复查胃镜示慢性非萎缩性胃炎;病理活检示胃黏膜慢性炎症,原有肠上皮化生、异型增生消失,病告痊愈。随访至今,未见复发。

【按语】 该案患者长期情志刺激,肝郁气结,急躁易怒,病情每因情绪波动而变化;肝郁日久,导致木旺克土,脾失健运,胃失和降,清阳不升,浊邪内停,浊郁化热,久积成毒。浊毒进一步影响脾胃气机升降,热毒伤阴,浊毒郁阻胃络,终致胃体失于润养,腺体萎缩,随之产生肠上皮化生、异型增生等病理变化。湿热中阻、浊毒内蕴日久,胃失受纳,脾失运化,胃气壅滞,不通则痛,故见胃脘痞满、疼痛、不思饮食,病症反复发作,迁延难愈;肝气犯胃,胃气不降反上逆可见反酸、胃灼热、嗳气;清阳不升,浊阴不降,上扰清窍可出现头晕;浊毒循胃经上泛,浸渍口腔黏膜,最终形成口腔溃疡;"胃不和则卧不安"而成失眠;热盛耗伤津液,湿热下注大肠,故大便质干,黏滞不爽;舌暗红,苔黄厚腻,脉弦滑,均为浊毒内蕴之象。治疗中化浊、解毒并用,并注重疏肝和胃之法。方中茵陈、黄连、全蝎、蜈蚣清热利湿解毒,现代药理研究表明全蝎、蜈蚣有较强的抗肿瘤作用;藿香、佩兰、滑石、砂仁芳香运脾化湿祛浊,理气和胃,脾升胃降功能恢复,气机升降出入恢复正常,湿浊得化;当归、白芍、香附、柴胡疏肝理气,调畅气机;远志、合欢花解郁安神,调节情志,合欢花解郁理气安神,不仅擅长治脾胃郁热蕴结导致的气机失常、升降不利引发的郁结胸闷之疾,又擅治虚烦不眠、健忘多梦之症;海螵蛸、瓦楞子清胃制酸止痛,三七粉活血祛瘀生新。

病案 2. 袁某,女,58岁。2007年7月30日初诊。电子胃镜示慢性浅表性-萎缩性胃炎伴糜烂。病理示胃窦黏膜慢性炎症,可见淋巴滤泡,部分腺上皮不典型增生Ⅰ～Ⅱ级,肠上皮化生Ⅰ级。胃灼热、反酸,口中异味,自觉前胸后背发热,大便可,舌红苔薄黄腻,脉弦滑。处方:全蝎5g,黄药子3g,乌梅9g,山茱萸9g,白花蛇舌草15g,半枝莲15g,半边莲15g,薏苡仁20g,生石膏30g,黄连(打)12g,黄芩12g,瓦楞子粉(先)30g,茵陈15g,砂仁(打,后下)12g,三七粉(冲)2g。

二诊(2007年8月16日)。胃脘不适,空腹为甚,胃灼热、反酸消失,口干口苦有异味,大便调,舌红苔薄黄微腻,脉弦细滑。处方:生石膏30g,黄连(打)12g,黄芩12g,全蝎6g,黄药子3g,白花蛇舌草15g,半枝莲15g,薏苡仁15g,白英12g,丹参15g,三棱9g,砂仁(打,后下)1.5g,山茱萸12g,乌梅9g,石斛12g,三七粉(冲)2g。

三诊(2007年8月30日)。胃脘部不适,空腹为甚,口干口苦,寐差,大便调,舌红苔薄黄腻,脉沉弦细。处方:生石膏(打,先)30g,乌梅12g,山茱萸15g,石斛15g,天花粉15g,沙参15g,麦冬15g,黄连(打)12g,黄芩12g,全蝎6g,黄药子3g,白花蛇舌草15g,薏苡仁15g,丹参15g,三七粉(冲)2g。

经过1年治疗,2008年7月4日电子胃镜示慢性浅表性胃炎。病理示黏膜慢性炎症伴急性炎症反应。

【按语】该方中应用化浊解毒的全蝎、黄药子、白花蛇舌草等,配合养阴的乌梅、山茱萸、石斛、天花粉、沙参等及清热的生石膏、黄连、黄芩,全方共奏化浊解毒、活血祛瘀、养阴生津之功效。全蝎在方中起到活血化瘀、解毒散结之效。因患者又有部分腺上皮不典型增生Ⅰ～Ⅱ级,肠上皮化生Ⅰ级,此为癌前期病变。现代药理研究表明,全蝎的活性成分蝎毒又可以用于多种肿瘤的治疗,故方中加入全蝎既符合中医学的理论,又符合现代药理研究。

病案 3. 李某,男,56岁。2009年4月18日初诊。主诉:胃脘胀痛5年,加重10天。患者慢性萎缩性胃炎病史5年,在某医院做胃镜示慢性萎缩性胃炎,病理示黏膜中度炎症。刻诊:胃脘胀满、疼痛,嗳气,口干苦,唇舌反复溃疡,经年不断,舌痛,大便干结,2～4日1次,舌暗红,苔黄厚腻,脉弦滑。证属浊毒内蕴,熏蒸口舌。治以化浊解毒,生肌敛疮。予化浊解毒方加减。处方:藿香12g,佩兰9g,生薏苡仁15g,茵陈15g,白花蛇舌草15g,黄连15g,蒲公英12g,云苓15g,白术9g,冬凌草12g,儿茶9g,玄参15g,青黛3g。日1剂。

1周后胃脘胀痛明显减轻,唇舌溃疡较前表浅,无新生溃疡。按上方加减治疗1个月,胃胀基本不明显,溃疡消失。随访半年未复发。嘱其清淡饮食。

【按语】慢性萎缩性胃炎多因饮食不节损伤脾胃,致脾失健运,湿浊内生,日久郁热蕴毒,浊毒内蕴于里而见胃脘胀痛、嗳气等症状。胃经"起于鼻翼两侧……而下鼻外侧,进入上齿龈内,回出环绕口唇,向下交汇颔唇沟承浆处"。浊毒之邪,循经上扰而见口腔溃疡反复发作,经久不愈。李佃贵运用化浊解毒方清化脾胃湿浊热毒,使浊毒去,脾胃调。李佃贵每遇浊毒内蕴所致口腔溃疡必加冬凌草、儿茶、玄参、青黛等药。冬凌草,《现代中药学大辞典》记载,冬凌草苦甘,微寒,有清热解毒、活血止痛作用。李佃贵认为冬凌草具有解热、降燥、润喉作用,对于口舌生疮、上焦火热均有较好治疗作用。儿茶,《医学入门》记载可"消血、治一切疮毒",《本草正》记载可"降火生津,清痰涎咳嗽,治口疮喉痹",元参、青黛有清热解毒凉血作用,《岭南采药录》记载可"涤疮及疳腮"。在化浊解毒基础上加用上述药物,使多年痼疾得愈。

病案 4. 李某,女,45 岁。主诉:间断胃脘胀痛 5 年,加重半年。患者 5 年前开始出现胃脘胀痛,曾作胃镜示慢性萎缩性胃炎。半年前症状加重,在某医院门诊做胃镜示慢性萎缩性胃炎,病理示肠上皮化生(中度)。其母因胃癌去世,逐渐伴烦躁,焦虑易激惹。曾诊断为抑郁症。刻诊:胃脘胀痛,生气后加重,嗳气,反酸,口干口臭,纳差,烦躁,寐差,大便日 1 次,艰涩难出,舌暗红苔黄厚腻,脉弦细滑。症属浊毒内蕴,瘀血阻络。治以化浊解毒、活血化瘀。予化浊解毒方加减。处方:藿香 12 g,佩兰 9 g,生薏苡仁 15 g,茵陈 15 g,白花蛇舌草 15 g,黄连 15 g,蒲公英 12 g,云苓 15 g,白术 9 g,五加皮 15 g,合欢皮 15 g,龙胆草 9 g,生龙骨 15 g,生牡蛎 15 g,栀子 12 g,豆豉 6 g。14 剂。

服药后胃脘胀满减轻,心烦、寐差明显好转,仍有嗳气,在上方基础上加菖蒲 20 g,郁金 12 g。守方治疗 3 个月,诸症悉除。随访 3 个月未发。

【按语】脾胃在情志发病过程中至关重要,不仅直接调摄情志,还可通过经络气血影响其他脏腑,以达到对情志的作用。慢性萎缩性胃炎患者常因饮食、情志等因素,使脾失健运,湿浊内生,日久郁热蕴毒,浊毒内蕴而见诸症。浊毒内蕴胃腑,胃失和降而见胃脘胀满、疼痛,浊毒内蕴肠道而见大便黏腻不爽,浊毒淫侵,上扰心神,神失调摄而见烦躁、易激惹、寐差等症状。朱震亨曾提出"气郁""血郁""痰郁""火郁""湿郁""食郁"等六郁观点,李佃贵认为慢性萎缩性胃炎伴抑郁症的发病与浊毒致病有关,临床上采用化浊解毒为大法,每多用化浊解毒药物的同时配合刺五加、合欢皮、生龙骨、生牡蛎等镇静敛神,亦即《注解伤寒论》中的"龙骨、牡蛎,收敛神气而镇惊"。

慢性萎缩性胃炎属于中医学"胃痞""胃脘痛"等范畴,慢性萎缩性胃炎临床症状常缺乏特异性,多见痛、胀、痞、满、呆、嗳、烧(即胃灼热)、酸、泻、秘 10 个症状,舌质多红或紫暗,舌苔黄燥或黄腻,脉多弦滑或滑数,腹诊可见板结、分层、条索等,均为浊毒内蕴之表现。其发病脏腑与脾、胃有关,病因与浊毒内蕴密切,病机演变过程均可归纳为脾失健运→湿浊困脾→日久蕴毒→浊毒内蕴→临床症状各异。因此,临证治疗疾病时,凡见舌质暗红或紫暗,舌苔黄厚腻,脉弦滑,大便黏腻不爽,面色晦暗等症状均采用化浊解毒法治疗,取得良效。

病案 5. 张某,男,46 岁。2009 年 9 月 26 日初诊。主诉:胃脘不适 3 个月余。平素情志不遂,于3个月前饮食不节出现胃脘部隐痛,伴胃灼热、泛酸、嗳气。于某医院做电子胃镜诊断为慢性萎缩性胃炎伴多发糜烂。病理检验报告示胃窦黏膜慢性炎症,中度腺体肠化,轻度异型增生。刻诊:胃脘隐痛,脘腹胀满,嗳气频频,偶有胃灼热,大便黏腻不爽,日行1~2次,纳差,舌质暗,苔黄厚腻,脉弦滑。证属浊毒内蕴。治宜化浊解毒。处方:厚朴12g,枳实15g,大黄(后下)9g,黄芩12g,黄连12g,生石膏30g,茯苓12g,泽泻12g,白术6g,瓦楞子15g,蒲黄(包)9g,五灵脂15g,砂仁12g,香附15g,大腹皮9g,白芍药30g,白花蛇舌草15g,半枝莲15g,半边莲15g,甘草6g。7剂。

二诊。患者服药后大便泻下量多,每日3次,胃脘隐痛、胃灼热、嗳气、吞酸较前明显好转,脘腹胀满明显减轻,食欲增强,苔黄腻。初诊方去大黄、大腹皮,加藿香12g,佩兰12g,继服7剂。

三诊。胃脘疼痛减轻,无胃灼热、泛酸,大便每日1次,纳可,舌苔薄黄腻。后仍以化浊解毒为大法,依症、脉、舌调整处方。

继服9个月后复查胃镜示慢性浅表性胃炎。病理示胃黏膜慢性炎症,原有肠化及异型增生消失。

【按语】该案患者长期情志不遂,肝气不舒,又加饮食不节,导致肝胃不和,脾失健运,湿浊中阻,气滞湿阻,郁久化热,热壅血瘀,最终浊毒内蕴,故而胃脘疼痛、脘腹胀满、胃灼热、大便黏腻不爽、次数增多,舌暗、苔黄厚腻,脉弦滑。中医辨证为浊毒内蕴。李佃贵以通因通用之法,采用化浊解毒治之。方中以大黄、厚朴、枳实通腑泻下,使"浊毒"之邪迅速从大便排出;黄芩、黄连苦寒燥湿;砂仁、藿香、佩兰芳香化浊;茯苓、泽泻淡渗利浊;蒲黄、五灵脂活血化瘀;白花蛇舌草、半枝莲、半边莲清热解毒;并以白术、甘草培补中焦,顾护正气,扶正而祛邪。诸药合用,共奏化浊解毒之功。因势利导,通因通用,则不止泻而泻自止,化浊解毒而诸症消失。

慢性萎缩性胃炎临床虽见大便黏滞不爽、次数增多,或泄泻等"通"的症状,但究其本则为"浊毒"内蕴所致,"浊毒"内蕴贯穿了慢性萎缩性胃炎发病的全过程。临床用药,针对"浊毒"之邪,以通腑泻下之品配苦寒燥湿、芳香化浊、淡渗利浊、清热解毒及固护正气诸药,共奏化浊解毒之功,体现通因通用之法。虽通因通用,无不体现着李佃贵治病求本的学术思想。

病案6. 于某,男,61岁。2017年3月12日初诊。主诉:间断性胃脘部胀满疼痛3年,加重10天。患者3年前无明显诱因出现上腹部胀满不适、疼痛,时有嗳气,自服多潘立酮片,服药后诸症有所缓解。随后症状时轻时重,自服药物后可缓解。10天前因暴饮暴食加之与人发生口角,出现胃痛、胃胀、嗳气,两胁肋部不适。某医院电子胃镜示萎缩性胃炎。病理示腺体中重度肠化。自服药物后症状无缓解。刻诊:胃脘部疼痛、胀满,时有嗳气,两胁肋部不适,后背疼痛,小便可,大便黏腻不爽,每日1~2次,寐差,纳少,舌质暗红,苔薄黄腻,脉弦滑。证属湿浊中阻,胃络瘀血。治宜祛湿解毒,化浊通络。处方：茵陈12g，黄连12g，白花蛇舌草12g，半边莲15g，穿山甲 * 6g，蛇莓6g，全蝎9g，蜈蚣3条，水蛭9g，土鳖虫6g，守宫9g，蝉蜕6g，僵蚕6g，莪术15g，苍术12g，藿香10g，广木香9g，紫苏梗12g，瓜蒌15g，丹参15g，珍珠母30g，炒栀子9g，焦神曲15g。7剂。

二诊（2017年3月19日）。患者自诉服药后胃脘部疼痛明显减轻，仍感胀满，时有嗳气，口干，大便成形，每日1次，睡眠有所改善，饮食较前增多，舌质偏红，舌苔黄腻，脉弦滑。初诊方加厚朴9g，生地黄12g，牡丹皮15g。7剂。

三诊（2017年3月26日）。患者胃脘部仍时感隐痛，饮食不当后会有胀满感，时有嗳气，二便调，寐可，纳少，舌质偏红，舌苔黄腻，脉弦滑。二诊方加炒鸡内金15g。7剂。

四诊（2017年4月8日）。患者诉偶饮食不慎后胃脘部隐痛，纳寐可，二便调，舌质暗红，苔薄黄腻，脉弦滑。处方：茵陈12g，黄连9g，白花蛇舌草12g，半边莲15g，穿山甲6g，蛇莓6g，全蝎9g，蜈蚣3条，水蛭9g，土鳖虫6g，守宫9g，蝉蜕6g，僵蚕6g，苍术12g，藿香10g，广木香10g，紫苏梗12g，瓜蒌12g，丹参15g，珍珠母20g，炒栀子9g，焦神曲15g，炒鸡内金15g，厚朴9g，生地黄12g。

方药随症加减，连续服药3个月。2017年7月10日就诊，患者诉饮食不当时会有胃脘部不适，平素如常，纳寐可，二便调，舌质暗红，苔薄黄腻，脉弦滑。电子胃镜示萎缩性胃炎伴轻度糜烂。病理示轻度慢性炎症伴肠化（胃窦）。

嘱患者畅情志，节饮食，勿劳累。继续巩固治疗，坚持服药。2018年1月10日随访，电子胃镜及病理示肠化有效逆转。

【按语】该案患者平日饮食以肥甘醇酒厚味为主，日久影响脾胃运化功能，脾胃乃后天之本，运化失常，湿热内蕴，湿聚化浊，浊邪客于中焦脾胃，胃络失养。患者就诊时病程已久，萎缩伴肠化。李佃贵认为萎缩性胃炎病机关键是浊毒内蕴，发展为肠化时病机演变为浊毒内蕴，络脉瘀阻，治疗重在祛湿化浊，活血解毒，"病久入络"，只有使浊毒之邪消散，萎缩的胃黏膜才能得以濡养。又因湿附于浊，两者相互胶结较难清除，徒化浊则湿不去，祛湿有助于化浊，此时将虫类药与植物药联用运用会起到事半功倍的效果。方中药用蜈蚣、全蝎、蝉蜕、僵蚕、土鳖虫、水蛭、守宫等虫类药物，使客于胃络的浊毒随气血流动消散于无形，全蝎、蜈蚣活血化瘀，水蛭通达气血，蝉蜕、僵蚕轻清化浊，将轻清之蝉蜕、僵蚕与质重之全蝎、蜈蚣共用，升降相伍，达湿祛浊散之效。久病顽疾宜缓攻，李佃贵强调虫类药物剂量不宜大。又用清热燥湿之茵陈、藿香、黄连、炒栀子泻火存阴；苍术燥湿健脾；厚朴燥湿消痰；穿山甲、丹参通达气血；广木香、紫苏梗行气和中；瓜蒌涤痰散结；"胃不和则卧不安"，用珍珠母重镇安神；焦神曲、炒鸡内金消食和胃；半边莲、白花蛇舌草、蛇莓清热解毒，令热邪去，浊毒清。诸药配伍，相须为用，直达病所。

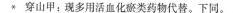

* 穿山甲：现多用活血化瘀类药物代替。下同。

白家温,杜雪方,任传枝,2009.李乾构治疗慢性萎缩性胃炎经验介绍[J].光明中医,24(12):2246,2247.

才艳茹,杨倩,陈宏宇,等,2016.李佃贵化浊解毒调肝法治疗慢性萎缩性胃炎经验[J].山东中医药大学学报,40(6):538~541.

陈寿菲,2007.杨春波治疗脾胃病湿热证验案2则[J].福建中医药,38(5):12,13.

杜艳茹,刘雪婷,王春浩,2012.李佃贵化浊解毒法治疗慢性萎缩性胃炎兼次症举隅[J].辽宁中医杂志,39(3):535,536.

高尚社,2012.国医大师李振华教授治疗慢性萎缩性胃炎验案赏析[J].中国中医药现代远程教育,10(11):4~6.

耿燕楠,刘子丹,宋红春,等,2014.徐景藩运用升降理论诊治脾胃病经验[J].中医杂志,55(1):12~14.

郭淑云,2007.李振华教授治疗痞满经验[J].中医研究,20(7):49,50.

郭淑云,2008.李振华脾虚胃滞肝易郁病机学思想诊治举隅[J].中国中医基础医学杂志,14(1):58,67.

过伟峰,何小刚,高向丽,等,2007.周仲瑛教授从肝胃失和论治慢性胃痛的经验[J].南京中医药大学学报,23(5):325~327.

郝旭蕊,李维康,刘凯娟,等,2019.李佃贵教授应用虫类对药治疗慢性萎缩性胃炎经验[J].河北中医,41(5):645~648.

蒋真真,赵智强,2018.从病案窥探周仲瑛教授辨治慢性萎缩性胃炎特色[J].四川中医,36(1):164~166.

李佃贵,李金花,崔建从,等,2009.李佃贵教授运用全蝎治疗萎缩性胃炎经验[J].实用中医内科杂志,23(8):8,9.

李克强,1991.周学文治疗脾胃病经验花絮[J].辽宁中医杂志,(10):26,27.

李帷,朱培一,张声生,等,2013.李乾构健脾理气法治疗功能性消化不良经验[J].北京中医药,32(6):413,414.

梁宝慧,2007.路志正治疗慢性萎缩性胃炎经验[J].中华中医药学刊,25(4):658,659.

刘汶,2005.李乾构应用四君子汤的经验撷菁[J].中医药临床杂志,17(2):108,109.

刘晓谷,蔡淦,2009.蔡淦辨治慢性萎缩性胃炎经验[J].上海中医药杂志,43(7):5~7.

陆为民,徐丹华,2014.国医大师徐景藩治疗慢性萎缩性胃炎胃阴不足证的经验[J].时珍国医国药,25(9):2263,2264.

陆为民,周晓波,周晓虹,等,2010.徐景藩治疗胆胃同病验案分析及辨治特色[J].江苏中医药,42(3):1~3.

石瑞舫,路志正,2014.路志正教授以温法治疗脾胃病经验介绍[J].新中医,46(11):28~31.

石绍顺,陈民,张立,2010.周学文教授诊治胆汁反流性胃炎的经验简介[J].新中医,42(11):134~136.

苏泽琦,于春月,张文君,等,2017.国医大师路志正治疗慢性萎缩性胃炎临证经验[J].现代中医临床,24(3):34~36.

唐晓亮,2010.李佃贵运用"通因通用"法治疗慢性萎缩性胃炎临床经验[J].河北中医,32(7):965,966.

汪红兵,彭美哲,李享,等,2013.李乾构治疗慢性萎缩性胃炎经验[J].北京中医药,32(12):907,908,916.

王长洪,1982.董建华教授运用通降法治疗胃病的经验[J].上海中医药杂志,(7):2~5.

王松坡,2011.国医大师临床经验实录张镜人[M].北京:中国科学技术出版社.

王晓戎,马继松,2011.国医大师李玉奇治疗脾胃病临证用药经验探析[J].辽宁中医杂志,38(7):1281,1282.

吴宽裕,刘宏,乐云丰,2007.杨春波老中医诊治脾胃湿热证的特点[J].福建中医学院学报,17(5):11~13.

吴寅保,2002.董建华治疗慢性胃炎经验拾零[J].山西中医,18(6):7,8.

辛红,蔡淦,2013.蔡淦辨治慢性胃肠疾病湿热证临床经验[J].上海中医药杂志,47(7):1~3.

徐青,1993.徐景藩胃病医案2则[J].中医杂志,(12):722.

徐子亮,刘华珍,1996.李玉奇博士医案4则[J].吉林中医药,(3):6,7.

许雷,蔡淦,2014.蔡淦运用东垣元气阴火学说论治慢性萎缩性胃炎经验[J].四川中医,32(4):11,12.

杨晋翔,1997.董建华老中医从通降论治胆汁返流性胃炎的经验[J].新中医,29(1):8,9.

杨丽苏,1999.路志正治疗萎缩性胃炎伴胃腺异型增生的经验[J].中国医药学报,14(2):56,57.

叶柏,2006.徐景藩教授治疗胆汁反流性胃炎经验[J].南京中医药大学学报,22(5):318,319.

叶放,霍介格,周仲瑛,2005.周仲瑛教授辨治脾胃病验案探析[J].南京中医药大学学报,21(3):180,181.

张雪梅,周学文,2015.周学文教授治疗慢性萎缩性胃炎经验[J].辽宁中医药大学学报,17(6):235~237.

赵艳利,2006.李振华教授脾胃肝脏腑同治慢性胃炎的理论探讨[D].郑州:河南中医药大学.

研究进展篇

第八章　慢性胃炎动物模型研究概况

慢性胃炎研究是胃病研究的重要课题之一,而慢性胃炎动物模型的建立是慢性胃炎研究的前提和基础。为了建立稳定、可靠的动物模型,广大学者进行了长期探索,取得了一定的成绩,下面就慢性胃炎动物模型情况做概述。由于慢性胃炎的致病因素多、致病过程长,造模往往需要多种干预措施联合应用且造模过程易于受到其他因素影响,所以模型建立过程常需要应用多种试剂,不同学者所用试剂、浓度、应用时间等有所不同,文中所述参数仅供参考。

一、慢性胃炎疾病模型的建立

(一) Hp 感染动物模型的建立

Hp 是慢性胃炎明确的最主要的致病因子,更是胃癌发生的一类致癌物。Hp 在胃内定植可引起包括胃炎、消化性溃疡、黏膜相关淋巴组织(MALT)淋巴瘤、癌前病变和胃腺癌在内的一系列胃黏膜病理变化。Hp 感染性胃炎模型是最常用的慢性胃病模型。

早期 Hp 相关动物模型所用 Hp 都是从动物分离出来的螺杆菌属,如从猫、犬胃中分离。后来主要应用人胃分离 Hp 菌株,它可以定植到灵长类动物如猕猴,以及其他实验动物如猫、犬、沙鼠、大鼠、小鼠、猪等体内。它们在探究 Hp 致病机制、疫苗筛选、新药研发等研究方面发挥了重要作用。

1. 猕猴

猕猴属于灵长类动物,它与人类相近,胃内生理结构亦与人类高度相似,可行胃镜检查,是最符合实际的动物模型之一,模型建立多采用恒河猴、日本猴等。Hp 接种至猕猴后,可获得稳定持续的胃黏膜定植,并可观察到渐进性慢性萎缩性胃炎。但此类动物比较昂贵,且部分动物可能在实验前已感染 Hp,故常需根除原发 Hp 以提高所研究 Hp 菌株的定值率。

2. 猪

普通猪和悉生猪均可实现 Hp 定植。由于悉生猪所带病原体已知,更利于保持实验结果的准确性和可阐释性。悉生猪的胃内生理结构及 Hp 定植模式与人类相似,并

慢性胃炎的中西医结合治疗

可用胃镜观察。悉生猪能诱发形成胃炎、溃疡，学者已用该模型验证了 Hp 感染引发胃炎的机制，以及 Hp 的致病因子如尿素酶、细胞毒素等的致病作用。但 Hp 感染悉生猪后，所产生的胃浅表性损伤与人感染 Hp 后胃部典型的病理改变有所差异。另外，悉生猪成熟时，体积较大，难以隔离及获取组织标本。加之该动物价格昂贵，饲养需要特殊设施，允许观察的时间短，影响了其在相关研究中的应用。

3. 蒙古沙鼠

1991 年日本学者 Yokota 等首次报道用 Hp 感染蒙古沙鼠可获得胃炎模型。Sawada 等用 ATCC43504 Hp 菌株经口感染 8 周龄蒙古沙鼠，2 周后致急性胃炎，4 周后出现慢性胃炎，12～24 周后获得胃及十二指肠溃疡，Hp 定植期超过 8 个月。1998 年，Wantanabe 等用 TN2GF4 菌株接种 5 周龄 SPF 级雄性蒙古沙鼠，接种后第 6 周出现明显的慢性活动性胃炎及上皮增生，第 26 周出现胃溃疡和肠上皮化生等病变，第 62 周 37% 的蒙古沙鼠胃幽门区发生高分化肠型腺癌。Honda 等用 ATCC43504 菌株感染雄性 5 周龄蒙古沙鼠后，出现明显的胃黏膜炎症，第 6 个月，胃窦近小弯侧出现慢性萎缩性胃炎伴肠上皮化生，18 个月后 40% 的蒙古沙鼠出现高分化肠型腺癌。

随着研究的深入，Hp 感染蒙古沙鼠模型日益成熟，表现出巨大的应用优势。与传统实验小鼠相比，蒙古沙鼠 Hp 自然感染率低，Hp 定植持续时间长，Hp 感染所表现出来的急性胃炎、慢性胃炎、肠化生和十二指肠溃疡等病理变化与人类比较相似，并且随着观察时间的延长可诱导出胃癌模型。因此，Hp 感染蒙古沙鼠模型成为一种非常有价值的动物模型，可广泛用于 Hp 感染性胃炎、十二指肠溃疡发病机制，Hp 与肠上皮化生，Hp 疫苗，以及 Hp 与胃癌的相关性研究。

4. 大鼠

大鼠于 18 世纪后期开始人工饲养。19 世纪美国费城维斯塔尔研究所在开发大鼠作为实验动物方面做出了突出贡献，目前世界上使用的许多大鼠品系均起源于此。大鼠体型较小，遗传学较为近似，常被誉为精密的生物研究工具，是人们目前采用最广泛的模型动物，它有价格便宜、容易饲养、体积小等特点。综合国内研究现状看来，目前用来复制 Hp 感染慢性胃炎实验动物模型的大鼠品系比较统一，多为 Wistar 和 SD 大鼠。

5. 小鼠

小鼠体型小，饲养经济，易繁殖，来源方便，SPF 级小鼠饲养条件已非常成熟，是动物模型的较好材料。1990 年 Lee 等首次采用猫螺杆菌（H. felis）接种无菌 Webster 小鼠，成功获得活动性/慢性胃炎模型。该模型中的 H. felis 主要聚集于胃腺体底部，与 Hp 在人体主要聚集于胃腺体顶部，黏附于胃上皮有所差异。由于 H. felis 感染小鼠引起的免疫反应与人类免疫反应相似，故多用于研究疫苗中活性剂量、佐剂及免疫活化问题。

随后学者将从人体分离并经过驯化的 Hp 菌株（SS1）定植于小鼠胃黏膜中，发生了慢性活动性胃炎、胃黏膜萎缩等病理变化。同 H. felis 小鼠模型比较，该模型与人类有相同的炎症部位，但 Hp 在小鼠胃黏膜中定植力差，且其不具备人类 Hp 感染性胃炎典型病理模型特征。另外，该模型对小鼠品系有高度的选择性，单独 Hp 菌株长期感染小鼠不易产生胃癌模型。

（二）慢性非萎缩性胃炎动物模型建立

慢性非萎缩性胃炎是胃癌发病模式的起始阶段，建立慢性非萎缩性胃炎动物模型并干预，对预防萎缩性胃炎和胃癌具有重要意义。

1. 无创造模法

一般应用大鼠造模，常采用灌胃、自由饮用胃黏膜刺激（损伤）物和饥饱失常等致病手段：① 灌胃，主要灌胃试剂包括乙醇和脱氧胆酸钠两种。乙醇每周 2 次灌胃，脱氧胆酸钠每日灌胃。两者可以单选一种进行，也可以同时使用。② 自由饮用，常用氨水。氨水配成两个浓度，在不同时间段分别给予。即在第 1～6 周给予较低浓度如 0.05% 的氨水，第 7～12 周给予较高浓度如 0.1% 氨水。③ 饥饱失常，如单日禁食，双日足量喂食。三种手段共同操作，12 周后可成功建立 SD 大鼠慢性非萎缩性胃炎模型，且稳定性良好；也可采用自由饮用合并饥饱失常法，即步骤②和步骤③联用，16 周后也可以成功建立大鼠慢性非萎缩性胃炎模型。

2. 手术造模法

大鼠禁食不禁水 16 小时后，腹腔麻醉，固定，无菌条件下开腹，在胃前壁距幽门环 0.2 cm 无或少血管处切一小口，将一长约 2 cm，直径 0.2～0.3 cm 的金属弹簧前 1/3 插过其幽门环进入十二指肠，用缝线将弹簧两端及中央固定，按手术常规逐层缝合胃及腹壁切口。恢复性饲养 1 周后使用 50～60℃ 4% 淀粉浓度、15% NaCl 浓度的热糊灌胃，每周 2 次。9 周可成功建立大鼠慢性非萎缩性胃炎模型。

（三）慢性萎缩性胃炎动物模型建立

慢性萎缩性胃炎是一个慢性过程，其发生、发展与多种因素有关，如酒精刺激、饮食刺激、药物损伤、饥饱失常、胆汁反流等长时间作用所致。学者通过模拟一种或多种致病因素，建立类似人类慢性萎缩性胃炎动物模型，下面建模方法可供参考。

1. N-甲基-N-硝基-亚硝基胍法

（1）在饮水中加入 N-甲基-N-硝基-亚硝基胍（MNNG），MNNG 每周先用蒸馏水配制成 1 g/L 浓度的储存液，避光冷藏保存，用时将其配成 167 μg/mL 的饮用液，装入饮水瓶中，外涂黑色，每天更换，让大鼠尽量饮用。2～4 个月即可基本形成萎缩性胃炎。

（2）采取 MNNG＋Hp 综合方法。该方法分 3 个程序：① 自由饮用，供大鼠自由饮用 MNNG，24 h 更换一次，持续 8 周。② 感染 Hp，以消炎痛一次性皮下注射，隔日灌胃给予培养好的 Hp 菌株，共 5 次，10 天完成。③ 间隔 2 周后，再次自由饮用

MNNG 溶液。3 个程序依次进行,12 周可建立慢性萎缩性胃炎动物模型。

MNNG 法是大家公认的慢性萎缩性胃炎造模方法,并在此基础上不断加以改进,综合其他因素来造模均取得成功,但其剂量及灌胃时间等均没有统一标准。综合相关报道情况,由于 MNNG 易于遇光降解,认为 $100\sim200\ \mu g/mL$ 的 MNNG 液较为合理,浓度过低则模型复制时间过长,成功率低;浓度过高导致造模过程死亡率比较高,且易出现结肠癌等其他肿瘤。

2. 多因素综合法

该类模型病变特点与人类的慢性胃炎较为相似,而且方法可靠、经济、重复性好,是一种进行慢性胃炎病因学、发病学及实验治疗学研究的较为理想模型。

(1) 大鼠于第 $1\sim4$ 周每天饮用 $20\ mmol/L$ 去氧胆酸钠溶液,同时前 4 周每隔 10 天,按 $10\ mL/kg$ 剂量灌胃给予 60% 的乙醇 1 次;第 $7\sim13$ 周每隔 7 天轮换 1 次,分别饮用 30% 乙醇和 $20\ mmol/L$ 去氧胆酸钠溶液,共 13 周。

(2) 大鼠在第 1 个月每隔 5 天,第 2 个月每隔 7 天,灌服 60% 乙醇溶液 1 次,每次 2 mL,并以 $20\ mmol/L$ 的去氧胆酸钠溶液作饮用水随意饮用;第 $3\sim6$ 个月则以 $20\ mmol/L$ 的去氧胆酸钠溶液和 30% 乙醇溶液为饮用水,每隔 7 天轮换 1 次,任意饮用。并在饮用去氧胆酸钠液的 7 天里的第 1 天和第 5 天分别灌服 60% 乙醇液 2 mL 各 1 次,以加强致炎刺激。

(3) 用 0.1% 氨水作为饮用水自由饮用。而后使用 $20\ mmol/L$ 的去氧胆酸钠溶液每日灌胃 1 次,每次 2 mL,同时 60% 的乙醇每周空腹灌胃 2 次,每次 2 mL。

上述三因素共处理 16 周建立大鼠慢性萎缩性胃炎模型。或用 $0.2\ mL/L$ 的氨水作饮用水给大鼠自由饮用 4 个月。或用 $0.4\ mL/L$ 的氨水给模型组大鼠自由饮用,隔日换 1 次氨水,连续 30 d,期间 ^{60}Co 照射 1 次。

(4) 以 2% 水杨酸钠溶液给大鼠灌胃,每天 1 次。前 3 周自由进食,进水;后 3 周单日禁食,自由饮水,双日足量喂食,自由饮水;隔日在温水中游泳 1 次,每次 10 min。共给药 6 周。

(5) 将水杨酸钠加入 30% 乙醇溶液中,配置成 2% 的水杨酸钠和 30% 的乙醇的混合溶液,给大鼠灌胃,每日 1 次,连续 $8\sim12$ 周;可配合过度劳倦法和隔日喂食不禁水法。

(6) 用 2% 水杨酸溶液及 15%、$55℃$ 热盐水灌胃;$20\ mmol/L$ 去氧胆酸钠溶液自由饮用;配以饥饱失常处理(2 天饱食,1 天禁食),造模 2 个月。

(7) 用 0.05% 吲哚美辛溶液,大鼠灌胃,每日 1 次,6 个月可建立萎缩性胃炎模型。

(8) 每周用 60% 乙醇空腹灌胃 2 次;$20\ mmol/L$ 去氧胆酸钠灌胃,每日 1 次;大鼠日常自由饮用 $0.05\%\sim0.10\%$ 氨水;0.05% 吲哚美辛灌胃,每日 1 次;并结合饥饱失常法。造模 16 周。

研
究
进
展
篇

3. 免疫法

大鼠皮下注射佐剂抗原(用同品系大鼠胃黏膜的 0.9%氯化钠注射液组织匀浆与 Freund 佐剂 1∶1 配成乳剂),3 周后重复注射 1 次,单日禁食,双日自由进食,6 周。

自身免疫性胃炎在我国少见,同时免疫方法制模稳定性比较差,所以我国应用不多。

4. X 线照射

用 X 线(5Gy/s)每日照射 5 周龄大鼠胃区,持续 80 周,可成功诱发伴有帕内特细胞及肠标记酶的肠上皮化生(IM)。或用 15.4 Gy/s X 线照射豚鼠胃区,动态地观察胃壁细胞数目、胃组织及功能变化,结果显示 X 线照射豚鼠胃区可诱发形态和功能上都与人类 CAG 非常相似的病变。

5. 手术法

大鼠禁食不禁水 16 h 后,戊巴比妥钠腹腔注射麻醉,将距幽门约 2 cm 的前胃部和距 Treitz 韧带约 3 cm 的空肠相吻合。随后将距胆管十二指肠开口约 0.5 cm 处的远胃端十二指肠横断,做荷包缝合。手术前后 1 天均给予高糖盐水,术后第 2 天恢复进食。14 周开始大鼠胃黏膜出现萎缩性改变。

6. 其他造模法

(1)迷走神经切断术 有学者用双侧迷走神经切断术造模。虽然该模型的组织学及其发生机制与人萎缩性胃炎有一定差异,但从继发性胃酸缺乏及胃张力降低角度考虑,实验模型与人类相似。

(2)胃黏膜外植 国外有人用手术把胃黏膜外植于狗及大鼠腹壁上,使其因反复创伤引起破坏及炎性反应诱发萎缩性胃炎。

(3)药物与 Hp 结合法 国内有学者利用枯矾与 Hp 结合,或阿司匹林与 Hp 结合在小鼠和家兔成功地建立萎缩性胃炎模型。这对解释临床 Hp 阳性患者服用胃黏膜刺激性药物引发萎缩性胃炎有病因学意义。

目前慢性胃炎模型复制成功与否的判断主要根据病理组织学检查,胃组织形态的观察结果作为辅助。新的可视化技术还可对胃黏膜损伤面积进行评价,进而清晰地显示出胃黏膜受损情况。此外,胃蛋白酶、胃泌素、胃酸、表皮生长因子、一氧化氮等机制相关指标也被大量检测,为慢性胃炎的模型确证和发病机制研究提供帮助。

二、慢性胃炎证候模型的建立

慢性胃炎病因病机主要与情志不畅、精神紧张、思虑过度、工作压力大、暴饮暴食、恣食烟酒过度、寒饮所伤、药物所伤等密切相关。根据饮食不节、五味偏嗜、劳耗气、寒伤阳等理论,结合现代医学方法复制出符合中医病因病机的慢性胃炎证候模型,有助于挖掘中医药治疗该病的优势,但相关模型的建立和认定尚有一定争议。

（一）脾虚证

（1）综合运用饮食不节（如单日喂食，自由饮水）、劳倦过度（游泳至耐力极限）、苦寒泻下（大黄、厚朴、枳实等按一定比例制成煎剂浓缩液，灌胃）、营养受限（双日禁食）等方法互相配合，可以分别复制慢性萎缩性胃炎脾气虚、脾阳虚和脾气下陷模型。

（2）运用胃组织匀浆免疫注射加胆酸饲养法，联合耗气破气（耗气破气中药制成煎剂浓缩液，灌胃）加饥饱失常法（隔日喂饲），建立慢性萎缩性胃炎脾虚证模型。

（3）对小鼠采用食醋（浓度为50％的稀溶液）灌胃，造模8天，建立脾虚证模型。该模型与中医学饮食过酸，肝木旺盛，克侮脾土，导致脾气虚衰的理论相类。

（二）肝郁证

（1）采用手术移植法加用肾上腺素皮下注射法复制模型。取动情期大鼠子宫内膜片移植于卵巢周围或腹壁内侧面。3～4周后再以0.1％肾上腺素，每只0.15 mL作皮下注射，每周1次，共4次。造模3周。

（2）对大鼠采用脱氧胆酸钠（0.3％）和阿司匹林（0.6％）水溶液隔周交替代饮水及胃组织匀浆免疫注射，每天联合钳子夹大鼠尾部30 min，使之保持激怒、争斗状态，同时每3周0.1％肾上腺素腹侧皮下注射2次。造模时间28周。

（三）胃热证

（1）大鼠给予灌服8％辣椒煎液造模7天，按10 mL/kg体重给予，一天2次。禁食不禁水24 h后，灌服10 mL/kg的蒸馏水，1 h后给予灌服1 mL无水乙醇，建立胃热动物模型。

（2）对大鼠采用100％的水煎剂（附子：干姜：肉桂＝1：1：1），造模2周，建立慢性胃炎胃肠燥热动物模型。

（四）胃（虚）寒证

（1）选择性味寒凉的中药生石膏、知母、黄柏、龙胆草（按一定比例制成浓煎液），大鼠灌胃，每只每次4 mL，每天3次，实验第17天起，每天4次，用药天数28天。

（2）大鼠给予灌服4℃冰水造模7天，每天2次。禁食不禁水24 h后，每只大鼠灌胃0.3 mol/L的NaOH液1 mL。建立胃寒动物模型。

（3）0.02％的冰氨水作为饮用水，65％冰乙醇灌胃大鼠，每只2 mL，每周2次及不规律给食（即单日不供食，双日供食）。造模12周。

（五）肾虚证

对大鼠采用脱氧胆酸钠（0.3％）和阿司匹林（0.6％）水溶液交替饮用加免疫损伤

法。联合甲硫氧嘧啶(MTU,浓度为 0.08%)溶液饮用法,造模 30～40 周建立慢性胃炎肾虚证动物模型。

(六) 湿热证

(1) MNNG(浓度 100 μg/mL)供大鼠自由饮水,同时用 40%乙醇液灌胃,每只 2 mL,每周一、周四各 1 次,第 7 周始高脂、高糖鼠料喂养,同时每天将大鼠置入造模箱内(恒温干燥箱,内置超声雾化器和湿温度表),调节箱内温度(33±2)℃,相对湿度(95±3)%。每天把大鼠放置造模箱内一次,一次 2 小时,造模 10 周,建立大鼠慢性胃炎湿热证动物模型。

(2) 饮食＋气候环境＋致病生物因子等综合因素造模。先以高糖高脂饲料喂养 10 天,然后将大鼠置于高温仓(温度 35℃,相对湿度 85%),每天持续 8 h,连续 3 天后以产毒性大肠杆菌(10^9/mL)灌胃,24 h 后再灌注 1 次,建立大肠湿热证动物模型。

参 考 文 献

陈艳芬,陈蔚文,李茹柳,2005.寒、热型胃黏膜损伤模型的对比和应用研究[J].广东药学院学报,(3):290,291,294.
冯文涛,蔡文君,陆施婷,等,2016.慢性胃炎中医常见证候动物模型的研究进展[J].中华中医药杂志,31(7):2703～2705.
韩洪超,2012.康复新液对幽门螺旋杆菌感染蒙古沙鼠胃黏膜病变的抑制作用[D].长春:吉林大学.
冷秀梅,魏睦新,2013.慢性萎缩性胃炎实验动物模型的建立和研究进展[J].世界华人消化杂志,21(20):1901～1906.
王红漫,田德禄,1999.慢性萎缩性胃炎实验动物模型研究进展[J].中国中西医结合脾胃杂志,(4):249,250.
王林,2007.慢性浅表性胃炎中医证候学研究及复制慢性浅表性胃炎动物模型的实验研究[D].北京:北京中医药大学.
杨金娜,李欣欣,马晓慧,等,2014.慢性胃炎模型建立方法及其检测指标概述[J].医学综述,20(15):2788～2790.
姚春,李娜,2010.慢性胃炎动物模型复制的实验研究进展[J].辽宁中医药大学学报,12(1):15～17.
张国梁,李艳,2012.慢性萎缩性胃炎动物模型研究进展概况[J].中国中医药现代远程教育,10(13):161～163.
赵霞,潘华峰,刘静,2004.慢性萎缩性胃炎动物模型研究进展[J].安徽中医学院学报,(6):55,56.

慢性胃炎的中西医结合治疗

第九章 中医药干预萎缩性胃炎研究概况

慢性萎缩性胃炎是一种以胃黏膜固有腺体数量减少或消失为病理特征,伴或不伴肠腺化生和(或)假幽门腺化生的临床常见消化系统疾病。

一、临床研究

慢性胃炎的治疗以尽可能去除病因、缓解症状和改善胃黏膜炎症反应为目的,尤其对于萎缩性胃炎而言,尚缺乏有效的治疗手段,相关临床研究多集中于中药干预研究。中医药干预主要包括固定方治疗、固定方加减治疗、辨证论治方药治疗及中成药治疗等,不论固定方是自拟方或经典方,抑或是固定方加减、辨证论治处方,凡以汤剂治疗者,由于药物质量控制难以把握,研究可重复性及评价可信度相对比较低。下面介绍几个中成药临床研究情况,供大家参考分析。

(一)参芪健胃颗粒

参芪健胃颗粒由党参、当归、白术、茯苓、山楂等 14 味中药组成,具有温中健脾、理气和胃之功,临床用于脾胃虚寒型的慢性萎缩性胃炎。142 例脾胃虚寒证慢性萎缩性胃炎患者随机分为试验组 71 例和对照组 71 例。试验组口服参芪健胃颗粒,每次 16 g,每日 3 次。对照组口服温胃舒胶囊,每次 1.2 g,每日 2 次。两组疗程均为 12 周。结果显示试验组中医证候总有效率为 93.94%,对照组总有效率为 88.41%,两组差异无统计学意义($P>0.05$)。试验组胃脘疼痛临床总有效率为 81.81%,对照组为 63.76%($P<0.05$)。试验组胃镜及病理组织学临床总有效率为 92.42%,对照组为 86.95%,差异无统计学意义($P>0.05$),提示参芪健胃颗粒和温胃舒胶囊均能有效改善治疗脾胃虚寒型慢性萎缩性胃炎患者的中医证候、胃镜及病理组织学变化。

另一项针对参芪健胃颗粒的临床研究,共纳入 68 例慢性萎缩性胃炎患者,按随机数字表法分成观察组和对照组。对照组给予常规西医对症治疗,观察组在对照组基础上,给予参芪健胃颗粒,连续治疗 3 个月。结果显示观察组的疗效显著优于对照组($P<0.05$),治疗后观察组的胃脘疼痛、胃脘痞胀、倦怠乏力、食少纳呆、总评分显著低于对照组($P<0.05$),观察组的 CD4、CD4/CD8 显著高于对照组,CD8 显著低于对照组

（$P<0.05$），胃动素、胃泌素显著高于对照组（$P<0.05$），差异有统计学意义。提示参芪健胃颗粒可促进胃动素和胃泌素的分泌，改善胃肠道功能和胃黏膜血流循环；还可增强机体免疫功能，从而提升胃黏膜的防御能力。

（二）胃复春

胃复春由红参、枳壳、香茶菜组成。三药配伍，具有健脾补气、清热解毒、活血化瘀之效。有学者将 Hp 阳性慢性萎缩性胃炎患者 200 例，随机分为对照组和观察组，每组100 例。两组患者基础抗 Hp 治疗均采用标准三联方案，观察组在此基础上给予胃复春片治疗，每次 4 片，每日 3 次，餐前服用，连续治疗 4 周。治疗后比较两组胃液 pH、Hp 阳性率、胃蛋白酶原及临床疗效。结果显示，治疗后观察组患者 pH 明显高于对照组（$P<0.05$），Hp 阳性率显著低于对照组（$P<0.05$），胃蛋白酶原 I、胃蛋白酶原 II 水平均显著高于对照组（$P<0.05$），治疗后观察组临床总有效率为 93.83％，较对照组的79.07％显著升高（$P<0.05$）。由上可知，胃复春对 Hp 阳性的慢性萎缩性胃炎患者疗效显著，可同时提高胃液 pH 和胃蛋白酶原水平。

240 例慢性萎缩性胃炎患者按随机数字表法分为观察组和对照组各 120 例。对照组给予西药常规对症治疗，观察组在对照组治疗基础上加用胃复春治疗。两组患者均连续治疗 2 个月。结果显示观察组临床有效率为 80.00％，高于对照组的 65.38％（$P<0.05$）；观察组 Hp 转阴率为 87.50％，高于对照组的 73.33％（$P<0.05$）；治疗后观察组胃脘胀满、嗳气、反酸、大便稀溏、恶心呕吐、口淡等症状评分均显著低于对照组（$P<0.05$）；观察组胃镜下胃黏膜有效率为 79.17％，高于对照组的 65.00％（$P<0.05$）；治疗后观察组病理组织慢性炎症、萎缩、活动性、肠化积分均显著低于对照组（$P<0.05$）。这提示在西医常规对症治疗基础上联合胃复春能显著提高临床疗效，提高 Hp转阴率，改善胃镜下黏膜状况及临床症状。另有学者研究发现胃复春能通过调节 Rb基因和 $C-erB-2$ 基因的表达，调控 $Hh-Wnt$ 基因信号通路环，增加胃黏膜血流量，降低患者 TNF-α、IL-6 水平抑制炎症反应等改善萎缩性胃炎病理状况。

（三）香砂养胃丸

香砂养胃丸主要由砂仁、木香、陈皮、半夏、白术、枳实、香附、茯苓、广藿香、厚朴、豆蔻、大枣、生姜、甘草等组成。功擅温中和胃，用于胃阳不足、湿阻气滞所致胃脘部不适诸证。临床药理学研究证实，香砂养胃丸可有效调节胃肠道运动功能，改善胃动力，增强抵抗胃溃疡的能力，且可抑制胃酸分泌，保护胃黏膜，增强免疫力。

慢性萎缩性胃炎患者 90 例，随机分观察组和对照组各 45 例。观察组患者给予香砂养胃丸治疗，每天 3 次，每次 8 丸。对照组患者给予胃复春片治疗，每次 4 片，每天3 次。两组疗程 3 个月。比较两组患者治疗后的临床总有效率、中医证候评分值及其对血清炎症因子的影响。结果显示观察组患者治疗后的临床总有效率为 93.33％，高于对照组的 75.56%（$P<0.05$），中医证候评分值低于对照组（$P<0.05$），炎症因子 TNF-α、IL-11 和 IL-8 测得值低于对照组（$P<0.05$）。结果提示香砂养胃丸用于治疗慢性萎缩性胃炎患者的疗效确切，能显著改善中医证候评分值及降低患者血清炎症因子水平。

另有学者将 136 例慢性萎缩性胃炎患者随机均分为两组，治疗组采用香砂养胃丸治疗，对照组采用胃复春治疗。疗程同为 12 周。研究结果显示，病理学检查证实治疗组痊愈 16 例、显效 32 例、有效 14 例、无效 6 例，总有效率 91.18%；对照组痊愈 10 例、显效 25 例、有效 16 例、无效 17 例，总有效率 75.00%，治疗组疗效优于对照组（$P<0.05$）。治疗后，两组胃窦黏膜 TGF-β1、Smad3 表达均有下降，治疗组较对照组下降更加显著（$P<0.05$）。这提示香砂养胃丸能有效治疗慢性萎缩性胃炎，可能与降低患者胃黏膜 TGF-β1、Smad3 表达相关。

二、作用机制研究

（一）方药研究

1. 香砂六君子汤

中医临床针对慢性萎缩性胃炎多从"胃痞、胃胀"辨证论治而遣方用药，香砂六君子汤是主治因痰湿内阻或气机阻滞导致的脾胃虚弱而变生"痞满"之效验方药，相关应用及研究比较丰富。

有学者观察香砂六君子汤对脾胃虚弱型慢性萎缩性胃炎大鼠胃窦组织病理改变、IL-1β、TNF-α 含量和 NF-κB p65 基因及蛋白表达水平的影响。运用综合法成功复制脾胃虚弱型慢性萎缩性胃炎模型，按随机数字表法分为模型组，中药低、中、高剂量组及阳性对照组，连续 120 天灌胃，观察各组大鼠一般生存状况、平均每日摄食量和平均每日体重增加量及胃窦组织病理变化，采用 ELISA 法分别对各组大鼠胃黏膜组织 IL-1β、TNF-α 含量进行检测，采用 qPCR 测定胃组织 IL-1β、TNF-α 和 NF-κB 基因，采用 Western-blot 法检测 NF-κB 蛋白表达。结果显示与空白组比较，模型组的大鼠一般生存状况较差，平均每日摄食量和平均每日体重增加量明显降低，HE 染色镜下胃黏膜明显变薄，甚至可见胃黏膜全层萎缩，腺体排列稀疏而紊乱，可见显著肠化病理改变；胃组织促炎因子 IL-1β、TNF-α mRNA 和含量显著升高，NF-κB mRNA 和蛋白表达水平显著升高；与模型组比较，香砂六君子汤高剂量组的大鼠一般生存状况、平均每日摄食量和平均每日体重增加量显著增加，胃窦黏膜组织萎缩变薄及肠化等病理变化显著改善，胃组织 IL-1β、TNF-α mRNA 和蛋白含量显著降低，NF-κB p65 mRNA 和蛋白表达水平显著降低，各治疗组中以香砂六君子汤高剂量组的作用显著。

还有学者研究香砂六君子汤对 Hp 感染性胃炎大鼠的疗效及其对 Toll 样受体（Toll likereceptors，TLR）信号通路的影响。将 60 只清洁级的 SD 大鼠随机分为六组：正常对照组、模型组、香砂六君子汤组（低、中、高剂量三组），以及抑制剂（SB203580）

组。通过采用 Hp 灌胃构建慢性萎缩性胃炎模型。组织病理检测胃黏膜组织的病变情况；ELISA 检测 TNF-α、IL-6 含量及 iNOS 的活性；硝酸还原酶法测定 NO 的含量；q-PCR 及 Western-blot 检测胃黏膜组织 TLR2、TLR4、P38MAPK、NF-κB 基因的表达情况。结果显示大鼠模型组与正常对照组相比，胃黏膜组织 TLR2、TLR4、p-P38MAPK 蛋白及细胞核内 NF-κB 蛋白表达均增加（$P<0.01$）；香砂六君子汤组能降低大鼠胃黏膜 TLR2、TLR4、p-P38MAPK 蛋白及细胞核内 NF-κB 蛋白表达，以高剂量组降低最为明显（$P<0.01$），随剂量提高，Hp 根除率逐渐提高，慢性萎缩性胃炎的病理变化逐渐减轻。结果表明在大鼠模型中，Hp 通过激活 TLR2、TLR4/MAPK/NF-κB/iNOS/NO 信号通路诱发慢性萎缩性胃炎的病理改变，香砂六君子汤能根除 Hp，可减轻 Hp 引起的慢性萎缩性胃炎的黏膜炎症反应。

2. 参佛胃康

参佛胃康为临证经验方，该方以健脾和胃、行气活血、扶正培本立法，药物组成包括党参、白术、茯苓、黄连、陈皮、半夏、川楝子、砂仁、延胡索等，临床上用于脾虚气滞型慢性浅表性、萎缩性胃炎，胃及十二指肠溃疡等。学者采用自由饮用 N-甲基-N-硝基-亚硝基胍（MNNG）溶液和 MNNG 溶液灌胃，连续 12 周造模。设空白对照组，模型组和低、中、高剂量组，待造模成功后，中药灌胃连续 60 天，第 61 天时处死取材，通过免疫组化检测组织中血管内皮生长因子（VEGF）、STAT3 和 HIF-1α 的表达。VEGF 在慢性萎缩性胃炎胃癌前病变阶段高表达，促进胃癌的进展。HIF-1α 在帮助肿瘤细胞适应缺氧微环境中扮演重要角色，STAT3 信号转导通路与细胞异常增殖和恶性转化密切相关。结果发现在中、高剂量组中 VEGF、STAT3 和 HIF-1α 的灰度值显著低于模型组（$P<0.05$），低剂量组别和模型组无显著性差异。随着药物浓度的增加，该药可下调 VEGF、STAT3 和 HIF-1α 的表达，减少异常细胞的增生，从而达到组织修复的效应。此外，学者还发现参佛胃康具有抗氧化、保护大鼠慢性胃黏膜损伤，增加胃液酸度，提高胃蛋白酶活性等多种作用机制。

3. 枳术颗粒

枳术颗粒是在枳术丸的基础上去荷叶，加莪术、蒲公英而成，为老中医经验方，具有健脾理气、化瘀燥湿之功，用于脾虚气滞，湿阻血瘀之慢性胃炎胃癌前病变者。有学者探讨枳术颗粒治疗慢性萎缩性胃炎的作用，通过给大鼠灌胃 2% 水杨酸钠和 30% 酒精混合溶液，并自由饮用 0.05% 氨水，结合饥饱失常建立大鼠慢性萎缩性胃炎模型。治疗 4 周后检测大鼠胃液游离酸和总酸度、胃蛋白酶活性、血浆胃动素（MTL）、血清胃泌素（GAS），观察胃黏膜组织病理学情况。结果发现与空白组相比，模型组胃液游离酸和总酸度明显降低（$P<0.01$），胃蛋白酶活性明显降低（$P<0.01$），MTL 和 GAS 异常升高（$P<0.01$）；枳术颗粒各剂量组可以明显使胃液游离酸及总酸度增加（$P<0.05$，$P<0.01$），胃蛋白酶活性增加（$P<0.05$，$P<0.01$），MTL 和 GAS 含量降低（$P<0.05$，$P<0.01$）。病理结果显示，枳术颗粒能消除胃黏膜炎症，并改善甚至部分逆转已经形成的

萎缩、肠上皮化生及异型增生,并且随着剂量的增加,疗效更显著。学者认为枳术颗粒可能是通过促进慢性萎缩性胃炎大鼠胃酸分泌,改善胃内酸性环境;增加胃蛋白酶活性,促进消化;有效调节胃肠道激素水平等途径使胃功能趋于正常。进一步复制大鼠慢性萎缩性胃炎模型,分为模型组,胃复春对照组,枳术颗粒高、中、低剂量组,分别用相应药物干预,观察药物疗效及对胃组织中 COX-2、VEGF 蛋白及 mRNA 表达的影响。结果显示与正常组比较,模型组大鼠胃黏膜腺腔结构不完整,炎细胞浸润黏膜全层,体重增长率降低,COX-2、VEGF 蛋白及 mRNA 表达显著增加($P<0.01$)。枳术颗粒高、中、低剂量组及胃复春组均显著增加慢性萎缩性胃炎大鼠体重增长率($P<0.01$),下调大鼠胃组织 COX-2、VEGF 蛋白及 mRNA 表达($P<0.01$),提示枳术颗粒和胃复春均可改善甚至逆转胃黏膜萎缩的病变,可下调胃黏膜 COX-2 和 VEGF 的表达,促进胃黏膜的修复和再生;明显增加胃内游离酸和总酸度,使胃肠道激素水平恢复正常。

(二) 慢性萎缩性胃炎相关信号通路研究

1. Hedgehog 信号通路

Hedgehog 信号通路在人类胚胎发育过程中起着调控细胞增殖分化和胚胎发育成熟的作用。Hedgehog 信号通路主要由三个部分组成:Hedgehog 信号肽(Shh、Ihh、Dhh)、跨膜受体(Ptch、Smo)和下游转录因子(Gli)。研究表明 Hedgehog 信号通路在胃癌患者中存在异常的激活,在胃癌发生、发展的各个阶段都有特定的参与。有学者建立慢性萎缩性胃炎大鼠模型,检测发现慢性萎缩性胃炎模型组大鼠 *Shh*、*Ptch*、*Gli-1* 基因及蛋白含量,Smo 蛋白表达均较正常组大鼠显著降低($P<0.01$,$P<0.05$)。推测胃黏膜处于萎缩状态时,Hedgehog 相关蛋白 Shh、Ptch、Smo 和 Gli-1 处于抑制状态,而经过黄芪、三七及其配伍干预后,能上调 Hedgehog 信号通路中 Shh、Ptch、Gli-1 等蛋白及基因含量($P<0.01$,$P<0.05$),促进胃黏膜的腺体分泌,改善慢性萎缩性胃炎大鼠胃黏膜萎缩状态。

2. COX-2 信号通路

临床及实验研究已证明 COX-2 及相关信号通路在各种肿瘤的发生、发展过程中扮演重要角色。COX-2 是催化前列腺素合成的限速酶,在正常胃黏膜中不表达,而当胃黏膜出现肠化生、不典型增生和腺瘤样上皮组织时出现过度表达。研究显示 COX-2 的高低与胃黏膜的萎缩程度呈正相关,COX-2 表达与胃黏膜病变有关,随"慢性炎症-肠化-不典型增生-胃癌"其表达依次上升,抑制其表达可逆转黏膜病变。慢性萎缩性胃炎发病的最重要因素之一是 Hp 感染,Hp 感染可以诱导胃黏膜合成分泌 COX-2 蛋白,且其阳性表达与胃癌相关。文献证实很多中药复方或单味中药均能直接或间接下调 COX-2 蛋白的表达,阻断炎症的发展,甚至逆转癌前病变。抑制 COX-2 表达,下调 COX-2 相关信号通路是中药治疗慢性萎缩性胃炎取效的重要机制之一。

3. Wnt 信号通路

Wnt 信号途径是一种对细胞增殖、分化具有重要调节作用的信号转导系统。Wnt 蛋白和 β-连锁蛋白(β-catenin)是 Wnt 信号转导通路的重要组成部分。β-catenin 和 T 细胞因子(T cell factor, TCF)/淋巴增强因子(lymphoid enhancer factor, LEF)家族成员是 Wnt 信号转导通路的关键调节因素。Wnt 信号途径参与细胞信号启动、分子传递、靶基因转录、表达等多个重要环节,是一个由多种分子参与,相互影响、相互制约和协同作用的复杂体系。正常状态下 β-catenin 通过其降解复合体生成与降解的动态平衡,维持细胞的生理状态。研究人员发现慢性萎缩性胃炎的 β-catenin 较正常组织表达明显升高($P<0.05$),提示在慢性萎缩性胃炎过程中 Wnt 信号通路已出现异常活化,这有可能也是慢性萎缩性胃炎向胃癌进展的一个重要因素。中药能下调 Wnt 信号通路 Wnt1、Wnt3a、Cyclin D1 的表达,抑制 Wnt/β-catenin 信号通路的异常激活,能在一定程度上阻断和逆转胃黏膜恶性转变。

4. NF-κB 信号通路

NF-κB 信号转导通路是各种炎症反应的主要通路之一。在慢性萎缩性胃炎大鼠模型检测到 TNF-α、IL-6、IL-8 及其致炎受体,NF-κB 信号转导通路中的关键细胞因子的表达较空白组均明显升高。NF-κB 信号转导通路在慢性萎缩性胃炎中持续激活并随炎症程度加重而核易位增加,提示抑制 NF-κB 信号转导通路的激活有可能成为治疗慢性萎缩性胃炎的作用途径或靶点之一。TLR4/NF-κB 信号通路在慢性萎缩性胃炎的发生与发展中发挥着重要的作用。Toll 样受体(Toll-like receptors, TLRs)是人体抵御外来侵袭的第一道屏障,一方面,其参与人体先天性免疫并发挥着极为重要的作用;另一方面,TLRs 又可以通过 MyD88 依赖和非 MyD88 蛋白依赖途径激活 NF-κB 信号通路从而释放大量的炎性因子(TNF-α、IL-6、IL-1β 等)的转录的表达。研究发现慢性萎缩性胃炎模型组大鼠胃黏膜组织中 TLR4、MyD88、NF-κB p65 蛋白表达显著增高。文献证实不少中药复方均能有效阻断 TLR4/NF-κB 的持续活化,改善胃黏膜病理变化。

5. PI3K/AKT 信号通路

磷脂酰肌醇-3-激酶(phosphatidylinositol-3-kinase, PI3K)/蛋白激酶 B(proteinkinase B, Akt)通路参与细胞增殖、凋亡、转化及肿瘤发生发展。PI3K/Akt 信号通路在多数恶性肿瘤中处于激活状态。有研究证实在慢性胃炎-萎缩性胃炎-肠上皮化生-异型增生-胃癌这一过程中,胃黏膜组织 PI3K/Akt 信号途径上调。中药能够明显改善慢性萎缩性胃炎大鼠胃组织的病理变化,可以明显上调 *PTEN* 基因及其蛋白含量的表达,下调 *PI3K*、*PDK1*、*XIAP* 基因,以及其蛋白含量的表达。抑制慢性萎缩性胃炎大鼠胃黏膜细胞 PI3K/Akt 信号转导通路,促进胃黏膜细胞凋亡,可能是中药防治慢性萎缩性胃炎的重要机制之一。

萎缩性胃炎的发生、发展涉及多个信号转导系统,与细胞的增殖、凋亡等异常密切

相关,Hedgehog 信号通路、Wnt 信号通路、NF－κB 信号、COX－2 信号通路、PI3K/Akt
信号通路等都被证实与慢性萎缩性胃炎联系密切,且信号通路之间亦有交叉关联。阻
止慢性萎缩性胃炎向胃癌的进展,是现阶段研究慢性萎缩性胃炎的重点,中医药相较于
西医,作用成分复杂,故其机制亦呈多途径、多层次、多靶点优势,值得进一步探索。

参 考 文 献

成映霞,周语平,段永强,等,2017.香砂六君子汤对萎缩性胃炎大鼠胃窦组织病理改变及白细胞介素 1β、肿瘤坏死
　　因子 α、核因子 κB p65 基因蛋白表达的影响[J].中药药理与临床,33(6):13～17.
郭苗苟,杨晓莲,2017.香砂养胃丸对慢性萎缩性胃炎患者的临床疗效及其对血清炎症因子的影响[J].抗感染药学,
　　14(5):1080～1082.
林志强,王大璇,洪珊珊,等,2016.香砂六君子汤对菌致慢性萎缩性胃炎 TLR 信号通路的影响[J].中国中药杂志,
　　41(16):3078～3083.
蔺焕萍,王巧侠,王小平,等,2017.基于 VEGF,STAT3 和 HIF－1α 信号转导分子探讨参佛胃康逆转小鼠慢性萎缩
　　性胃炎癌前病变作用机制[J].时珍国医国药,28(10):2320～2322.
刘海燕,陈军贤,2014.香砂养胃丸对慢性萎缩性胃炎患者胃黏膜 TGF－β1,Smad3 表达的影响[J].中药材,37(3):
　　540～542.
卢岱魏,陈昱倩,刘沈林,等,2018.胃复春治疗幽门螺杆菌阳性慢性萎缩性胃炎的疗效及对胃液 pH、胃蛋白酶原的
　　影响[J].世界中医药,13(9):2182～2185.
王向前,2017.NF－κB 和 TLR4 在慢性萎缩性胃炎中的表达及意义[J].临床医学工程,24(3):363,364.
韦维,林寿宁,汪波,等,2018.安胃汤对慢性萎缩性胃炎大鼠 PI3K/Akt 信号传导通路的影响[J].辽宁中医杂志,
　　45(5):1088～1091.
徐明星,彭波,张昌敏,等,2018.胃复春治疗慢性萎缩性胃炎临床研究[J].中医学报,33(8):1537～1541.
闫媛,庄坤,张欣,等,2017.Wnt 信号通路组件在胃癌及慢性萎缩性胃炎中的表达分析[J].陕西医学杂志,46(2):
　　158,159,177.
杨峻炜,孟令凯,刘华一,2019.胃复春治疗慢性萎缩性胃炎的研究现况及临床应用[J].光明中医,34(23):
　　3569～3571.
张淼,杨沈秋,孙兴华,等,2016.参芪健胃颗粒治疗慢性萎缩性胃炎的临床研究[J].中国临床药理学杂志,32(16):
　　1460～1463.
赵博辉,唐德才,2009.枳术颗粒治疗慢性萎缩性胃炎的实验研究[J].吉林中医药,29(6):538,539.
赵凡,唐德才,张硕,等,2016.枳术颗粒对慢性萎缩性胃炎大鼠胃组织 COX－2 和 VEGF 表达的影响[J].中国实验
　　方剂学杂志,22(24):150～155.
赵唯含,高康丽,李宁飞,等,2016.黄芪、三七及其配伍对慢性萎缩性胃炎大鼠胃组织 Hedgehog 信号通路的调节作
　　用[J].中华中医药杂志,31(5):1951～1955.
周继旺,王巧明,王昌雄,等,2018.参芪健胃颗粒对慢性萎缩性胃炎患者胃动素、胃泌素及免疫功能的影响[J].中华
　　全科医学,16(9):1467～1469,1549.
周云,朱锦,卢志琼,等,2015.PI3K/AKT 通路在胃黏膜组织中的表达及意义[J].现代诊断与治疗,26(15):
　　3371～3373.

研
究
进
展
篇

第十章 中医药干预胃癌前病变研究概况

萎缩性胃炎是重要的胃癌前疾病,而萎缩性胃炎基础上发生的肠化生、上皮内瘤变一般被认为是胃癌前病变(precancerous lesions of gastric cancer,PLGC),因此胃癌前病变是一个病理学概念。胃癌的发生发展是一个多因素作用、多基因参与、多阶段发展的漫长过程,其发病原因及分子生物学机制十分复杂,尚未完全清楚。因此,针对胃癌前病变的干预是防治胃癌的重要环节,而中医药在改善胃癌前病变病理组织异常方面有一定特色。肠化、上皮内瘤变常继发于萎缩性胃炎,两者与萎缩性胃炎常常相伴而见,所以临床上很难将两者与萎缩性胃炎截然分开,故而本章内容可以和上一章内容互相结合分析。

一、临床研究

经检索相关数据库发现,目前没有公认治疗胃癌前病变的西药,而明确指出用于治疗胃癌前病变的中成药亦寥寥无几,临证医家多以自身临床经验结合患者具体情况或固定方(加减),或予以辨证论治。这里仅就医家经验方及中成药进行简单介绍。

(一)健脾通络解毒方

健脾通络解毒方是在"脾虚毒损络阻"基本病机认识基础上组方,由太子参、炒白术、茯苓、法半夏、丹参、莪术、三七粉、浙贝母、藤梨根、甘草等组成,具有健脾益气、活血通络、消积解毒之功。学者应用健脾通络解毒方随证加减治疗 65 例胃癌前病变(全部为轻、中、重度肠化患者,部分伴有轻中度异型增生)患者 6 个月,采用免疫组织化学法检测患者治疗前后 COX - 2、NF - κB p65、Bcl - 2 及 Bax 蛋白表达水平,采用RT - PCR法检测 54 例患者 COX - 2 及 Bcl - 2 mRNA 水平,同时应用原位末端标记(TUNEL)荧光标记法检测 65 例患者治疗前后细胞凋亡指数(apoptosis index,AI)的变化。结果发现与治疗前比较,治疗后患者胃黏膜 COX - 2、NF - κB p65 及 Bcl - 2 蛋白表达水平明显降低($P<0.01$),Bax 蛋白表达水平升高($P<0.01$),COX - 2 及 Bcl - 2 mRNA 表达水平降低($P<0.05,P<0.01$),AI 则增加($P<0.05$)。学者推测健脾通络解毒方可能通过 NF - κB p65/COX - 2、COX - 2/Bcl - 2 及 NF - κB p65/Bcl - 2 等信号转导通路促进

细胞凋亡,从而发挥对胃癌前病变的影响作用。

(二) 化浊解毒方

化浊解毒方是名老中医临床经验方,基于"浊毒内蕴"是胃癌前病变的病机关键而组方。该方由茵陈、藿香、佩兰、砂仁、全蝎、茯苓、合欢皮、半枝莲、白花蛇舌草、半边莲等组成。学者将 229 例萎缩性胃炎伴肠化或同时伴异型增生患者按随机数字表随机分为治疗组 119 例和对照组 110 例。治疗组给予化浊解毒方,每日 1 剂。对照组给予胃复春片,每次 4 片,每日 3 次。两组均以 3 个月为 1 个疗程,共治疗 2 个疗程。研究结果显示治疗组临床总有效率 90.76%,对照组 65.45%,差异有统计学意义($P < 0.05$)。治疗组胃镜像改善、血红蛋白升高均优于对照组,两组比较差异均有统计学意义($P < 0.05$)。治疗组和对照组均能改善血流变指标,两组治疗前后比较差异均有统计学意义($P < 0.05$)。化浊解毒方能改善患者全血黏度、血浆黏度及贫血并促进胃黏膜的修复,临床疗效确切。化浊解毒方能显著提高患者胃液中总酸和游离酸的含量并降低乳酸及亚硝酸盐的含量,能显著降低胃液及血液中癌胚抗原(CEA)、糖类抗原 19 - 9(CA19 - 9)、糖类抗原 72 - 4(CA72 - 4)、糖类抗原 125(CA125)的含量。化浊解毒方针对胃癌前病变浊毒内蕴这一基本病机,以化浊、解毒、活血立法,配伍合理,标本兼治,疗效确切,为胃癌前病变的治疗提供了有益借鉴。

(三) 胃复春

胃复春健脾益气、活血解毒,可用于治疗胃癌癌前期病变、胃癌手术后辅助治疗,慢性浅表性胃炎等属脾胃虚弱证者。

有研究人员将病理活检为不典型增生及伴有或不伴有肠上皮化生患者 96 例,根据就诊日期的单、双日分为治疗组、对照组。治疗组 47 例,不典型增生轻度 27 例,中度 14 例,重度 6 例,不典型增生合并肠化生 33 例。对照组 49 例,不典型增生轻度 26 例,中度 18 例,重度 5 例,不典型增生合并肠化生 32 例。对照组采用奥美拉唑和硫糖铝常规治疗 4 周,治疗组在对照组治疗的基础上,加服胃复春,每次 4 片,每天 3 次,疗程为 3 个月。治疗前后胃镜及病理检查,评价综合临床疗效。结果显示胃复春治疗组痊愈、好转、有效分别为 14 例、10 例、7 例,总有效率 66%,显著优于对照组总有效率 40.8%($P < 0.05$)。

胃复春治疗取效的机制与下调 $C - erBb - 2$、$P21^{ras}$ 基因和上调 Rb 基因的表达,抑制D 细胞激活,下调致炎因子 iNOS、COX - 2、TGF - β,调控 $Hh - Wnt$ 基因信号通路等多种作用机制相关。有研究人员对胃复春治疗胃癌前病变的临床研究进行了系统评价,共纳入 24 项研究,经过分析得出结论,胃复春可以提高胃癌前病变的综合疗效、胃镜疗效及病理疗效,未见严重不良反应发生。但是由于纳入的研究质量所限,且可能存在发表偏倚,尚需要进行更多高质量的研究做进一步分析。

（四）摩罗丹

摩罗丹是由百合、茯苓、玄参、乌药、泽泻、麦冬、当归、石斛、九节菖蒲、三七、白术等18味中药组成的大组方丸剂。具有和胃降逆、健脾消胀、通络定痛之功效，用于慢性萎缩性胃炎及胃疼、胀满、痞闷、纳呆、嗳气、胃灼热等症，临床常用于胃癌前病变的治疗。有学者采用多中心、双盲双模拟、随机对照试验设计研究摩罗丹的临床疗效。研究共纳入受试者慢性萎缩性胃炎伴轻、中度异型增生患者 196 例，其中摩罗丹组 130 例、叶酸对照组 66 例，疗程 6 个月。结果显示摩罗丹可改善萎缩性胃炎伴异型增生受试者的病理组织学积分、临床症状，与对照组叶酸相比具有一定临床优势。

经胃镜下活检病理证实胃黏膜萎缩、肠化生、低级别上皮内瘤变（包括轻、中度异型增生）患者 396 例，随机分为试验组和对照组。对照组 200 例，服用维生素 E、叶酸；试验组 196 例，服用摩罗丹。治疗 6 个月评价两组疗法对萎缩性胃炎癌前病变患者胃黏膜活检的病理结果变化和胃部症状改善情况。结果试验组症状缓解率为 85.2%，对照组症状缓解率为 46.5%，差异显著（$P<0.01$）。经摩罗丹治疗的 196 例患者胃黏膜病理消退 164 例（83.67%），其中萎缩期 82 例，肠化生期 50 例，低级别上皮内瘤变期 32 例。这提示摩罗丹可有效改善胃黏膜萎缩、肠化生，尤其对低级别上皮内瘤变具有明显逆转作用。

摩罗丹联合叶酸后可以显著提高萎缩性胃炎受试者的治疗有效率，改善患者的病理状况及临床症状。摩罗丹可以通过减轻胃黏膜炎症，修复胃窦黏膜 G 细胞、D 细胞，控制和调节胃肠激素分泌，还可以显著抑制萎缩性胃炎患者血清中 EGF 和 EGFR 的表达，抑制 EGF 及 EGFR 通路激活等改善萎缩性胃炎和胃癌前病变。

中医药治疗胃癌前病变有一定优势，但中医药临床研究存在比较多的问题，研究质量普遍不高，影响了中医药疗效的客观展示。例如，临床研究目的不明确；临床研究的样本数普遍较小，且多未经统计学推断；诊断标准非公认标准，不严谨；纳入、排除标准不严格；随机分组方法不明确；研究药物的质量控制不佳；治疗疗程不统一；对照药物选择没有根据研究药物作用特点选择，比较随意；疗效评价标准不统一；对脱落、失访等病例交代不详……随着中医药临床研究能力的不断提升，中医药治疗胃癌前病变的临床研究会更规范，研究设计会更完善，结论会更有说服力，充分展现中医药的疗效和特色。

二、机制研究

（一）复方蝎蝎散

由宁夏密点麻蜥为主组成的验方"复方蝎蝎散"为临床经验方药，治疗萎缩性胃炎胃癌前病变取得较好效果，处方由蝎蝎粉、鹿角霜、海螵蛸、黄芪、白术、乌梅、白芍、丹参、半枝莲等组成，立足于胃癌前病变气阴不足、毒瘀交阻、络脉瘀滞的病机关键，以益气养阴和胃、解毒化瘀通络立法所创制。学者将 120 只 SPF 级 SD 雄性大鼠随机分成空白对照组、胃癌前病变模型对照组、复方蜥蝎散微粒 80 目治疗组、复方蜥蝎散微粒 100 目治疗组、80 目和 100 目等量混合治疗组、维酶素治疗组。除空白对照组外,均用 MNNG 法、饥饱失常及情绪刺激综合因素 8 周制备胃癌前病变大鼠模型,分别用复方蜥蝎散不同微粒组合剂 80 目、100 目、80 目 100 目等量混合糊剂混悬液、生理盐水、维酶素等治疗,观察大鼠胃黏膜病理组织学变化及应用免疫组化法检测胃体组织 STAT3、Bcl-2 蛋白表达情况。结果发现复方蜥蝎散不同微粒组合剂能部分逆转胃黏膜病理变化,降低 STAT3、Bcl-2 蛋白的表达,促进细胞凋亡,抑制细胞过度增殖,恢复细胞增殖与凋亡的平衡,揭示了复方蜥蝎散微粒可能是通过对抗凋亡蛋白的调控实现治疗胃癌前病变的作用的。

进一步的研究还显示复方蜥蝎散不同微粒组合剂可以通过影响 HIF-1α、VEGF 表达,降低 Wnt2、β-catenin 表达,抑制 TGF-β 及 PI3K/Akt 信号通路,抑制 TLRs/MyD88 信号通路下游信号传递分子 MyD88、TRAF6 蛋白表达及降低下游炎症因子 TNF-α 水平等多种途径,逆转 PLGC 模型大鼠胃黏膜病变。研究结果充分体现了中医药的多靶点作用特色和优势。

(二) 健脾活血方

健脾活血方为临床经验方药,针对胃癌前病变脾胃虚弱、气阴不足、胃络瘀阻之病机特点而设,具有健运脾胃、益气养阴、疏肝理气、活血化瘀之功,药物有黄芪、白术、陈皮、法半夏、白芍、麦冬、薏苡仁、莪术、仙鹤草、白花蛇舌草等。

研究证实正常大鼠胃黏膜有少许 COX-2 及基质金属蛋白酶 2(MMP-2)表达,模型大鼠胃黏膜 COX-2 及 MMP-2 均呈高表达,提示大鼠胃癌前病变阶段即存在 COX-2 及 MMP-2 的表达上调,这可能是 MNNG 诱发大鼠胃癌前病变的重要原因之一。MMP-2 和 COX-2 蛋白在胃癌中的表达呈正相关,MMP-2 蛋白的表达和激活可能受 COX-2 的影响。COX-2 通路可通过下游衍生的前列腺素诱导 MMP-2 的生成并促进 MMP-2 的活化,应用 COX-2 抑制药可抑制 MMP-2 酶原生成及 MMP-2 活化。健脾活血方各组能不同程度地降低 COX-2 及 MMP-2 蛋白的表达,均以高剂量为优。健脾活血方还能上调错配修复基因 *MLH1*、错配修复基因 *MSH2*,降低细胞黏附分子 CD44V6 表达,增强基因的错配修复功能。结果提示健脾活血方可能通过上述途径,抑制细胞的异常增殖,诱导病态细胞尽早凋亡,减少细胞的侵袭和转移,从而发挥治疗胃癌前病变的作用。这可能是健脾活血方治疗或逆转大鼠胃癌前病变的重要机制。

(三) 化痰消瘀方

立足于痰凝瘀阻是胃癌前病变发生、发展的核心病理,以化痰消瘀立法遣方用药治疗该病,以"化痰活血消瘀法"为核心,包括补气健脾治其本、活血祛痰治其标,凝练出了以"二陈汤"为主方加减的化痰消瘀方,随症加减治疗胃癌前病变疗效显著。该方由陈皮、法半夏、猪苓、莪术、紫丹参、炒薏苡仁、白花蛇舌草、半枝莲、仙鹤草等组成,化痰活血祛瘀、利水消肿兼以补虚。有学者观察化痰消瘀方对胃癌前病变大鼠PTEN、黏着斑激酶(FAK)及paxillin表达的影响,从分子生物学水平探讨其逆转胃癌前病变的作用机制。大鼠采用MNNG,综合饥饱失常、浓盐水灌胃等方法制备胃癌前病变模型。将造模成功大鼠随机分为模型组,化痰消瘀方高、中、低剂量组及维酶素组,同时设空白组(不造模)。中药高、中、低剂量组分别以化痰消瘀方不同剂量煎液灌胃,灌胃8周。采用HE染色法观察大鼠胃黏膜病理改变情况,应用免疫组化法检测胃黏膜组织中PTEN、FAK及paxillin的表达情况。HE染色显示模型组均出现不同程度的胃癌前病变改变,中药高、中剂量组和维酶素组胃黏膜癌前病变情况均较模型组明显改善($P<$0.05),且中药高剂量组改善程度高于其他各给药组($P<0.05$)。免疫组化结果显示PTEN在空白组强阳性表达;模型组鲜有表达;中药高、中、低剂量组表达量逐渐降低,但高于模型组($P<0.05$);中药高剂量组PTEN表达量高于其他各给药组($P<0.05$)。FAK、paxillin在空白组极少表达,模型组表达量较空白组显著增加($P<0.05$);中药高、中、低剂量组两者表达量均明显低于模型组($P<0.05$),其中高剂量组表达量明显低于其他各给药组($P<0.05$)。结果提示化痰消瘀方可显著改善胃癌前病变大鼠胃黏膜组织病理学情况,其作用机制可能是激活抑癌基因*PTEN*,调节FAK的去磷酸化,通过FAK/SRC信号通路下调paxillin来诱导细胞凋亡。进一步的研究还提示化痰消瘀方能上调Caspase-3表达,下调CyclinD1、mTOR表达,调节细胞周期,进而改善大鼠胃黏膜组织病理学状况,逆转胃癌前病变。

(四) 消痰和胃方

消痰和胃方为老中医经验方,该方立足于胃癌痰证理论,认为"痰"是胃癌前病变的核心病机,故以消痰和胃立法,治疗胃癌前病变。消痰和胃方由柴胡、制半夏、桂枝、细辛、黄连、炒枳壳、白芍、炙甘草等药物组成。有学者研究消痰和胃方对胃癌前病变大鼠胃黏膜组织病理的影响,采用以化学干预为主的多因素造模方法,共32周,建立胃癌前病变。模型组再分为模型对照组、维酶素组、消痰和胃方组,分别予生理盐水、维酶素混悬液、消痰和胃方浸膏灌胃,干预6周后,收集大鼠胃黏黏膜组织,观察胃黏膜病理状态的差异,结果发现消痰和胃组大鼠胃黏膜出现异型增生比例明显低于其他组,消痰和胃方组分别与维酶素组、模型对照组相比差异有统计学意义($P<0.05$),同时消痰和胃组可有效增加胃癌前病变大鼠的重量。在具体分子机制方面,学者发现消痰和胃方可能通过上调凋亡执行者Caspase-3的表达、增加Bax蛋白的表达和降低胃黏膜细胞Bcl-2蛋白表达,促进胃癌前病变细胞凋亡,从而达到防治胃癌前病变的作用。消痰和胃方可降低p-NF-κB p65的表达,下调胃癌前病变大鼠IL-1β蛋白及基因表达,干

预 NF-κB p65 通路，影响胃癌前病变进程，防止向胃癌的进一步演变。

中医药的机制研究方面，首先受制于中医药本身成分的复杂性，尤其是中药复方的药品质量控制比较困难，导致很多精微研究结果难以重复。胃癌前病变模型的建立比较复杂，造模周期比较长，由于没有公认的造模方法，导致多种造模方法的存在，不同造模方法的成功率、模型程度、成模时间有很大差异，影响了药效学结果和相关的机制研究。在实验设计方面也往往存在不少问题，如实验目的不明确，导致分组不合理、检测指标不合理等；药物给药方式、给药时间不合理；对照药物的选择没有考虑到作用机制；研究设计粗浅，往往浅尝辄止，没有形成系统或体系……相信随着广大学者的不断努力，中医药干预胃癌前病变的基础研究质量会不断提高，为进一步阐释、发展中医药提供更大支撑。

参 考 文 献

白宇宁,张平,李理,等,2015.健脾通络解毒方对胃癌前病变患者胃黏膜 COX-2、NF-κB p65 及 Bcl-2 表达的影响[J].中国中西医结合杂志,35(2):167~173.

陈璇,于晓雯,马倩雯,等,2018.胃复春治疗胃癌前病变疗效的系统评价[J].中国中医药现代远程教育,16(23):50~54.

杜爱民,杨霞,刘杰,等,2015.摩罗丹与叶酸联合维生素 E 治疗慢性萎缩性胃炎的对比研究[J].中医药临床杂志,27(12):717~1720.

杜艳茹,李佃贵,王春浩,等,2002.化浊解毒方治疗慢性萎缩性胃炎胃癌前病变浊毒内蕴证患者 119 例临床观察[J].中医杂志,53(1):31~33,37.

封慧,叶柏,朱萱萱,等,2014.健脾活血方对胃癌前病变大鼠胃黏膜 COX-2 及 MMP-2 表达的影响[J].中国实验方剂学杂志,20(7):161~165.

甘德军,李卫强,朱西杰,2018.复方蜥蜴散不同微粒组合剂对 PLGC 模型大鼠的影响研究[J].现代中医药,38(1):79~82.

李卫强,魏雪红,朱西杰,等,2015.复方蜥蜴散不同微粒组合剂干预胃癌前病变模型大鼠 Wnt 通路研究[J].中华中医药杂志,30(9):3130~3133.

李卫强,朱西杰,蔡根深,2015.基于 Stat3 通路复方蜥蜴散不同微粒组合剂干预胃癌前病变大鼠的实验研究[J].中国中医基础医学杂志,21(6):656~659,680.

芦兰,金建军,邢鲁奇,等,2010.胃复春治疗胃癌前病变的疗效观察[J].河南科技大学学报(医学版),28(2):86~88.

吴佳慧,刘皓,郭亚云,等,2016.化痰消瘀方对胃癌前病变大鼠 PTEN、FAK 及 paxillin 表达的影响[J].现代中西医结合杂志,25(15):1611~1616.

张璇,孙大志,秦志丰,等,2017.消痰和胃方干预胃癌前病变大鼠 NF-κB 通路的研究[J].中华中医药学刊,35(5):1088~1090.

张璇,徐晶钰,孙大志,等,2017.消痰和胃方对胃癌前病变大鼠细胞凋亡的影响[J].中国中医药信息杂志,24(4):54~56.

Tang X D, Zhou L Y, Zhang S T, et al., 2016. Randomized double blind clinical trial of Moluodan for the treatment of chronic atrophic gastritis with dysplasia[J]. Chin J Integr Med, 22(1): 9~18.

研究进展篇